新编呼吸内科常见病诊治与内镜应用

主编 何朝文 贾颖颖 杜海莲 等

河南大学出版社
HENAN UNIVERSITY PRESS

·郑州·

图书在版编目（CIP）数据

新编呼吸内科常见病诊治与内镜应用/何朝文等主编．— 郑州：河南大学出版社，2020.7
ISBN 978-7-5649-4380-6

Ⅰ．①新… Ⅱ．①何… Ⅲ．①呼吸系统疾病-常见病-诊疗②呼吸系统疾病-常见病-内窥镜检 Ⅳ．① R56

中国版本图书馆 CIP 数据核字 (2020) 第 130070 号

责任编辑：阮林要
责任校对：付会娟
封面设计：卓弘文化

出版发行：	河南大学出版社
地　　址：	郑州市郑东新区商务外环中华大厦 2401 号
邮　　编：	450046
电　　话：	0371-86059750（高等教育与职业教育出版分社）
	0371-86059701（营销部）
网　　址：	hupress.henu.edu.cn
印　　刷：	广东虎彩云印刷有限公司
版　　次：	2020 年 7 月第 1 版
印　　次：	2020 年 7 月第 1 次印刷
开　　本：	880mm×1230mm　1/16
印　　张：	13
字　　数：	421 千字
定　　价：	78.00 元

（本书如有质量问题，请与河南大学出版社营销部联系调换）

编　委　会

主　编　何朝文　贾颖颖　杜海莲
　　　　　王舒颖　闫雪波

副主编　石明霞　王　岩

编　委　（按姓氏笔画排序）
　　　　　王　岩　中国人民解放军联勤保障部队第九八〇医院
　　　　　王舒颖　甘肃省妇幼保健院
　　　　　石明霞　焦作煤业（集团）有限责任公司中央医院
　　　　　闫雪波　安徽医科大学第一附属医院
　　　　　杜海莲　潍坊市益都中心医院
　　　　　何朝文　深圳龙华区中心医院
　　　　　贾颖颖　赤峰学院附属医院

前言

呼吸系统疾病是危害人民健康的常见病和多发病。随着现代社会及医学的发展，我国呼吸系统疾病的病死率虽然有明显下降，但是呼吸系统疾病仍严重危害人们的身体健康。由于现代分子生物学、免疫学、影像学、介入医学的发展，以及对呼吸系统疾病的病因和发病机制的探索，呼吸系统疾病的诊断方法、治疗手段和预防措施已取得了长足的进步。这些都要求呼吸内科医师不断更新知识、学习新技术和新方法。为适应这一需要，提高呼吸内科医师解决常见疾病和疑难问题的能力，我们特组织一批呼吸内科专家编写了此书。

本书首先讲解了呼吸系统解剖学和生理学、呼吸系统疾病常用检查方法、支气管镜检查的临床应用、呼吸系统疾病常见症状等基础知识，然后重点讲述了呼吸系统感染性疾病、慢性阻塞性肺疾病、支气管哮喘、急性呼吸窘迫综合征及呼吸衰竭的病因、病机、临床表现、辅助检查、诊断及治疗方法，最后对肺循环疾病做了相关介绍。本书条理清晰，结构合理，内容贴近临床，具有很强的实用价值。

本书在编写的过程中虽力求达到从内容到形式的完美统一，但由于编者水平有限，书中难免存在疏漏和不足之处，敬请各位专家学者和广大读者批评指正。

编　者
2020 年 7 月

目录

第一章 呼吸系统解剖学和生理学 ·· 1
 第一节 上呼吸道 ··· 1
 第二节 下呼吸道 ··· 4
 第三节 肺的组织结构 ··· 8
 第四节 肺脏血液循环 ·· 12
 第五节 呼吸道和肺的防御功能 ··· 13
 第六节 呼吸调节 ·· 13

第二章 呼吸系统疾病常用检查方法 ·· 15
 第一节 X线检查 ··· 15
 第二节 CT检查 ·· 17
 第三节 肺部MRI成像 ·· 19
 第四节 胸部常见影像征象的诊断与鉴别诊断 ································ 20

第三章 支气管镜检查的临床应用 ·· 27
 第一节 支气管镜检查 ·· 27
 第二节 支气管肺泡灌洗 ·· 34
 第三节 支气管镜在呼吸衰竭中的应用 ······································ 39
 第四节 支气管镜在重症肺炎中的应用 ······································ 42
 第五节 支气管镜在大咯血中的应用 ·· 44
 第六节 支气管镜在气道异物及狭窄中的应用 ······························· 45

第四章 呼吸系统疾病常见症状 ·· 49
 第一节 咳嗽 ··· 49
 第二节 咯血 ··· 56
 第三节 胸痛 ··· 63
 第四节 呼吸困难 ·· 64
 第五节 发热 ··· 66

第五章 呼吸系统感染性疾病 ·· 70
 第一节 急性上呼吸道感染 ·· 70
 第二节 急性气管-支气管炎 ··· 72
 第三节 慢性支气管炎 ·· 73
 第四节 流行性感冒 ·· 79
 第五节 病毒性肺炎 ·· 84
 第六节 支原体肺炎 ·· 88

第七节 衣原体肺炎	92
第八节 肺炎链球菌肺炎	94
第九节 葡萄球菌肺炎	99
第十节 军团菌肺炎	102

第六章 慢性阻塞性肺疾病 · 107
- 第一节 慢性阻塞性肺疾病的定义、病因和发病机制 · 107
- 第二节 慢性阻塞性肺疾病的临床表现和实验室检查 · 111
- 第三节 慢性阻塞性肺疾病的诊断和鉴别诊断 · 117
- 第四节 慢性阻塞性肺疾病的治疗 · 124

第七章 支气管哮喘 · 135
- 第一节 支气管哮喘的病因 · 135
- 第二节 支气管哮喘临床表现与诊断 · 140
- 第三节 支气管哮喘的治疗 · 153

第八章 急性呼吸窘迫综合征 · 161
- 第一节 急性呼吸窘迫综合征概述 · 161
- 第二节 急性呼吸窘迫综合征的病理和病理生理 · 165
- 第三节 急性呼吸窘迫综合征的临床表现、分期和辅助检查 · 167
- 第四节 急性呼吸窘迫综合征的诊断和鉴别诊断 · 169
- 第五节 急性呼吸窘迫综合征的治疗 · 172

第九章 呼吸衰竭 · 185
- 第一节 呼吸衰竭概述 · 185
- 第二节 慢性呼吸衰竭 · 189
- 第三节 急性呼吸衰竭 · 190

第十章 肺循环疾病 · 193
- 第一节 肺源性心脏病 · 193
- 第二节 肺动静脉瘘 · 196
- 第三节 肺水肿 · 197

参考文献 · 203

第一章 呼吸系统解剖学和生理学

第一节 上呼吸道

上呼吸道由鼻、口腔以及咽构成（图1-1）。从通气角度而言，作为呼吸系统的开口，上呼吸道是吸入气流进入下呼吸道的必由径路；同时，上呼吸道作为整个呼吸道清除防御机制的重要组成部分，还有滤过和清除吸入气流中的微小异物、对吸入气流提供有效的温化和湿化处理的重要功能；上呼吸道空间占气道解剖无效腔的30%到50%，因此对肺泡通气也有着重要的影响。当然，上呼吸道的完整对发音和嗅觉功能也是至为关键的。喉在解剖学上虽属下呼吸道，但是从功能上考虑，则应属上呼吸道的一部分。

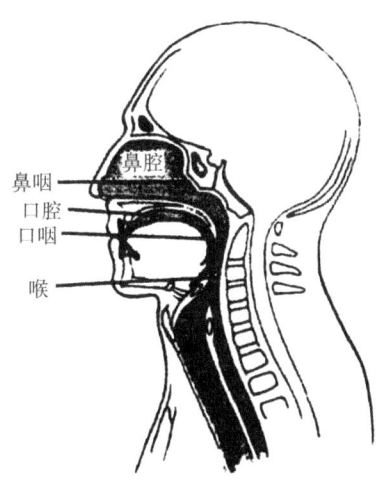

图1-1 上呼吸道由鼻、口腔及其后的咽腔构成

一、鼻

鼻由外鼻和鼻腔构成。外鼻的上三分之一由刚性的鼻梁骨所支撑，其下三分之一则为鼻软骨。鼻腔位于硬腭之上，鼻中隔将其一分为二。

鼻腔是一有骨骼支撑的刚性器官，在吸气相气道内压形成负压时可以保护鼻通道不因受大气压迫而增加阻力。鼻腔的形状进口小而出口大，吸入气流进入鼻腔后即可扩散而与鼻黏膜表面有最大的接触，有利于有效地吸收其温度和湿度。鼻腔内壁均由黏膜覆盖，其前部三分之一为鳞状上皮组织，其余则均为假复层纤毛柱状上皮。鼻黏膜上毛细血管、杯状细胞及腺体等分布十分丰富，因此鼻具有温化、湿化以及滤过、清洁吸入气流的基本功能。

鼻中隔前部为软骨，可因偏移而造成一侧鼻道的狭窄。在放置经鼻人工气道时，若一侧插入困难常系鼻中隔偏移所致，改从对侧插入则多能成功。

在两侧鼻腔的侧壁上各排列有三条前后方向的弯曲骨性突起，是为鼻甲。鼻甲下方的鼻腔通道自上而下分别称为上、中、下鼻道。鼻甲的存在增加了鼻腔黏膜的表面积。成人鼻腔的容积仅约 30 cm^3，其表面覆盖的黏膜面积却达 160 cm^2 左右，鼻黏膜与经鼻气流之间因此可有充分的湿热交换，是为鼻腔温化、湿化功能的解剖结构基础。一般地，鼻黏膜上每天为湿化吸入气流所提供的水分可达 1 000 mL 左右，吸入气流经过鼻腔而到达鼻咽水平时其相对湿度可以提高到 75% ~ 80%。

在鼻腔之前，鼻前庭密布的鼻毛、鼻道的弯曲径路、鼻黏膜表面丰富的黏液则可以截留、沉积、黏着吸入气流中的异物颗粒，是呼吸系统清除防御机制的第一道屏障。临床上建立各种形式的人工气道时吸入气流可因改道绕过鼻腔，或者由于吸入鼻内的气流量过大而得不到鼻的有效温化、湿化，在这些情况下即均须以人工手段对吸入气流进行有效的温化、湿化或气雾化处理，这也是呼吸治疗中的重要内容之一。

二、咽

咽为上呼吸道鼻腔和口腔后方的空间，又可分为鼻咽、口咽和喉咽三部分。

（一）鼻咽部

鼻咽部的位置最高，在软腭的上方，因为与鼻腔后方相连故名之。鼻咽腔的上界为颅底蝶骨及枕骨的基底部，后方为咽后壁。鼻咽部覆盖着带纤毛的假复层柱状上皮。鼻咽部有咽鼓管开口，咽鼓管沟通鼻咽腔及中耳，对中耳内的液体引流至为重要，并因此而维持中耳内的适当气压和鼓膜的正常运动。

任何影响鼻咽腔内咽鼓管开口引流通畅的因素都有可能引起中耳炎和听力下降。在需要保持咽部通道的通畅而留置鼻咽导管或气管插管时，可能会因导管压迫咽鼓管开口而造成不良反应。

（二）口咽部

口咽部为软腭与舌根之间的气道空间，系鼻咽部向下的延续。口咽腔同时与前方的口腔相沿，故实为鼻、口两个方向而来的气流径路；因此在上呼吸道梗阻时根据患者的具体情况，可有经鼻或经口建立人工气道的两种选择。

口咽后壁上丰富的淋巴组织包括扁桃体则为呼吸系统清除防御机制中的重要环节。

（三）喉咽部

喉咽部为咽的最深部，在舌根以下到食管开口之间，其前方即为喉。喉咽部周围均为肌肉软组织结构，缺乏骨性支撑，所以在昏迷、麻醉等意识丧失的情况下或者睡眠呼吸暂停综合征及帕金森综合征等患者，都可以因为局部肌肉特别是舌肌的松弛而失去必要的张力支撑，加上患者又多处仰卧，因而极易造成舌根后坠，不同程度地堵塞此段咽部气道，成为常见的气道急诊。

此外，进行气管插管时需要看清的一些重要解剖标志如会厌、会厌角、会厌杓状软骨反折及杓状软骨等。因此，喉咽部在上呼吸道气道管理和气管插管中有着重要的意义。

头的位置对喉咽部气道是否通畅有很大的影响。人在低头时，咽部气道因为大角度前曲、咽后壁向前压迫而可能会有不同程度的堵塞，造成与平卧位时舌根后坠同样的后果。但是，无论体位如何，只要将颈部垫起、头部后仰，便可使咽后壁后移，并使整个上呼吸道口、咽及喉拉直在一条轴线上；若将下颌上抬而带动舌根前移，则更可加大咽部气道前后壁间的空间（图1-2）。在心肺复苏、咽部气道梗阻，或者需要气管插管、支气管镜介入时都应采取这个位置使患者的咽部气道得到满意的开放和暴露。

口咽及舌咽部分布着第九对颅神经即喉返神经感觉支的末梢。咽部受刺激时，冲动经反射弧由第十对颅神经即迷走神经的运动支传出而形成呕吐及吞咽动作，将异物排出或吞入食管内，以防气管吸入，是为咽反射。咽反射为正常人呼吸道所有的保护性反射之一。病理情况下如药物过量、麻醉、中枢神经系统病变或昏迷时，咽反射可能消失而造成气道吸入。由于咽反射较喉反射、气管反射及气管隆突反射等其他三个保护性反射受损早而恢复晚，因此被用来作为评估整个呼吸道保护性反射机制是否完好的指标。

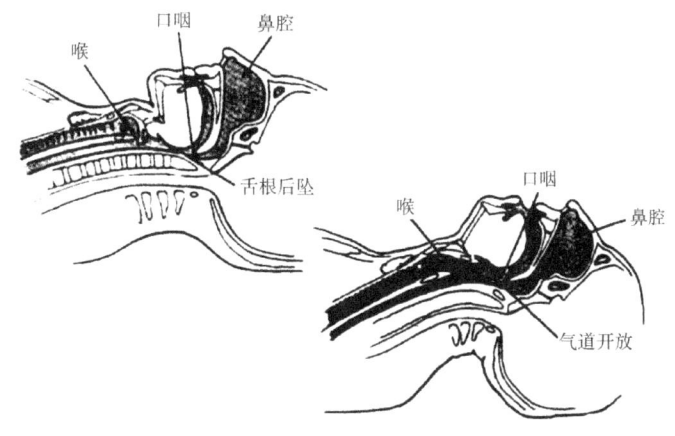

图 1-2　头的位置对咽部气道的通畅与否有很大影响，
头部后仰可以增加咽喉壁与舌根的距离而开放咽部气道

三、喉

喉的体表解剖位置在颈前第四到第六颈椎水平，为上、下呼吸道连接的部位，其上为喉咽部，往下则与气管相连。喉具有四个方面的基本功能：连通上、下呼吸道，保护下气道以免异物进入，参与咳嗽动作及语言发声。

喉是由软骨群构成的中空器官，各软骨由喉肌群及膜状组织相连。甲状软骨为喉中最大的一块软骨，由两翼在前正中相连，形成"喉结"。甲状软骨的下方借环甲膜与环状软骨相连，在体表上，紧接甲状软骨下缘约指尖宽的间隙即为环甲膜的投影位置。环甲间隙有重要的临床意义，环甲膜穿刺和紧急情况下的环甲膜切开术均由此处进入气管。

喉的开口为声门，约在甲状软骨下部的水平，为两侧声带间的间隙。声带为杓状软骨与甲状软骨间的一对韧带膜，其前部结合在一起附着于甲状软骨上，后部则附着在甲状软骨后方两侧之活动的杓状软骨上，因此两侧声带的边缘所形成的声门为一扇面向后的八字形开口（图1-3）。声带的活动由杓状软骨所牵动，除了发声之外也随呼吸舒缩，吸气时声门开大，特别在深吸气时声门明显打开；屏气时则可关闭成一细缝。在成人，声门为上呼吸道最狭窄的部位，各种原因的声带水肿较容易造成声门的明显梗阻甚至引起窒息，是为最紧急的气道急诊。但在幼儿，上呼吸道最狭窄的部位则在声门稍下的环状软骨水平，相应的声门下水肿造成的梗阻和威胁也要更大。

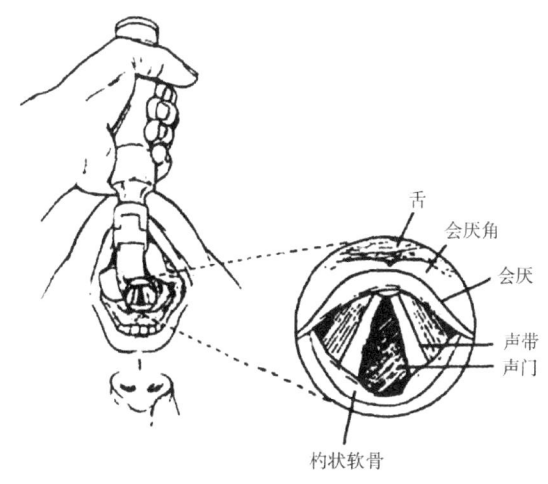

图 1-3　喉的解剖

声带为甲状软骨与杓状软骨之间两片膜性韧带的增厚边缘，两侧声带在前并在一起附于甲状软骨，而在后方则分开附着于杓状软骨，其间的八字形裂隙即为声门。声门为喉的开口，也即进出气管的关卡会厌为一片叶状弹性软骨，也为喉的重要组成（图1-4）。会厌的基底部附着于甲状软骨前缘，其游离的体部可以后翻盖住喉的上口而将声门封闭，这在吞咽时可防止食物吸入气管。

喉反射为呼吸道保护性反射之一。喉部受到异物刺激时，冲动由迷走神经感觉支传入，通过迷走神经运动支、喉返神经传出，使声带合拢、会厌关闭而制止异物进入气管内。各种病理情况下特别在昏迷时，喉反射可能消失而造成气道吸入甚至窒息。喉黏膜由上皮覆盖，在声带以上为复层鳞状上皮，声带以下部位的喉黏膜则为假复层柱状纤毛上皮。

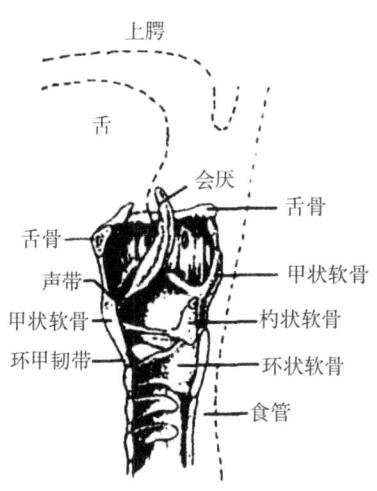

图1-4　会厌为叶片状软骨，其基底附着于甲状软骨前缘，吞咽和屏气时游离的体部可在咽喉肌肉群的支配下覆盖喉的上口

第二节　下呼吸道

下呼吸道从气管开始，分支为主支气管、叶支气管、段支气管，越分越细，直到肺泡共分24级。其中，从气管到终末细支气管为气体的传导部分，从呼吸性细支气管到肺泡为气体的交换部分（表1-1）。

表1-1　支气管分支的名称、级数及其结构特点

气管	等级	数目	直径（mm）	软骨	平滑肌	营养	供应范围	位置关系	上皮
气管	0	1	18	U型	连接软骨的缺口处	支气管循环	两肺、单肺、肺叶、肺段、次级小叶	与血管（主要与动脉）伴行，居于结缔组织的包鞘内	纤毛柱状上皮
支气管	1	2	13						
叶支气管	2~3	4~8	7~5	不规则或旋形软骨片	螺旋形的平滑肌束				立方上皮
段支气管	4	16（18）	4						
小支气管	5~11	32~2 000	3~1						
细支气管及终末细支气管	12~16	4 000~65 000	1~0.5	缺如	发达的螺旋形平滑肌束	肺循环	初级小叶	直接位于肺实质内	立方上皮向扁平上皮过渡
呼吸性细支气管	17~19	13 000~500 000	0.5以下		平滑肌束介于肺泡之间				
肺泡管	20~22	1 000 000~4 000 00	0.3		薄的平滑肌束布于肺泡腔内		肺泡	组成肺实质	肺泡上皮
肺泡囊	23	8 000 000	0.3以下						
肺泡	24	3亿以上							

一、气管

气管在结构上由透明的 C 形软骨环作为支架，内覆黏膜，外被结缔组织及平滑肌纤维所形成。气管为喉与气管叉之间的扁圆形管道。气管软骨环呈 C 形铁蹄形（约占气管周径的 2/3），直径约 1.8 cm，横径比矢径大 1/4。其数目为 12～19 个不等，以 14～16 环居多数，占 87%，男性比女性平均多一个软骨环。每一气管软骨环都可能形成倒置的 Y 型叉。气管起于环状软骨下和纵隔内的分叉之间，全长约 11 cm，可分为颈部和胸部两段。颈段气管较短，上端与喉相接，下界为胸廓上口平面，其后为食管，前面有皮肤、颈部筋膜、胸骨舌骨肌和胸骨甲状肌覆盖，在活体上于颈静脉切迹处可以触及；胸段气管系从胸廓上口平面至气管叉之间的一段，较颈段长，居上纵隔内，两胸膜囊之间。气管的上端紧接喉部，下端则由两根主支气管与心包膜背面的结缔组织纤维固定在纵隔内。气管两端有一定的活动范围，其长度可略有改变，一般在 10～12 cm。由于肺的影响，气管分叉略向右侧偏移。人体所处位置及运动可影响气管的位置及长度。

二、主支气管

气管在分叉处分为左右支气管（又称主支气管）。左右支气管之间的角度（即气管分叉处夹角），一般为 65°～80°，平均 70°。该角度大小有重要意义，角度过大提示气管分叉下淋巴结肿大，角度过小提示可能因一侧支气管受压移位所致。支气管壁的构造与气管类似，软骨环相对较小，膜壁相对较大，软骨环的数目左、右不等，右侧一般为 3～4 个，左侧一般为 7～8 个。

三、支气管树

（一）右支气管

右支气管较左支气管粗、短和陡直，平均长度男性为 2 cm，女性为 1.9 cm，与气管中轴延长线之夹角为 25°～30°，相当于第 5 胸椎水平经右肺门入右肺。异物坠入右支气管机会较多，吸入性病变如肺脓肿也以右侧为多，尤以右下叶更著。此外，行支气管镜检查或支气管插管也以右侧较容易。

（二）左支气管

左支气管较右支气管细长和更趋于水平位，平均长度为男 4.8 cm、女 4.5 cm，与气管中轴延长线之夹角为 40°～50°，相当于第 5 胸椎水平经左肺门入左肺。左支气管的长度约为右支气管的 2.5 倍。支气管管壁的软骨，从叶、段、亚段等支气管起，即逐渐变为不规则的螺旋形或裂解成为不完整的块片。待到达 7 级分支的小支气管，管径从 3.5 mm 缩小到 1～2 mm 时，软骨片迅速减少直至消失。

从细支气管到终末支气管，是气体传导的后 5 级膜性管道，连续于表层的立方形上皮细胞到此结束。黏膜下层组织逐渐退化变薄，肌纤维从管壁左右侧交织成为双螺旋的结构却有所增加。当肌纤维收缩时，终末细支气管黏膜可呈现出纵形皱襞。细支气管及其分支已无软骨支持，管腔的通畅性就不像软骨性气道，容易受到胸腔内压力波动的影响。

细支气管平均分出 20 根管径约 0.5 mm 的终末细支气管，每根终末细支气管再发出 50 根左右管径相似的呼吸性细支气管即为气体交换气道。

（三）支气管在肺内的分支

左右支气管肺门处按肺叶分为肺叶支气管（二级支气管），左肺分上、下叶支气管，右肺分上、中、下叶支气管。叶支气管再分为肺段支气管（三级支气管），每侧肺一般分为 10 个段支气管，每个段支气管分布于所属区域的肺组织（肺段）。肺段支气管再依次分支为细支气管，终末细支气管。从终末细支气管再向下分支即为呼吸性细支气管，肺泡突出于其壁上。

将肺内支气管剥离出来，或在活体用支气管造影剂造影观察时，可见到全部支气管反复分支，犹如树木的分支，故常称为"支气管树"。

1. 右支气管在肺内的分支

即从右支气管的 1～2.5 cm 处分出右上叶支气管后，向下成为中间支气管，并由此再发出中叶支气管。主支气管的主干延伸下去即为下叶支气管。肺上叶分出尖支（1）、后支（2）和前支（3），右中叶分出外侧支（4）和内侧支（5），右下叶分出背支（6）、内基底支（7）、前基底支（8）、外基底支（9）和后基底支（10）等肺段支气管。

2. 左支气管在肺内的分支

左支气管在距离气管分支 3 cm 处进入肺。左上叶支气管分出上、下两支支气管；上支支气管分出尖后支（1＋2）和前支（3），下支为舌支支气管（相当于右肺中叶），分为上舌支（4）和下舌支（5）。左下叶为左支气管向下延伸的气道。分出背支（6）后，又分出内基底支，由内基底支和前基底支合并而成（7＋8）、外基底支（9）和后基底支（10）支气管。由于左上叶的尖支与后支支气管，以及左下叶的内基底与前基底支等支气管，均是合并着的，故左侧的两叶肺内，实际上只有 8 个段性支气管。

（四）支气管分支的特点及意义

支气管树以一分为二或一分为三的分支到达肺的外周。分支支气管的管径虽小于主干，但其总截面积则大于其主干。气管的管径与 4 级亚段支气管的总截面积均为 2.5 cm。但从第 5 级起，小支气管的总截面积开始增加。随着小支气管的 7 级分支成 2 050 支时，总截面积即上升到 19.6 cm^2，约为气管的 8 倍。此后又反复分成 6 万余支终末细支气管时，总截面积达 180 cm^2，为气管截面积的 72 倍。

临床上将管径小于 2 mm 者称为"小气道"，其中包括部分小支气管和细支气管。小气道具有气流阻力小和极易阻塞等特点，在平静吸气时，空气进入狭窄的鼻咽，产生涡流；到气管和大支气管的分叉处，涡流更为明显，气流阻力显著上升。在肺周围部分，支气管分为数目众多的小气道，管径的总截面积陡然增加，吸入空气到此分散，形成层流，气流阻力迅即下降，故小气道的阻力只占总气道阻力的极小部分，使吸入的空气能均匀地分布到所有肺泡内。另外，小气道为膜性气道，管壁无软骨支持。故当小气道发炎，有痰液阻塞时，或在最大呼气气道外压力大于气道内压力时，小气道极易闭合。如阻塞性肺疾病，其病变多先从小气道开始。

四、气管与支气管的组织结构

（一）气管和支气管的管壁

其组织结构相似，均由黏膜、黏膜下层和外膜构成。尤以软骨性气管及其分支最具有代表性。

（1）黏膜、黏膜上皮为假复层纤毛柱状上皮，上皮表层几乎全由纤毛细胞构成，其间散在一些能分泌黏液的杯状细胞和基底细胞，K 细胞及 Clara 细胞，纤毛细胞和杯状细胞的比例约为 5∶1；支气管分支越细，杯状细胞的数目就越少，到细支气管时黏膜仅为一层纤毛细胞和极少的杯状细胞。

（2）黏膜下层为一疏松的结缔组织层，位于黏膜的固有膜与黏膜下组织之间，二者无明显分界线，有弹力纤维和黏液腺、混合腺等分布其间（其中黏液腺占大多数，包括黏液细胞和浆细胞），并与纤维软骨层中的软骨和环形弹力纤维相联结。

（3）外膜由透明软骨和纤维组织构成。气管软骨呈马蹄形，缺口位于背侧，由平滑肌束和结缔组织连续，构成膜壁。平滑肌收缩时气管管径变小。随着支气管向外周伸延，支气管中的软骨片越来越小。到达细支气管时，壁内即不再存在软骨，而由一层排列呈螺旋状的平滑肌包绕，当该平滑肌收缩时，支气管变窄变短，在细支气管上皮中有一种无纤毛而浓染颗粒的细胞称 Clara 细胞，具有分泌功能，与生成肺泡表面活性物质有关。

（二）支气管腺体

（1）混合腺体由黏液和浆液两类分泌细胞、分泌管和收集管等构成，由导管引入气道腔的开口；主要位于黏膜下层，以中型支气管最多，密度达 1 个 /mm^2，成人约 6 000 个。

（2）腺体每日的分泌量约 4 mL，为杯状细胞分泌量的 40 倍。因而较大气道的分泌物主要由腺体供应。

腺体大小及数目变化很大，其内还含有可以分泌组胺、肝素、5-羟色胺的肥大细胞、淋巴细胞和肺 K 细胞。腺体分泌受诸多因素影响，比如慢性气管炎及支气管炎时，腺泡增多，腺体增大，分泌量增加。另外，腺体分泌受迷走神经的支配，乙酰胆碱的刺激可使之增加，而阿托品抑制其分泌。α 及 β 肾上腺素能制剂的刺激，也可改变腺体的分泌量及成分。组胺、前列腺素、血管活性肠肽等递质，以及钙离子等也能改变腺体分泌的质量。腺体分泌物成分颇为复杂，有多糖、清蛋白、球蛋白、钾离子、钠离子、溶菌酶、转移因子以及某些特殊抗体。呼吸道的某些非特异性免疫功能可能与此有关。杯状细胞和浆液细胞是传导性气道上皮层的分泌细胞。在吸入异物和刺激性气体后，两种细胞的分泌量均明显增加。

（三）支气管的纤毛

（1）上下呼吸道除了声带、咽后壁等之外，均分布有纤毛。纤毛是从黏膜纤毛细胞长出，每个细胞约有200根纤毛，每平方厘米（cm^2）有 15～20 亿根。纤毛长为 7～10 mm，直径为 0.3μm。表面由纤毛外膜覆盖，内部由纵行排列的微管组成。微管的数目、排列方式是所有的纤毛都一致的。

（2）在正常生理状态下，所有的纤毛均以同一个频率（22 次/s），向同一个方向（头端）纤动，它是组成气道的黏液纤毛清除装置的主要成分之一，在维护气管支气管肺树的健康上，具有极为重要的意义。正常成人每天呼吸约 900 L 的空气中绝大部分有害物质是靠纤毛清除掉的，气管和支气管的纤毛呈致密的绒毯状，而末梢气道则呈孤立一簇一簇的。纤毛对外界环境变化甚为敏感，在温度过高或过低以及有害气体（如工业污染、吸烟）的作用下，其正常的纤动功能就要受到影响，当 pH 低于 6.5 时，纤毛的纤动就停止；睡眠和重力不影响纤毛的摆动；在病理情况下，如慢性气管炎或支气管炎，腺体过度分泌，纤毛不能有效摆动，黏液不能及时清除，则易阻塞小气道而发生感染；细菌和病毒又可损伤纤毛，加重感染等。另外当气管插管或切开时，直接影响了上呼吸道的湿化功能，可破坏黏液毯，使纤毛运动受影响；某些药物对纤毛运动有影响，如前列腺素能增加支气管黏液浆液的分泌量，阿托品对纤毛清除装置亦具有抑制作用。

五、气管和支气管的血液供应及淋巴回流和神经支配

（一）气管部分

（1）颈段由甲状腺下动脉的气管支分布，该支与甲状腺上动脉的气管支和支气管动脉吻合。

（2）胸段上部主要来自食管动脉的细小分支，小部分来自甲状腺下动脉。

（3）胸段下部的血液来自支气管动脉，后者的分支沿气管向上与来自食管动脉的分支互相吻合，气管周围有静脉丛通过气管静脉引流入甲状腺下静脉。

（4）气管的淋巴丰富，可分为两组，一组位于黏膜，另一组位于黏膜下层。其淋巴管入邻近的淋巴结，如支气管前淋巴结、气管旁淋巴结以及气管支气管淋巴结等，气管黏膜下层的淋巴管，在气管分叉处与动脉周围和支气管周围淋巴管吻合，气管的炎症可沿淋巴管传播到肺。

（5）气管的神经来自迷走神经的分支和喉返神经的气管支以及交感神经，它们主要分布到气管平滑肌及黏膜。

（二）支气管部分

（1）其主要由甲状腺下动脉的气管支、主动脉分出的支气管动脉、肋间动脉和胸廓内动脉的纵隔前动脉供血。

（2）支气管动脉还与肺动脉间有侧支循环，故中、小支气管远端直接由肺动脉供血。

（3）支气管的静脉回流有经气管静脉入甲状腺下静脉，经支气管前静脉入无名静脉，经支气管后静脉入奇静脉，最后均回肺静脉、上腔静脉和后纵隔静脉。

（4）支气管的淋巴也甚丰富，主要注入气管支气管淋巴结。

（5）神经来自迷走神经的支气管前支和后支，喉返神经的气管支以及交感神经的分支。

第三节　肺的组织结构

肺泡为气道最末一级亦即第24级的分支，是肺内进行气体交换的主要部位。

不过在功能上，终末细支气管即第17级支气管以下的分支，其管壁上就已经有气体交换，所以又称呼吸性细支气管。呼吸性细支气管约有三级分支，其上皮逐渐由纤毛柱状细胞转变为扁平鳞状细胞，而杯状细胞则几乎消失。从第20级分支起，呼吸性细支气管又有三级分支即肺泡管，肺泡管的管壁已经完成肺泡化，肺泡管上的平滑肌可以调节其管腔。肺泡管与肺泡相通，其末端则分支成囊状盲管即肺泡囊。第一级肺泡管与其相应的肺泡组织构成初级肺小叶，通常认为初级肺小叶是肺的基本功能单位。

肺实质和肺泡是肺组织的基本结构，肺循环的小支和肺毛细血管分布在肺实质之中。肺实质和肺泡壁上的结缔组织富含胶原纤维、弹性纤维及蛋白多糖，结缔组织所形成的网状构架是肺内的重要结构。一方面，作为肺的支架，其胶原纤维与肺泡上皮、肺毛细血管基膜的胶原纤维相融合而把肺内的组织结构组合在一起；另一方面，又通过移行相连于气道管壁上的结缔组织网络，使得肺组织与支气管连接成一个互相支持和影响的整体。

与气管支气管相比，肺泡的胚胎发育较晚。肺泡的发育主要在出生之后，新生儿的肺泡仅1 700万～2 000万个，到18个月时则已增长到1.3亿，接近于成人的40%。肺泡的增长基本与体表面积的增长呈线性关系。由于身长的差异，成人的肺泡一般在2.1亿到6.1亿之间。

成人肺泡大致为多角形，充气时其直径为200～250μm。肺泡壁的表面由肺泡上皮所覆盖，上皮表面则有一薄层衬液；肺泡壁内有着丰富的毛细血管网以及结缔组织，但在某些部位肺泡之间则直接以肺泡隔相邻；肺泡之间存在着孔隙，称为肺泡孔，相邻肺泡内的气、液可经此交通（图1-5）。在呼吸性细支气管与相邻的肺泡间则存在着另一形式的称为Lambert's管的细小交通管道，为肺泡与细小支气管间提供更多的侧支交通，可防止局部肺泡管堵塞时其远端的肺泡发生肺泡不张。

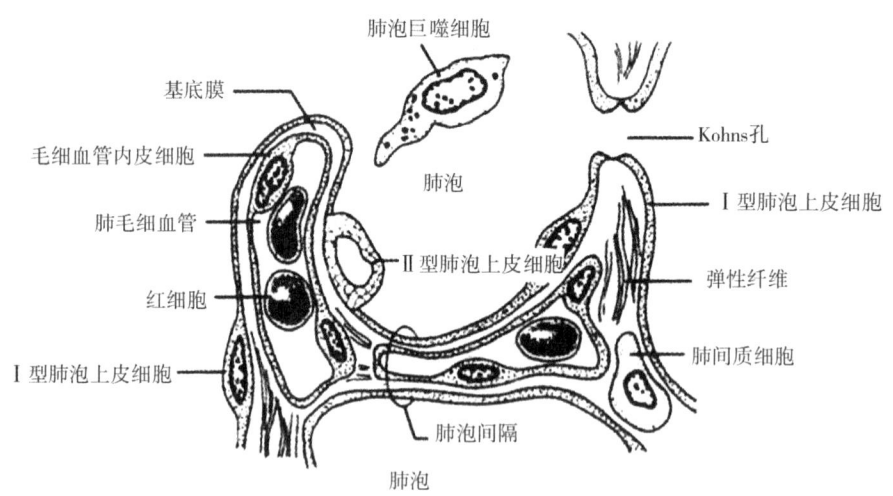

图1-5　肺泡的组织结构

一、肺泡上皮

构成肺泡上皮的细胞有Ⅰ型和Ⅱ型肺泡上皮两种，两种细胞都贴附于上皮的基膜上（图1-6）。

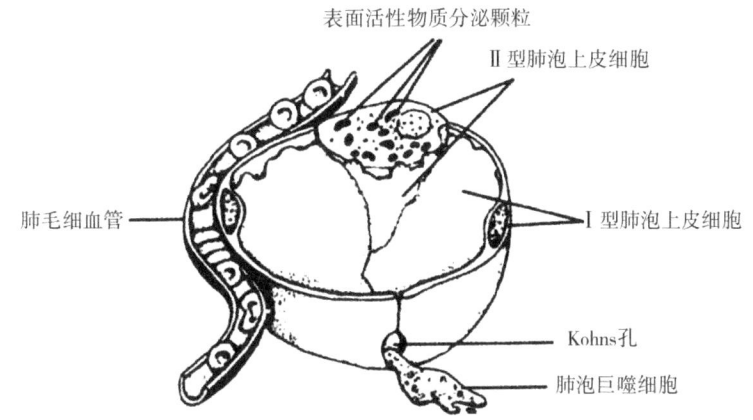

图 1-6 肺泡的上皮细胞有两种

Ⅰ型上皮细胞大而扁平，大约覆盖肺泡表面的95%，对维持肺泡屏障以及肺泡内外的气体交换和物质转运等结构和功能的正常起着重要的作用；Ⅱ型细胞数目众多但体积较小，其分泌的表面活性物质对维持肺泡的稳定有着重要的作用，Ⅰ型肺泡上皮细胞的修复和更新也有赖于Ⅱ型细胞的分裂与增殖

Ⅰ型肺泡上皮细胞为肺泡表面上主要的细胞，其面积占肺泡表面积的95%左右。Ⅰ型上皮细胞形状扁平，胞浆薄，其中含有吞饮泡，细胞之间则连接紧密（图1-6）。

Ⅰ型肺泡细胞对维持肺泡的正常结构和功能有着重要的作用。首先，因其细胞薄而细胞间连接致密，肺泡腔与毛细血管间的交换气体非常易于弥散透过上皮，而肺泡腔与肺间质内的液体和生化物质却不容易互相渗透，因而形成良好的交换屏障。其次，其胞浆内的泡饮对于肺泡腔与肺间质、毛细血管间的液体和蛋白类物质则有转运作用，通过吞饮既可清除肺泡腔内的渗出物，又可将血液内的杀菌物质转运到肺泡腔内，因而是肺泡炎症和疾病恢复中的重要机制。

Ⅰ型上皮细胞对于某些致病因素甚为敏感，细胞容易变性甚至损伤脱落。例如，在有害气体吸入、重度炎症、成人呼吸窘迫综合征（ARDS）等病理情况下，Ⅱ型上皮细胞首先受损或脱落，使得交换屏障破坏，间质内的液体、炎性蛋白及细胞成分得以渗入肺泡腔内，而肺泡腔内的病原体和有害物质则可能同时进入间质及毛细血管内。

Ⅰ型上皮为分化完全之细胞，不能再自身分裂增殖，其修复和更新有赖于Ⅱ型肺泡上皮细胞分裂、增殖为Ⅰ型上皮细胞。因此，在肺部疾病的恢复中，Ⅱ型上皮的分裂、增殖能力又成为关键的因素之一。有实验证明，在Ⅱ型上皮细胞膜上存在有糖皮质酮受体，在糖皮质酮的作用下可以形成糖皮质受体复合物而促进Ⅰ型上皮细胞的修复。

在电子显微镜下，Ⅱ型肺泡上皮细胞大致呈圆形（图1-7）。Ⅱ型肺泡上皮细胞体积较小，虽然其细胞数目约为Ⅰ型细胞的二倍，但其总的覆盖面积仅为肺泡面积的5%。

Ⅱ型细胞分散在Ⅰ型细胞之间而突入肺泡腔内，在其游离面上有细小绒毛。Ⅱ型细胞内富含线粒体、内质网和高尔基氏体等细胞器，有旺盛的分泌代谢活力。具有特征性的是，Ⅱ型细胞胞浆内存在着许多含有磷脂、黏多糖及蛋白质的致密卵圆形分泌颗粒，因在其内可见同心圆膜板，故又称板层小体。板层小体处于分泌状态时移行贴附于细胞表面，小体破裂后其内容物即释出在Ⅱ型细胞表面，成为表面活性物质。

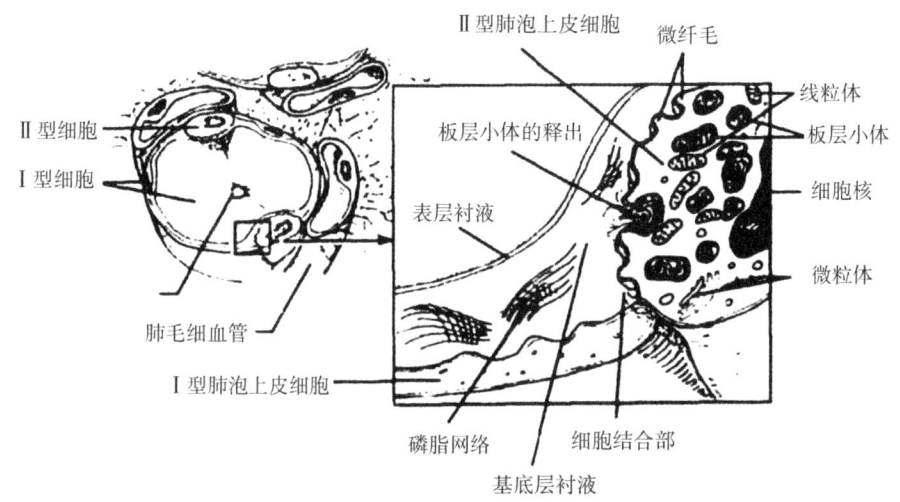

图1-7　Ⅱ型肺泡上皮细胞的电镜观察图示

Ⅱ型细胞在肺泡表面呈颗粒状，内含巨大的细胞核。在电镜下可见，Ⅱ型细胞的核内有丰富的细胞器和核颗粒，胞浆内则富含线粒体、微粒体，表明其有着旺盛的代谢活动。肺泡表面活性物质由最初在近核部位形成的胞浆板层小体分泌，板层小体在成熟过程中移向细胞表面，最后释入细胞外的表面衬液中。肺泡表面的衬液主要由Ⅱ型细胞表面的微纤毛所分泌。其基底层填充着细胞表面的不平，特别是Ⅰ型细胞与Ⅱ型细胞交界处形成的凹陷，使肺泡表面形成平滑的曲面；基底层中分布的网络状磷脂质，则据信是表面活性物质的最后前体。表面活性物质在基底层表面的极薄表层衬液中最终形成，发挥着降低气液界面表面张力的物理特性

表面活性物质有降低表面张力、加大液气界面的作用。Ⅱ型肺泡细胞分泌的表面活性物质溶解在肺泡表面的衬液层中，当肺泡缩小时其内衬液层增厚，表面活性物质的密度增加，表面张力减小，因而使肺泡易于充盈、避免发展成肺泡萎陷不张；而在肺泡明显扩张时，内衬液层变薄，表面活性物质密度降低，表面张力增加，则使肺泡不易进一步充盈而避免过度扩张，从而维持肺泡的稳定。

病理情况下，因为缺乏表面活性物质或者因其活性的下降，肺泡容易在加大的表面张力的作用下而发生萎陷不张，流经这些肺泡的血流得不到气体交换，即造成通气-血流比例失调而形成严重的缺氧，成人呼吸窘迫综合征即为其临床典型。

糖皮质酮能够促进Ⅱ型细胞的分裂增殖，也能促进表面活性物质的合成与分泌，因而在治疗上有重要的地位。

在肺泡表面还常可见到肺泡巨噬细胞。肺泡巨噬细胞并非肺泡上皮所固有的细胞，而是由血液内单核细胞趋化转化而来。当肺泡内有异物颗粒进入时，即可刺激血液内的单核细胞游走出肺毛细血管，经肺间质迁徙进入肺泡内，成为游走的肺泡巨噬细胞。肺泡巨噬细胞吞噬进入肺泡的外来异物颗粒后，借本身的阿米巴运动以及肺泡表面内衬液与呼吸性细支气管黏液之间表面张力的差异所引起的漂流进入到支气管树，然后被黏液纤毛运动所清除。

二、肺毛细血管

肺为人体内毛细血管最丰富的部位。肺毛细血管壁的总面积相当于肺泡面积的90%，每个肺泡约由1 800到2 000段毛细血管网络所包绕。毛细血管与肺泡间有如此大的接触面积是其气体交换功能的需要。

肺毛细血管壁也是仅由内皮细胞与基膜构成的。肺毛细血管的内皮细胞的细胞体很薄，胞浆内细胞器不多，也含有饮泡，这样的结构与Ⅰ型肺泡上皮细胞极为相似。肺毛细血管较体内绝大多数其他部位的毛细血管更易发生渗漏，水分和胶体物质较易从毛细血管内外移而进入到肺间质中。

正常肺毛细血管内皮细胞间的连接相当紧密，仅有某些直径仅数个纳米的细小孔隙存在。一般认为，经肺毛细血管壁的气体交换是透过内皮细胞的细胞体进行的，其机制为气体分子在细胞膜上及细胞

质内的弥散,并不依赖任何孔道的存在。细胞间的孔隙受原纤维舒缩的控制,水和较小的水溶性蛋白分子通常透过这些小孔进出肺毛细血管壁。而较大的分子如血浆蛋白的通透则是通过内皮细胞的饮泡来转运的。由于原纤维非常易受毛细血管内静水压的影响,其压力升高时就会有大量水分以致较小分子的蛋白透过内皮而进入到肺间质。

内皮细胞同Ⅰ型上皮细胞一样,对损伤因子相当敏感,除心源性的原因造成肺毛细血管静水压增高外,缺氧、感染、物理和化学因素的刺激等多种原因也均可损伤内皮,表现为肺毛细血管壁通透性的增高,大量水分及蛋白质向肺间质、继而向肺泡内转移,而形成间质以致肺泡水肿。

三、肺间质

肺间质是指介于肺泡壁之间的组织结构(图1-8)。肺间质内的基础结构是由胶原纤维所构成的网络支架,网络支架的间质内充满着富含透明质酸的胶状液体。肺泡的几何形状乃至整个肺的海绵状结构都是由此不同走向的纤维网络系统与胶状液体一起形成的间质构架所维持的。除了这些支架结构外,终末细支气管以下的气道分支、相应的肺小动脉、小静脉及毛细血管、淋巴管、细小神经分支以及某些组织细胞都可行走、分布在肺间质中。

肺毛细血管在肺间质中蜿蜒蛇行,在某些部位,毛细血管壁与肺泡上皮基膜融合在一起,其间无其他组织结构,也无液体积聚的空间,肺泡上皮、基膜及毛细血管内皮一起构成了呼吸膜,肺泡与毛细血管内的气体分子很容易弥散通过而发生气体交换。这些部位组织菲薄、较少有液体积聚的余地,所以又称薄部或紧部(图1-8)。

而在间质的其余部位,毛细血管与肺泡被肺间质所分离,肺泡上皮与毛细血管上皮之间有较大距离,气体分子不易弥散通过;相反,较为疏松的间质使得肺内液体一旦有循环障碍时便容易积聚在这里而形成间质水肿。所以,这些部位称为厚部或松部(图1-8)。由于胶体分子对水有较大的亲和力,即使在肺间质内有较多液体积聚时,间质内的压力增高得也并不明显;通常,肺间质内的含水量要较正常增加30%以上时,才可能测量到压力的升高。

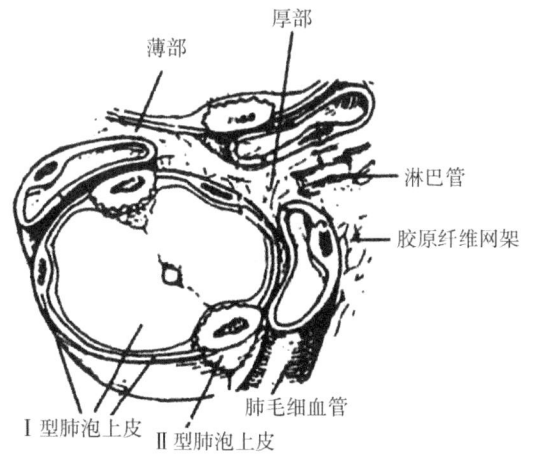

图1-8 肺间质的组织结构
肺间质可分为薄部和厚部,在肺间质的某些部位,肺毛细血管壁直接与肺泡上皮及其基膜融合而形成呼吸膜,这些发生肺内气体交换的组织结构菲薄部位,称为薄部;而在另一些部位,在肺间质的胶原纤维支架内充满着胶状液体和微小血管、神经分支,所以称为厚部,肺内液体交换发生于此,肺内的液体也容易积聚在这些组织疏松的部位

肺间质内的液体循环处于高度的动态平衡之中,肺间质内存在着丰富的淋巴管道,淋巴引流在维持肺内液体循环的平衡中有着重要作用。肺内的淋巴引流起始于肺间质厚部。位于肺间质中的淋巴管道最初起始结构只是一薄层由内皮细胞包卷成的终囊(图1-8),内皮细胞间的连接并不紧密,液体和蛋白质分子因此可以透过囊壁而进入管道内形成淋巴液。管道在间质内的移行中,逐渐在管壁上形成了完整

的基膜，同时在管道上则出现了漏斗状的单向膜瓣，从而完成了淋巴终囊到淋巴管的结构转变。随后，在淋巴管继续向肺门移行的过程中，其管壁上进一步出现了平滑肌纤维的环绕；而到了肺泡管、呼吸性细支气管水平则更可见到淋巴管的蠕动，因而最终完全发育成为收集性呼吸性淋巴管。这种结构上的演变，为不同部位内的淋巴引流提供了不同机制。在淋巴终囊水平，较大淋巴管的蠕动是造成终囊内压力低于间质内压的原因，这个压力差使得间质内液体和蛋白质得以进入终囊内而形成淋巴液。在肺间质内小淋巴管水平，肺通气造成肺间质内胶状液体的压力脉动，这个压力变化推动淋巴液向较大的淋巴管流动，淋巴管道中的单向活瓣则强化了这个机制的作用。而在较大的淋巴管内，管壁上出现了平滑肌，平滑肌的舒缩造成的管壁蠕动成为淋巴流动的更有效的动力。淋巴管壁平滑肌受自主神经系统的调节。

第四节　肺脏血液循环

肺脏有两组血管，肺循环的动静脉为气体交换的功能血管，体循环的支气管动、静脉是气道和胸膜的营养血管。肺循环的特点为压力低［2.9/1.1 kPa（22/8 mmHg）］，血流量大（等于心排出量）。

一、肺循环的动脉和静脉

（一）肺动脉

肺动脉起于右心室动脉圆锥并分为左、右两支，在相应肺门受到纤维鞘的包裹，再与支气管平行分支。到达终末细支气管水平，肺动脉成直角穿透纤维鞘，进入肺小叶即成肺小动脉。在呼吸性细支气管和肺泡囊壁层分出极多分支，构成毛细血管网。

（二）毛细血管网

毛细血管内皮组织厚0.3μm，其内外径分别为8.0μm、8.6μm，每个肺泡包绕长度9～13μm毛细血管段。毛细血管壁有外膜细胞，内皮亦有肌纤丝分布，故能控制和调节毛细血管内血流量。

（三）肺静脉

肺静脉起自毛细血管网的远端，在肺小叶间隔中引流，不伴随肺动脉，最后汇集于肺门左右两侧的肺静脉，并分别组成上、下静脉干，注入左心房。

二、支气管循环的动脉和静脉

（一）支气管动脉

右支气管动脉始于右第3肋间动脉、右锁骨下或乳内动脉，两根左支气管动脉常直接从胸主动脉分出。支气管动脉进入肺内，与其周围结缔组织相连接，其分支与支气管外膜吻合成支气管周围的动脉丛，到达终末细支气管后，构成毛细血管丛。

（二）支气管静脉丛

呼吸性细支气管水平静脉丛与肺小动脉网丛相连接，进入肺静脉，支气管壁和邻近组织的静脉丛连合成为支气管肺静脉，亦流向肺静脉进入左心房，来自气管、叶、段支气管壁的静脉丛，成为支气管静脉，回流至右心房。

（三）肺血管间的交通支

在肺动、静脉与支气管动、静脉两种循环系统间，有潜在交通支，使肺循环和支气管循环间的血流量保持平衡。主要有支气管动脉与肺动脉交通支，支气管静脉与肺静脉交通支和肺动静脉交通支。在支气管动脉阻塞时，可以通过交通支代偿，防止肺组织缺血。在肺动脉高压时，亦可通过交通支降低右心压力。

第五节　呼吸道和肺的防御功能

肺为开放器官，成人每天进入肺内的空气量达 1 万升以上，如果其中的尘埃颗粒都沉积在肺内，很快会将呼吸道填满，尚且不考虑致病微生物的有害作用。为了保证肺脏的正常气体交换功能，整个呼吸道和肺有复杂完善的防御系统。一旦上述防御系统被破坏，如反复感冒，长期烟、尘刺激和大气污染等都可以引起呼吸道和肺脏疾病，如慢性阻塞性肺疾病、肺源性心脏病、肺间质纤维化、尘肺和肺癌等。

一、对有害气体的防御

呼吸道对少量有害气体的防御机制有反射性停止呼吸、呼吸频率和深度发生变化、咳嗽和支气管痉挛。呼吸道对吸入的有害颗粒，首先是机械阻拦，然后是排出。不同部位的呼吸道有不同的功能，包括肺泡的吞噬作用和支气管黏液纤毛的清除作用。上述作用是相互配合的，值得强调的是吞噬细胞对有害微生物有防御作用。在人类生活过程中，经常有细菌颗粒沉落在肺泡表面，它的排除速度较慢，易对机体形成危害；但是正常肺泡内仍能保持无菌状态，全赖吞噬细胞和肺泡液的作用。全肺约有 6 亿吞噬细胞，可吞噬进入肺泡的细菌，在数小时内将其杀灭；有些吞噬细胞还可抵御病毒、真菌和结核杆菌。肺泡表面活性物质对肺也起重要的防御作用。据研究，呼吸道分泌物中的免疫球蛋白 A（IgA）在防御呼吸道感染上也起一定作用。对不同微生物，机体产生不同的分泌物 IgA。呼吸道内其他抵御微生物的物质，尚有其他免疫球蛋白、溶菌酶和干扰素等。

二、影响呼吸道防御功能的因素

（一）张口呼吸

各种原因的鼻堵塞时，患者常张口呼吸，影响吸入气体的加温和湿润作用，使气管黏膜易于干燥、黏液纤毛功能减弱、清除有害颗粒的速度变慢，也使分泌物洞结在气管膜上，不易咯出。

（二）冷空气刺激

使纤毛运动变慢。

（三）气管切开或气管插管

除影响纤毛运动外，由于受刺激使分泌物加多，不易清除，导致感染的机会加多。

（四）缺氧

肺泡吞噬细胞需要的氧甚多，缺氧时可降低肺泡吞噬细胞的防御功能。

（五）药物

大剂量肾上腺皮质激素和其他免疫抑制剂，均可降低呼吸道免疫能力。可待因、吗啡等麻醉药物也可抑制咳嗽和纤毛功能，从而影响呼吸道的消除能力。

（六）高浓度长时间吸氧

长时间吸入 70% 以上的氧可使纤毛运动减弱，甚至纤毛上皮脱落。

第六节　呼吸调节

呼吸的调节机制比较复杂，它通过中枢神经系统、神经性反射和体液化学变化三个途径对呼吸进行调节。

一、呼吸的中枢性调节

呼吸中枢的神经细胞群分布在大脑皮层、间脑、脑桥、延髓和脊髓等部位。这些部位的神经细胞相互协调和抑制，通过对各种传入冲动的分析，以实现对呼吸运动节律的统一调节。

（一）随意呼吸的调节

主要从大脑皮层发挥作用。

（二）自主呼吸的调节

（1）延髓呼吸中枢：它从许多感受器直接或间接接受信息，并与脑桥和大脑皮层取得联系。此中枢对呼吸的节律性产生和维持有关。

（2）脑桥的呼吸调整中枢：它有使吸气转变为呼气，防止吸气过长或过深。它有完善呼吸节律的作用。

（3）脑桥的长吸中枢：它有使呼气转向吸气的作用。

二、呼吸的反射性调节

（一）肺牵张反射（亦即黑-伯反射）

肺牵张感受器位于呼吸道的平滑肌中。吸气时，肺扩张刺激感受器，兴奋由迷走神经传入到呼吸中枢，抑制吸气中枢；呼气时，反射消失，发生吸气。此反射为一种反馈节制机制。它的生理意义是终止吸气过程，使吸气不致过长、过深，使吸气能及时转入到呼气。

（二）呼吸肌本体感受性反射

肌梭就是肌肉本体的感受器。当肌肉被动地拉长或主动收缩时，肌梭感受刺激而兴奋，冲动传入脊髓前角α神经元，使之兴奋，引起肌梭肌纤维收缩。呼吸道阻力增加时，呼吸运动立即加强。

三、呼吸的化学性调节

肺脏的正常通气和换气使 PaO_2、$PaCO_2$ 和 pH 维持相对的稳定，而 PaO_2、$PaCO_2$ 和 pH 的变化又可影响肺的通气量，此即呼吸的化学性调节。肺的化学感受器可分为两大类。

（一）中枢性化学感受器

位于延髓的腹外侧表面。它对［H^+］比对 CO_2 更为敏感；然而，［H^+］不易通过血-脑屏障而 CO_2 容易通过。$PaCO_2$ 上升时，CO_2 从脑血管进入到脑脊髓液，与 H_2O 结合成为 H_2CO_3，释出［H^+］，刺激中枢化学感受器；因此对中枢化学感受器起主导作用的是［H^+］，氧气对中枢化学感受器无刺激作用。

（二）周围化学感受器

位于主动脉体或颈动脉体。它对血液中的 O_2、CO_2 和［H^+］的变化敏感。对氧的敏感性决定于 PaO_2；换言之，缺氧或低氧血症对颈动脉体有刺激作用，而高 PaO_2 对通气反而有抑制作用。因此，慢性呼吸衰竭患者，由于长期的高碳酸血症和［H^+］升高使中枢化学感受器反应减弱；此时对呼吸起驱动作用的是缺氧或低氧血症对周围化学感受器的刺激。若在氧疗初期，就给患者吸入高浓度氧气，会削弱周围化学感受器的驱动作用，使患者的呼吸变慢，引起 CO_2 进一步潴留，甚至导致"CO_2 麻醉状态"。

第二章 呼吸系统疾病常用检查方法

肺部疾病的影像学检查技术包括 X 线胸片、常规体层、CT、MRI、核素和超声等，其中应用最普遍的为 X 线胸片和 CT。CT 具有分辨率高、无前后结构重叠等优点，对肺部病变的敏感性、特异性和准确性优于 X 线胸片。

第一节 X 线检查

一、常规 X 线检查

（一）透视

观察荧光屏或电视屏所显示的影像，是对肺部病变诊断的一种最基本的 X 线检查方法。现在大多数医院均已应用电视透视在明室内监视器上对患者进行观察。胸部透视可作为肺部疾病的初筛方法和用于成人集体健康检查。其主要优点有：

（1）可任意转动患者从多角度、多方位观察器官与病变，获得立体概念。可明确病变与纵隔、胸膜或胸壁的关系。透视中的体位变换可以发现被心脏、横膈或肺门部所遮蔽的病变。

（2）可观察器官的运动及功能。如心脏的搏动、横膈的运动和肺呼吸时含气量的变化。含气量的变化可以显示肺的呼吸功能情况，当肺气肿或肺不张时，肺局部透明度变化可消失。

（3）可在透视监护下进行介入操作。

透视的不足之处是影像不如摄影清晰；普通荧光屏的图像不能保留；直接荧光屏透视法因检查者接近机器，所受的 X 线辐射较大。数字化透视设备则解决了上述不足。

（二）胸部摄影

胸部摄影包括普通摄影、高千伏摄影、体层摄影、荧光摄影等。

1. 胸部普通摄影

肺部含有大量空气形成天然对比，X 线影像空间分辨率高，图像清晰，病变早期或微小病变即可显示，是呼吸系统疾病影像诊断的基础，一般作为临床常规检查方法。也有在透视后发现异常而进行胸部摄影以便做出疾病的诊断。摄片可用于绝大多数肺部疾病的检查和诊断，并可用于健康检查，在影像诊断中占有极为重要的地位，是目前临床上最常用的肺部疾病检查方法。

与胸部透视相比它的优点是：

（1）影像清晰、对比度好。

（2）适用于微小病变和较厚部位的观察。

（3）可以留有永久性记录。在疾病过程中不同的时期进行摄影可以对疾病进行系统的观察并作为诊断与治疗的客观记录。

同时，X 线机设备简单，可在病室、床旁及手术中使用，适用于危重患者的检查，这是其他影像学检查如 CT、MRI 及放射核素检查做不到的。X 线设备及检查费用较低，其他影像检查技术不能完全代替

X线摄影，但可以作为它的补充。

胸部摄影不足之处是：显示的影像为二维图像，影像互相重叠，个别部位受投射方向的限制使病变隐蔽。因此，除了常规胸部正、侧、斜位摄影外，可根据病变的形态、部位的不同，选择不同的投射方向与位置。同时，摄片条件可影响病变的显示和诊断，摄片条件不合适或体位不正，或在呼气时摄片可导致漏诊或误诊。

2. 高千伏摄影

高千伏摄影是指应用 120 kV 值以上电压进行胸部摄影，同时相应降低毫安秒，也降低了患者和工作人员辐射剂量。由于曝光时间短，对于呼吸困难不能憋气的患者或哭闹的小儿，可以提高照片质量，满足临床诊断的需要。高千伏胸部正位片使肋骨、胸大肌、乳房阴影变淡，增加肺野可见范围，增强肺内病变的清晰度，可发现普通胸片不能发现的病变。

与普通胸片相比高千伏摄影的优点是：

（1）影像更加清晰、层次更加丰富，能清楚地显示肺纹理的形态。

（2）能清楚显示气管、主支气管形态，可以观察气管、支气管狭窄变形的程度。

（3）可以显示高密度影像的内部结构，发现其内的钙化灶和空洞。

（4）由于其对比度高，可以显示被骨骼、纵隔及心脏大血管等遮盖的病灶，如小结节及小空洞等。

（5）可以清楚地显示肺门结构和肺门肿大的淋巴结。

（6）显示弥散性粟粒灶、小结节病灶、网状、蜂窝状及索条状病灶的边缘较普通胸片清晰。

3. 体层摄影

通过特殊的体层摄影装置和操作技术获取某一指定层面上的解剖结构的体层X像，将其他重叠的影像应用几何学原理模糊化即为体层摄影。此方法解决了普通X线摄影影像重叠的问题，有利于局部病变的显示与分析。临床上主要用于以下几方面。

（1）气管病变：可以显示气管管腔内局限性病变的形态、管腔的狭窄变形和异常软组织影，如气管的肿瘤性和非肿瘤性病变。

（2）支气管病变：包括主、叶、段支气管近端的狭窄、阻塞、腔内肿物以及受压移位时的显示，尤其是支气管肺癌的诊断。

（3）肺内病变：体层摄影可以清楚显示肺内肿块的形态、大小、密度、边缘及有无空洞和钙化。对于空洞样病变可以显示空洞壁的厚度和引流支气管的情况。常用于肺癌、肺结核、肺囊肿及支气管扩张的诊断及鉴别诊断。

（4）显示肺门肿大的淋巴结。

目前，随着CT设备的应用和普及，此种检查方法已极少应用。

二、造影检查

（一）支气管造影

支气管造影是将含碘造影剂注入支气管内，使支气管显影，直接观察支气管病变的检查方法。支气管造影分为选择性和非选择性造影两种。选择性支气管造影适用于支气管局限性病变，如支气管内肿瘤，胸片上肺段或肺叶阴影鉴别困难时。非选择性支气管造影适用于较广泛支气管病变，如支气管扩张症。

支气管造影可以显示支气管扩张的部位、形态、范围和病变严重程度，主要用于准备外科手术的患者。

但是，支气管造影需将含碘溶液直接注入支气管内，患者较痛苦。如碘剂不能在短期内完全排出，存留在肺内可以引起继发性变化。对碘有过敏反应者、大咯血患者、急性炎症、痰量较多时、严重的活动性肺结核、高热、心肾功能不全、甲状腺功能亢进、喘息和年老体弱者均为禁忌证。近年来由于CT已广泛地应用于肺部疾病的检查，尤其是HRCT可清楚地显示肺内细小支气管改变，支气管造影这种带有创伤性检查方法已很少应用。

（二）胸部血管造影

1. 选择性支气管动脉造影

其主要用于咯血患者确定出血的血管并进行栓塞治疗，还可用于支气管动脉灌注化疗药物治疗肺癌。

2. 选择性肺动脉造影

其主要用于肺血管性病变的诊断，如肺动脉狭窄、肺动静脉瘘、肺栓塞等。选择性肺动脉造影是诊断肺栓塞的金标准。

三、数字化 X 线摄影

影像信息的数字化是计算机发展的必然趋势，因为只有数字化数据才能对图像进行各种处理、储存、传递。根据数字化 X 线摄影成像原理的不同，分为计算机 X 线摄影（computed radiography，CR）和数字 X 线摄影（digital radiography，DR）。

CR 是用成像板代替传统的胶片，经过曝光后构成潜影，再用激光扫描，经计算机处理而获取的数字化图像。DR 是指经过 X 线曝光后，在影像增强管 - 电视链上形成视频影像，直接得到的数字化 X 线图像。DR 与 CR 的共同点都是将 X 线影像信息转化为数字影像信息，其曝光宽容度与普通的增感屏 - 胶片系统相比有明显优势。与传统的 X 线摄影相比，DR 与 CR 有十分突出的优点：

（1）CR 和 DR 由于采用数字技术，有很宽的曝光宽容度，允许照相中的技术误差，即使在一些曝光条件难以掌握的部位，也能获得很好的图像。

（2）摄影条件大幅度降低，降低了患者和工作人员的辐射剂量，减少 X 线对人体的损害。

（3）图像分辨率高，清晰、细腻，图像整体优于普通 X 线胸片。

（4）有强大的图像后处理功能，如各种图像滤波、窗宽窗位调节、放大漫游、图像拼接以及距离、面积、密度测量等，为影像诊断中的细节观察、前后对比、定量分析提供技术支持。

（5）改变了已往传统的胶片摄影方法，实现了无胶片化管理，便于存储。图像可以输入图像存贮和通信系统（PACS），并可实现远程会诊。

DR 的图像分辨率优于 CR，CR 系统时间分辨率较差，不能满足动态器官和结构的显示。数字化 X 线摄影是一种新的成像技术，完全可以替代传统的 X 线成像，但从效益 - 价格比，目前尚难于完全替换传统的 X 线成像。

第二节 CT 检查

CT 是 X 线计算机体层摄影的简称，它是以 X 线束对人体某一选定的层面进行扫描，由探测器接受该层面的 X 线，经计算机处理，得出各组织单位容积的吸收系数，再重建为图像的一种成像技术数。CT 显示的是人体的横断面图像，并可通过影像重建，对人体做三维空间观察。CT 的应用使影像诊断学进入一个新时代，使很多疾病可以在早期做出比较确切诊断。

CT 扫描技术应用以来发展迅速，扫描方式从平移/旋转、旋转/旋转、旋转/固定发展到螺旋 CT（spiral CT，SCT）。螺旋 CT 扫描计算机容量大、速度快，一次憋气可完成全部扫描，避免了运动性伪影，提高图像质量。同时，螺旋 CT 扫描为容积扫描，扫描层面是连续的，可避免普通 CT 因呼吸运动不一致可能遗漏的小病变。它所采集的数据是容积数据，是三维立体重建的基本条件。在螺旋 CT 基础上采用平板多行排列的探测器，管球每旋转一圈可同时扫描 4~64 层图像，即为多层螺旋 CT（multi slice spiral CT，MSCT）。与 SCT 相比 MSCT 具备更多的优点：扫描速度更快，每周扫描速度为 0.33~0.35 s；扫描范围更长，MSCT 可增加 4~64 倍体积的扫描范围；空间分辨率、时间分辨率更高；扫描层面更薄，图像质量更好，并可进行高质量的图像后处理。

一、CT 在肺部疾病诊断中的应用

肺部 CT 的临床应用指征与 X 线胸片基本上是一致的，适合做 X 线胸片检查的也同样适合做 CT 检查。与常规胸片相比，CT 具有分辨率高、无前后结构重叠等优点，对小病灶或早期病变的发现较 X 线胸片敏感，显示病变的细节或提供的影像学信息较 X 线胸片丰富，对肺部病变的敏感性、特异性和准确性明显优于 X 线胸片，是常规胸片不可缺少的重要补充手段。其优势有：

1. 发现肺部小病灶或早期病变

CT 可以发现 X 线胸片不能发现的 1 cm 以下的小结节，隐匿部位如肺尖、肺门及靠近纵隔、横膈、心缘和心后区、近胸膜、支气管内等部位小病灶，密度较淡的肺内实变，如炎症早期或吸收期。

2. 观察肺内病变

可详细观察肺内病变的形态、边缘、内部结构（密度、是否有坏死、空洞、钙化）、与周围结构的关系及血液循环状态。

3. 显示气管、支气管病变

（1）气管、支气管肿瘤时可清楚显示肿瘤的大小形态，气管、支气管管腔狭窄的程度及是否侵犯管壁外邻近结构。

（2）显示气管内异物，确定异物的种类与形状，指出其所在的部位，为手术治疗提供信息。

（3）了解支气管病变手术后断端愈合的情况，有否支气管瘘存在。

（4）对肺实变、肺不张的患者，尤其是怀疑由支气管阻塞引起时，CT 和纤维支气管镜检查同样重要，可了解所属肺叶、段支气管腔情况及病因诊断。

4. 胸腔积液

对胸腔积液的患者通过 CT 可发现潜在病因，如结核、炎症和肿瘤。积液量较多时，可发现在 X 线胸片上被掩盖的病变，并对胸腔积液性质提供参考性意见。

5. 肺部弥散性病变

CT 尤其是 HRCT 在显示肺小叶结构以及肺微细结构方面的优势是其他影像学检查不能相比的。它不仅可以早期发现病变，而且可以确定病变侵犯的是肺间质还是肺实质。

6. 肺气肿

X 线胸片对肺气肿敏感性较差，确诊时一般多是晚期，HRCT 可以发现 X 线检查阴性的早期、中期肺气肿，并可对肺气肿分型并显示是否有肺大疱存在。

7. 肺癌分期

CT 能明确肺癌病灶的部位、大小、肺门及纵隔淋巴结有无转移以及局部有无外侵，有无肺内、胸膜和骨转移，有无远隔脏器转移，帮助进行临床分期和治疗方案的确定。

8. 术后观察

对肺部病变手术后的患者，CT 可确切显示病变切除的情况、残留肺的膨胀程度以及残腔的形态。

9. 其他

CT 引导下肺穿刺活检和某些介入性治疗。

二、CT 检查技术

1. 平扫

平扫是不用对比、增强或造影的普通扫描。

2. 增强扫描

经静脉注入水溶性有机碘剂再进行的扫描称为增强扫描。增强扫描主要应用于了解病灶的血供情况和增强特点，有利于病变的发现、诊断和鉴别诊断。

3. 高分辨率 CT（HRCT）

HRCT 扫描技术采用高空间分辨率（骨）算法重建，1 mm 薄层扫描，用以改善常规 CT 空间分辨低的缺陷，图像分辨率高，较普通CT清晰。HRCT能显示常规平扫不能显示的肺的微细结构，如肺小叶结构。

4. 螺旋CT重建及三维后处理技术

螺旋CT重建及三维后处理技术包括多层面重建（multiplanar reconstruction，MPR）、表面遮盖法重建（surface shaded display，SSD）、最大密度投影（maximum intensity projection，MIP）、最小密度投影（minimum intensity projection，MinIP）、容积再现（volume rendering，VR）、CT仿真内镜（CT virtual endoscopy，CTVE）等。这些技术的应用可从多角度观察和显示病变，为肺部疾病诊断提供新的手段。

5. CT血管造影（CT angiography，CTA）

CTA是近年发展起来的一种非创伤性血管成像技术。它从肘静脉用高压注射器注入含碘造影剂，选择合适的扫描参数，通过图像重建技术，如MPR、MIP及SSD，而获取的肺部血管二维或三维图像。它可用与肺栓塞患者的诊断，可清楚显示栓塞血管及血管的狭窄、阻塞程度，可以显示肺肿瘤患者的肿瘤供血血管、肺动静脉畸形、肺隔离症的异常血管。

6. MSCT肺灌注成像

CT灌注成像的理论基础为核医学的放射性示踪剂稀释原理和中心容积定理。注射造影剂后动脉及组织的时间-密度曲线的横坐标为时间、纵坐标为注药后增加的CT值，反映对比剂在该器官的浓度变化，间接反映组织灌注量的变化。肺灌注成像主要应用于肺部孤立性结节或肿块，它能提供更多的血流动力学信息，对于肺部肿瘤的生物学行为进行评估。

7. MSCT肺功能成像

CT肺功能成像技术是采用MSCT在深吸气相及深呼气相对肺脏进行扫描，并用肺功能评价软件定量分析，得出CT肺功能参数，如肺容积、平均肺密度、像素指数、动态肺密度等的一种较客观的检查方法。其主要应用于肺弥散性病变和阻塞性通气功能障碍的肺通气功能评价。

第三节 肺部MRI成像

MRI的成像原理是将患者置于高强度而均匀的磁场中，人体中的氢原子核按磁力线方向排列，此时白线圈发射短促电磁波即射频脉冲，氢原子的质子吸收一定的能量，背离磁场平面，并按拉莫尔频率产生核自旋共振，切断电磁波的发射，则共振状态的自旋质子恢复原来的状态，此时，自氢原子核放射出同一频率的电磁波，将此电磁波通过射频线圈接收，经电子计算机处理最后构成图像，即MRI像。

一、MRI在肺部疾病诊断中的应用

MRI在肺部的成像受到诸多不利因素的制约，限定了其在诊断肺部疾病的价值。但MRI成像也有其独特的优势，伴随着MRI成像技术的不断改进和发展，图像质量不断提高，使得MRI在肺部的临床应用日益广泛。

1. MRI成像与传统X线、CT成像相比的优点

（1）MRI采用了磁场和射频成像，没有辐射。

（2）MRI具有良好的软组织分辨率。

（3）MRI无须改变患者体位，可直接获得肺部轴位、冠状位、矢状位图像。

（4）不用注射造影剂即可获得良好的胸部血管图像，有利于区分血管性和非血管性病变。

2. 胸部MRI适应证

（1）肺癌分期（TNM）：MRI可显示肺部的肿瘤、肿瘤外侵及转移，特别是对血管的侵犯显示清楚。对纵隔、肺门淋巴结的转移，MRI显示优于CT平扫。

（2）肺部及纵隔肿块性质鉴别：MRI可确定肿块为囊性、实质性、血管性及是否含有脂肪成分。

（3）特殊部位肺癌的诊断：MRI对于肺上沟癌的诊断具有重要作用，对膈附近的病变MRI的定位

有明显优势。

（4）区分肿块和肺不张：由于 MRI 具有较高的组织分辨率，能区分肿块和肺不张，能确定肿块的范围。

（5）肺部及纵隔肿瘤对肺及大血管、心脏的侵犯：MRI 不使用血管造影剂就可以很好地显示心腔、大血管。

（6）纵隔、肺部血管性疾病：如肺动静脉瘘、肺动脉血栓及肺隔离症等。

（7）肺癌放疗、手术的评价：MRI 可评价残余的肿瘤及放疗后复发或肺纤维化的问题。

（8）胸部病变的三维显示，特别是大肿瘤可做 3D 显示以提供更多的信息。

（9）肺出血及特发性含铁血黄素沉着症：可使 T_2 缩短，明确诊断。与 CT 比较，MRI 密度分辨率高，对软组织形成的影像对比度较 CT 优越。MRI 对心腔、

血管腔的显示优于 CT。但 MRI 扫描时间长，呼吸运动可使图像不清晰；安装心脏起搏器或体内有金属者不能做 MRI 检查；MRI 对钙化灶的显示不如 CT 明显；对肺野病变的显示不够清晰；如肺水肿、肺炎等疾病 MRI 的弛豫时间重叠，而不能显示组织的病变特点。因此，对肺内肿瘤、肺炎、肺脓肿、肺弥散病变、胸膜病变、纵隔肿块或淋巴结病变等的诊断应以首先选择 CT 检查为宜，对血管病变应首选 MRI。

二、MR 血管成像（MRA）

MRA 包括常规的非增强序列，如 TOF（2D 和 3D）CRE 系列及动态 MRI 电影，还有静脉注射造影剂的增强 MRA。肺血管成像最理想的方法是增强 3D-TOF 快速扫描，它所获得的 MRA 是目前质量最好的。

MRA 的临床应用：

（1）肺栓塞：MRA 诊断肺栓塞有较高的敏感性（85%～95%）和特异性（63%～77%），并且可以同时做下肢深静脉的 MRA，明确下肢深静脉有无血栓形成。

（2）肺动静脉畸形：MRA 可以直接显示肺的动静脉畸形、动脉瘤以及血管曲张等与肺循环有直接血管联系的疾病，可以显示畸形的整体形态及供血动脉和引流静脉。

（3）肺内肿块：MRA 可显示肿块周围血管是否有受压、变形、推移及由近端受压所致的远端灌注缺失。

（4）肺隔离症：MRA 检查的目的是发现体循环异常供血动脉，从而明确诊断，并为外科治疗提供准确的解剖信息。

第四节　胸部常见影像征象的诊断与鉴别诊断

一、肺局灶性阴影

各种病因引起肺叶、肺段或灶性病变在影像上表现为局灶性高密度影，引起肺叶、肺段局灶性病变的疾病种类繁多，包括肿瘤性疾病、肺部炎症、肺结核、肺梗死、出血性疾病、肺挫伤、肺不张等。

（一）大叶性肺炎

多为一个肺叶或数个肺段的渗出性病变。早期表现为毛玻璃样阴影，边缘模糊，病变区内血管隐约可见。实变期病变呈大叶性或肺段性分布高密度影，密度均匀，叶间裂处病变边缘清晰，其余部分边缘模糊，内见空气支气管征。消散期，病变密度降低，呈散在的、大小不一的斑片状阴影，进一步吸收病灶完全消失。增强扫描病变区内可见明显强化的走行正常的高密度血管影。

（二）继发性肺结核

以渗出改变为主的肺结核影像上表现为大小不一的片状高密度影，边缘模糊，密度均匀或不均匀。

干酪性病变时表现为肺段或肺叶的大片状致密影，中心密度高，周边密度低，边缘模糊，以上叶多见，内可见大小不等的虫蚀样空洞。在同侧和对侧肺野可见支气管弥散病灶。

（三）细支气管肺泡癌

部分细支气管肺泡癌可表现肺叶、肺段的实变。其特点是实变部分密度略低，可见空气支气管征，含支气管不规则狭窄、扭曲、管壁僵直、细小分支截断消失。CT增强扫描在无强化的实变区内可见明显强化的肺血管分支，肺血管分支可不规则变细及扭曲变形，称"血管造影征"。

（四）肺泡性肺水肿

CT表现为肺透过度下降，以肺门为中心大片状实变影，呈蝶翼状，常伴有双侧少量胸腔积液，病变在数小时至1~2d有明显变化。

（五）肺梗死

影像表现为肺外围以胸膜为基底的楔形致密影，边缘模糊。HRCT可见楔形影顶端与一血管相连，称为血管征。常伴有少量胸腔积液。CT增强扫描肺动脉分支内可见充盈缺损或截断。MRI检查SE序列在肺动脉可见中-高信号栓子。

（六）肺不张

肺不张多为叶、段支气管阻塞所致，在影像上有时需与肺炎鉴别。其特点为肺叶或肺段体积缩小，密度增高，叶间裂向病变肺叶移位，主或叶支气管有明显狭窄及阻塞，肺门区常可见到肿块。纵隔结构向患侧移位，同侧横膈上移，邻近肺代偿性肺气肿。增强扫描不张肺明显强化。

二、肺单发结节或肿块

在影像学上表现为肺内圆形或类圆形的病灶统称为结节性病变。一般将直径小于3 cm的病灶称为结节，而大于3 cm的病灶称为肿块。肺结节性病变多见于良性肿瘤、恶性肿瘤、炎性病变（如球形肺炎、炎性假瘤、肺脓肿、肺寄生虫感染等）、结核、血管性疾病（肺动脉瘤、肺动静脉畸形、肺梗死等）、肺血肿、肺隔离症等。

（一）肺结节性病变的影像特点

1. 部位

结核瘤多发生于上叶尖后段或下叶背段。发生于上叶前段、中叶或下叶基底段的多为肺癌，位于下叶后基底段脊柱旁的肿块可能为肺隔离症。位于肺门附近的肿块多为恶性，良性肿块多位于肺周边部。转移性肿瘤多位于表浅部位。

2. 形态

肿块的轮廓呈多个弧形凸起，弧形相间为凹入而形成分叶状肿块，称为分叶征，多见于肺癌，也可见于其他恶性肿瘤或结核瘤。良性肿块多形态规则。

3. 边缘

良性肿瘤生长缓慢、边缘光滑整齐。恶性肿瘤浸润性生长，边缘有不同程度的棘状或毛刺状突起，称为棘状突起或毛刺征，多见于周围型肺癌。肺癌的毛刺较短，炎性肿块或结核球多为长毛刺。

4. 密度

结节内见直径1~3 mm的低密度透光区称为空泡征，多见于肺癌。良性肿瘤与炎性肿块一般密度均匀。良恶性肿块均可出现空洞和钙化而密度不均。肿块内如发现脂肪密度影或爆米花样钙化有助于错构瘤的诊断。肺含液囊肿较实质性肿块密度低，囊肿并出血或感染时密度增高，囊肿破裂有气体进入则可见气液平面。肺癌钙化的发生率较低，一般为点状、细沙粒样钙化；结核球的钙化多为包膜下环形或弧形钙化、分层状或弥散点状钙化。肿块边缘的结节状粗钙化多为肺内原有的肉芽肿钙化被包绕到瘤内所致。

5. 肿块的强化

增强扫描肿块的强化程度和时间有助于定性诊断。结核瘤内的干酪样物质常无强化，仅见周边环形强化。肺良性肿瘤可不强化或轻度均匀性强化。肺恶性肿瘤常为均匀强化或中心强化，且常呈一过性明显强化。肺部炎性假瘤多明显强化，亦可环状强化或轻度均匀强化。肺内血管性肿块其强化的程度和强化时间多与肺动脉一致。肺痈的时间-密度曲线呈缓慢持续升高型，炎性病灶呈速升速降型，良性肿瘤呈低平型，结核呈平坦型。炎症和肺癌的曲线有明显的强化峰，结核、良性肿瘤的曲线一般无明显峰值。

6. 周围结构的改变

结核球周围常有卫星灶及厚壁的引流支气管；肺炎性肿块邻近的肺血管增粗，扭曲；周围型肺癌时可见胸膜凹陷征、血管集束征、癌性淋巴管炎。但结核及其他慢性炎症也有类似的胸膜表现。

7. 肿瘤的倍增时间

肿瘤体积增加 1 倍所需时间为倍增时间。绝大多数肺癌倍增时间在 6 个月以内，一般认为肿块倍增时间小于 30 d 或大于 18 个月多可排除肺癌。但个别肺癌病例倍增时间可大于 18 个月。

（二）常见病变

1. 周围型肺癌

周围型肺癌多表现为肺叶或肺段内孤立结节或肿块，边缘清楚，呈圆形、卵圆形或不规则形。早期密度较淡，可见空泡征。进展期密度可以均匀或不均匀，内可有黏液或坏死所致的低密度区及空洞，空洞为偏心性，厚壁，内壁凹凸不平，甚至形成壁结节。肿瘤可见分叶征、毛刺征，毛刺多短细、血管集束征、胸膜凹陷征等。增强扫描呈中度或明显均匀或不均匀强化，强化值多在 20～60 Hu。动态 CT 增强，肺癌的时间-密度曲线呈缓慢持续增高型。多数肿瘤倍增时间在 30 d 或 18 个月之间。如伴有肺门纵隔淋巴结增大，胸膜结节、胸椎肋骨骨破坏等转移征象更有利于病变诊断。

2. 结核球

结核球好发于上叶尖后段与下叶背段，大小多为 2～3 cm。呈圆形、椭圆形，常为单发，轮廓光滑整齐，密度较高，均匀或不均匀，内有成层样或散在的斑点状钙化。部分病变内可见空洞，多为半月形空洞。近胸膜的结核球，在病灶与胸膜内可见条索状粘连带，胸膜增厚并呈幕状粘连。肺门侧可见有与之相连的管壁增厚的引流支气管。结核球周围可见卫星灶。CT 增强扫描典型者呈周边环状强化，中心不强化。

3. 炎性假瘤

炎性假瘤可发生于肺的任何部位，但多发生于肺边缘部胸膜下区或靠近叶间裂。圆形或类圆形，直径 2～4 cm 多见，边缘多清楚而光滑，可有粗长毛刺、棘状突起或浅分叶样改变。肿块中等密度、比较均匀，少数可见钙化、小空洞或空气支气管征。邻近胸膜可见局限性增厚，粘连。增强检查大多数为明显均匀强化，少数为周边强化或不强化。

4. 球形肺炎

球形肺炎实质上为非特异性肺炎的一种表现形式，起病急，有发热、咳嗽、胸痛等症状。病变常局限于某肺叶、肺段，呈球形肿块。CT 表现为圆形或卵圆形致密影，边缘模糊，密度较淡或中心密度高，周边密度低，呈晕圈状改变，在病灶内可见空气支气管征。病灶无分叶征，周围有时可见小片炎症病灶。病灶周围及肺门侧可见血管纹理增粗，为"局部充血症"。动态观察常在 2～4 周内明显缩小或完全吸收，较易与肺部其他肿块鉴别。

5. 错构瘤

错构瘤好发于肺外周实质或叶间胸膜下，多数小于 3 cm，圆形或卵圆形，边缘清楚，少数可有浅分叶。肿瘤密度不均，25%～30% 可见钙化，典型者为爆玉米花样钙化，也可见点状、环状或不规则钙化，以 CT 显示最佳。瘤体内可见到脂肪成分，CT 表现为 CT 值为 –120～–40 Hu 的低密度影，MRI 表现为 T_1WI 像呈高信号，T_2WI 像呈中等偏高信号，脂肪抑制扫描为低信号灶，脂肪密度的显示对诊断错构瘤具有决定意义。

6. 肺隔离症

肺隔离症好发于两下肺后基底段，尤以左下叶多见，病变呈类圆形，边缘光滑，可有分叶。囊性型为水样密度，增强扫描囊内无强化，囊壁实性部分可强化，如与支气管相通可见液气平面。实质型为软组织密度，增强扫描可见强化。血管造影、CTA、MRI 显示来自体循环（主要是主动脉）的异常供血动脉即可明确诊断。

7. 肺囊肿

肺囊肿为先天性发育异常，表现为肺内圆形或椭圆形肿物，边缘光滑，轮廓规则，密度均匀，CT 值为 ±10 Hu 左右，合并出血或囊内蛋白质含量较高时，则 CT 值相应较高，CT 增强扫描无强化。MRI 呈长 T_1 长 T_2 信号肿块。

8. 肺动静脉畸形

肺动静脉畸形又称肺动静脉瘘，表现为肺内类圆形、分叶状团块，密度均匀，边缘光滑，透视可见波动，深呼气与深吸气观察可见大小有变化。CT 平扫密度均匀，增强扫描团块明显血管样强化，同时可见到引流血管。MRI 可见流空效应。肺动脉造影可清楚显示流入动脉和引出静脉。

9. 肺曲菌病（侵袭型）

单个或多个边缘模糊软组织密度结节或肿块，周围环以淡的、磨玻璃样的晕，称"晕征"。

10. 肺隐球菌病

影像学表现多样，无特异性，可表现肺内结节或肿块，可有分叶或毛刺，病灶周围或邻近肺野可见磨玻璃样影，本病无症状或临床症状轻微，较易同时侵犯中枢神经系统，在有肺部改变伴有脑和脑膜症状时，应想到本病的可能。

三、肺空洞与空腔性病变

空洞为肺内病变组织发生坏死、液化，坏死物质经引流支气管排出后形成，多见于肺脓肿、结核、肺癌、肺转移瘤、肺梗死、真菌及寄生虫感染、恶性肉芽肿、类风湿结节等。空腔为肺内正常腔隙的病理性扩大，见于肺囊肿、肺大疱、支气管囊状扩张、金葡菌肺炎的肺气囊、肺隔离症及肺淋巴管肌瘤病等。肺空洞与空腔的影像学表现为环形阴影，空洞壁厚在 3 mm 以上为厚壁空洞；3 mm 以下为薄壁空洞，空腔壁厚约 1 mm。

1. 结核性空洞

结核性空洞常位于上叶尖后段及下叶背段，单发或多发，也可双侧出现。空洞内壁较规整、光滑，多为薄壁空洞，洞内一般无液平。干酪性空洞及部分纤维空洞可为厚壁，干酪性空洞洞壁多在 4 mm 以上，内壁常凹凸不平。空洞附近肺野可见多发纤维、增生病变及腺泡结节病变，其他肺叶及对侧肺内可见支气管播散灶。

2. 肺脓肿

肺脓肿常位于上叶后段及下叶背段与各基底段，单侧多见。急性肺脓肿在大片致密影中可见低密度空洞，多为单发，内壁规整或不规整，厚壁，外壁模糊，多有液-气平面。慢性肺脓肿为内外壁清楚的厚壁空洞，圆形、椭圆形或不规则形，多为单房亦可为多房空洞，可有或无液-气平面。周围可见广泛纤维条索影及局限性胸膜肥厚粘连。

3. 肺癌空洞

肺癌空洞多见于周围性肺鳞癌，常表现为偏心厚壁空洞，洞壁内缘凹凸不平，有向内突起的壁结节，一般无液-气平面。外缘呈分叶状，有毛刺、棘状突起，可见胸膜凹陷征。有时可见肺门或（和）纵隔淋巴结及胸膜、胸壁转移征象。增强扫描空洞壁及壁结节明显强化。

4. 肺曲菌病（腐生型）

曲霉菌寄生在肺原有空洞或空腔内，曲霉菌的菌丝形成处于游离状态的曲菌球，影像学表现在肺结核、肺囊肿、肺大疱、囊状支气管扩张等空洞或空腔性病变内见球形内容物——曲菌球，大小数毫米至数厘米不等，密度均匀，边缘光滑，少数可见钙化。曲菌球与空洞（腔）壁之间可见新月形透亮影，称"空气半月征"。改变体位扫描，曲菌球位置可发生变化，但始终位于空洞（腔）近地位。增强扫描球体无强化，洞壁多见环状强化。

5. 先天性肺囊肿

肺囊肿与支气管相通后可形成含气囊肿或气液囊肿。含气囊肿表现为肺内单发或多发大小不一薄壁空腔，壁厚≤1 mm，厚度均匀，内为气体密度。如囊内伴有液-气平面为气液囊肿。合并感染时囊壁可增厚。

6. 肺大疱

肺内含气空腔，单发或多发，圆形或卵圆形，壁薄如发丝＜1 mm，内外缘光滑，一般无气-液平面。

7. Wegener 肉芽肿

肺内单发或多发结节或肿块，两肺中下野胸膜下分布，边缘清楚，半数病灶内可见空洞，空洞壁较厚且不规则。结节周围可见长毛刺，结节周围感染或出血时边缘模糊。可伴有胸膜下楔形梗死灶及片状浸润影和气管、支气管狭窄。常合并肺门、纵隔淋巴结肿大。增强扫描病灶边缘强化。免疫抑制剂和激素治疗病灶可迅速缩小或消失，病情恶化时又可出现新的病灶。

8. 囊性型肺隔离症

两下肺后基底段紧邻膈肌、脊柱旁一个或多个大小不等囊状透光区聚集在一起，间隔粗大，呈蜂窝状改变，有时可见气-液平面，增强扫描或 CTA 可见来自体循环的异常供血血管。

四、弥散性小结节样病变

小结节影是指肺内多发圆形结节灶，通常直径在 1～10 mm，可见于感染性疾病、肿瘤、肉芽肿、过敏性疾病、外源吸入性疾病、结缔组织病等。

（一）血行弥散型肺结核

1. 急性血行弥散型肺结核

HRCT 表现为广泛分布于两肺的粟粒大小的结节状影，结节大小一致，多为 1～2 mm，弥漫均匀分布，与支气管走行无关，边缘清楚，密度均匀。同时可见结节状小叶间隔增厚，血管壁不规则，胸膜及叶间胸膜呈结节状，即"串珠样小叶间隔""串珠样叶裂"。病程进展结影可融合，偶尔结节内可有空洞。

2. 亚急性或慢性血行播散型肺结核

CT 表现为双肺结节大小不一，上肺野分布较多、较大，中下肺较小、分布稀疏。结节密度不均，部分病灶可见钙化，中下肺野常伴有代偿性肺气肿。

（二）尘肺

患者有确切的职业病接触史。CT 表现为两肺多发小结节 1～10 mm 不等，密度较高，中心浓密，可有钙化。早期分布于两肺中下区，随病变进展，数量增多，直径增大，密集度增加，波及两肺上区。晚期肺沉着病可见 10 mm 以上大结节，多呈长条形、椭圆形及圆形，多在两肺上区距肺外缘 1～2 cm 处的肺外周部，呈与侧胸壁平行的弧状外缘，半数伴有钙化，部分可见空洞。同时可有肺门纵隔淋巴结增大、钙化，钙化为斑点状或蛋壳状。伴有肺气肿及肺纤维化改变。

（三）过敏性肺炎

过敏源多为真菌孢子、发霉谷物、蘑菇、鸟类、寄生虫等。HRCT 表现为两肺弥散分布粟粒点，中下肺野多，大小为 2～4 mm，中等密度，边缘模糊。脱离变应原后，病灶可于 2～4 周完全吸收。

（四）弥散型细支气管肺泡癌

双肺弥散分布粟粒结节影，多位于小叶中心，大小不等，分布不均，以内带居多。结节密度均匀，边缘清楚但不锐利，有融合趋向。短期内病变可明显进展恶化，如结节增大、增多，肺门纵隔淋巴结增大及肺淋巴道转移等征象，均应考虑此病。

（五）结节病

双肺弥散分布粟粒结节，2～10 mm 大小，边界清楚，上中肺叶及肺后部分布较多。以沿肺间质内淋巴管分布为特征。支气管血管束及周围间质、小叶间隔、叶间裂呈结节样增厚，胸壁-肺呈结节状界面，同时伴有双肺门淋巴结对称性增大及纵隔淋巴结增大。

（六）嗜酸性肉芽肿

本病少见，主要发生在 20～40 岁男性。早期 CT 表现为两肺广泛分布小结节或小片状渗出性病变，结节通常小于 5 mm，分布于肺小叶内、支气管血管束旁、小叶间隔旁。结节边缘不规则或呈星状，较大结节可见空洞。肋膈角处较少受累。病变晚期呈两肺网状结节影，多发囊状改变及蜂房肺。

（七）肺念珠菌病

影像学表现多样，多为两肺中、下部斑点、不规则片影、结节影及双肺粟粒结节状阴影。

（八）肺泡微石症

以两肺肺泡微小结石及间质纤维化为特征。X 线平片表现双肺弥散分布 0.3～1 mm 微细结节，密度很高，超过肋骨，边缘锐利，以中下肺野尤以肺底部和近心缘区密集。可呈"白肺"样表现，肺中下野白实，肺结构、纵隔缘甚至肋骨均被完全掩盖。HRCT 结节沿支气管血管束、小叶间质、小叶间隔及小叶中心分布，可见胸膜下多发肺大疱及肺气囊。

（九）全细支气管炎

HRCT 上可见小而边缘模糊的圆形结节，位于小叶中心，围绕小叶中心的细支气管和动脉，距胸膜面几毫米，反映的是细支气管周围炎症。结节与从近端的支气管血管束上发出的相距 1 mm 的线状影相连，结节也可伴环状影或管状影。晚期可见与近端扩张支气管相连的囊状影。

五、纵隔肿瘤及肿瘤样病变

纵隔原发肿瘤和肿瘤样病变种类繁多，包括胸腺类肿瘤、神经源性肿瘤、生殖细胞瘤、胸内甲状腺肿、淋巴类肿瘤、间胚叶肿瘤等。

（一）纵隔肿瘤及肿瘤样病变定位

纵隔肿瘤及肿瘤样病变在纵隔中均有其好发或特定部位（表 2-1）。

表 2-1 纵隔各区常见肿块

前纵隔	中纵隔	后纵隔
胸腺类瘤	气管肿瘤	神经源性肿瘤
畸胎瘤	淋巴类肿瘤	食管肿瘤
皮样囊肿	支气管囊肿	降主动脉瘤
心包囊肿	动脉瘤	畸胎瘤
胸内甲状腺肿	结节病	皮样囊肿
胸内甲状腺瘤及癌	膈疝	肠源性囊肿
支气管囊肿		淋巴类肿瘤
纵隔转移瘤		椎旁脓肿
淋巴管瘤		

纵隔肿块需与靠近纵隔的肺内肿块进行鉴别，鉴别点有：

（1）纵隔肿块的胸膜面边缘光滑锐利，肺内肿块边缘不规则，可有毛刺和分叶。

（2）纵隔肿块有宽基底与纵隔相连，肿块与纵隔胸膜连续，两者间夹角为钝角，肿块中心位于纵隔内。肺内肿块与纵隔的夹角呈锐角，肿块中心位于肺内。

（3）纵隔肿块相应平面的纵隔结构受压移位，肺内肿块可见支气管阻塞引起的改变。

（二）纵隔常见病变

1. 胸内甲状腺肿

病变位于胸廓入口水平，与颈部甲状腺直接相连。位于气管的前方或侧位，气管受压移位变形为重要影像学征象。透视观察肿块随吞咽上下移动。CT 检查肿块密度高于周围软组织，密度均匀或不均匀，常可见边缘清楚的低密度囊变及钙化。增强扫描肿块迅速明显强化，持续时间长。MRI 检查 T_1WI 呈中等信号强度，T_2WI 呈高信号，冠状位和矢状位成像胸腔内肿块与甲状腺相连。

2. 胸腺瘤

CT 表现为前纵隔实质性肿块，位于升主动脉或上腔静脉前方或一侧，边缘光滑，可有分叶，密度均匀，少数为囊性或囊实性。增强扫描成中等均匀强化。侵袭性胸腺瘤体积多较大，边缘毛糙，与邻近器官间脂肪间隙消失，可波及心包、胸膜，出现心包及胸腔积液。MRI 检查 T_1WI 上肿瘤呈中等信号，T_2WI 呈中等略高信号。

3. 畸胎类肿瘤

畸胎类肿瘤包括囊性畸胎瘤（皮样囊肿）和实性畸胎瘤，多位于前纵隔中部。实性畸胎瘤 CT 表现为类圆形或不规则形的混杂密度肿块，实性部分为软组织密度，囊变部分为水样密度，50% 瘤体内含脂肪，20% ~ 80% 可见钙化及骨骼影像，增强扫描时实性部分强化。MRI 检查为信号极不均匀的肿块，T_1WI 上脂肪成分呈高信号，软组织成分呈中等信号，液体呈低信号，T_2WI 上瘤体呈不均匀高信号。皮样囊肿为厚壁水样密度或脂肪密度肿物，壁可见弧形钙化，有时可见脂肪 - 液体平面。

4. 心包囊肿

心包囊肿位于心膈角处，右侧多见，CT 检查呈圆形、椭圆形或滴水形，边缘光滑清楚，密度均匀，CT 值 0 ~ 20 Hu 增强扫描无强化。MRI 检查 T_1WI 呈低信号，T_2WI 呈高信号。

5. 支气管囊肿

CT 表现为中纵隔气管旁、肺门、隆突附近圆形、卵圆形肿块，边缘光滑锐利，密度均匀，CT 值 0 ~ 20 Hu，增强扫描无强化。MRI 检查 T_1WI 呈低信号，T_2WI 呈高信号。

6. 恶性淋巴瘤

恶性淋巴瘤 CT 表现为纵隔内肿大淋巴结，以前纵隔及支气管旁组最常见，其次是气管与支气管组和隆突组，呈均匀软组织密度影。常为多发淋巴结增大，可以分散存在，也可以融合成团或伴有纵隔弥散性浸润，淋巴结较大时中心发生坏死，钙化少见。增强扫描肿块轻度强化、中心低密度坏死区无强化。侵犯心包、胸膜可发生积液、结节样改变。侵犯肺组织时肺内浸润病灶多样，可见两肺多发小结节、斑片状影，或肺段或大叶阴影。

7. 神经源性肿瘤

神经源性肿瘤多位于后纵隔脊柱旁沟，CT 表现为圆形或椭圆形边缘光滑锐利的肿物，与周围结构分界清楚，多数为软组织密度，神经鞘瘤因含较多的脂肪而密度略比肌肉低，密度均匀，增强扫描呈轻、中度均匀强化。肿瘤可压迫邻近骨质呈光滑的压迹。骑跨神经孔的神经纤维瘤呈哑铃状在椎管内、外生长，使椎间孔扩大。MRI 上肿瘤在 T_1WI 呈中等偏低信号，T_2WI 呈高信号，信号均匀，增强扫描明显均匀强化。当肿瘤呈哑铃生长时，MRI 扫描能清楚显示哑铃状肿瘤的全貌及观察脊髓受压情况，优于 CT 检查。

第三章 支气管镜检查的临床应用

第一节 支气管镜检查

一、概述

支气管镜检查主要包括电子支气管镜检查和硬质支气管镜检查，由于支气管镜的独特优势，应用越来越普遍，本节主要讨论支气管镜检查。

随着支气管镜产品的不断更新，使其具有如下优点：①管径小，可视范围大，可进入全部段支气管、74%的亚段支气管和38%的亚亚段支气管。②可弯曲，操作方便，被检查者可取坐位、半卧位或卧位，对颈椎病、张口困难患者可从鼻腔插入，呼吸功能不全者，可同时连接呼吸机进行检查。③照明好，采用冷光源照明，亮度强，图像清晰，且光源无热，不会造成黏膜灼伤。④使用安全，患者痛苦小，易接受。⑤功能全，可在直视下采集呼吸道分泌物和细胞标本刷/刮检；对气道、肺、纵隔行活组织钳取/针吸；支气管镜肺泡灌洗可对肺泡内细胞和可溶性成分进行检查；局部注药可对一些疾病进行治疗；并可安装视教镜或电视屏幕进行教学，也可摄影、录像以积累资料。

虽然支气管镜基本上在所有诊断适应证中已取代了硬质支气管镜，但必须明确以下情况在全麻下硬质支气管镜更具优势：大量咯血止血；支气管支架放置；气管－支气管树扩张；气道新生物激光（钕：钇－铝－石榴石）摘除；支气管内放射治疗短导管放置；支气管镜无法摘除的异物；支气管结石的去除；硬镜也用于儿童。

二、适应证和禁忌证

（一）适应证

（1）原因不明的咯血或痰中带血，需明确出血部位和咯血原因。在大咯血时一般不宜进行检查。

（2）原因不明的持续刺激性咳嗽、局部喘鸣，难以用吸烟或支气管炎解释，需进一步明确者，或原有的咳嗽在质上发生了变化，特别是中老年人。

（3）支气管阻塞，表现为局限性肺气肿，局限性干性啰音或哮鸣音，以及反复出现同一部位阻塞性肺炎或肺不张，抗生素治疗无效，临床怀疑肺癌者。

（4）任何肺部肿块阴影，临床表现和X线检查难以对良恶性做出鉴别，需要活检病理组织学证实时。

（5）痰细胞学检查阳性，而肺内影像学无异常发现者。

（6）原因不明的喉返神经麻痹或膈神经麻痹以及上腔静脉综合征等原因待查者。

（7）诊断不明的支气管、肺部感染性疾病或弥散性肺部疾病诊断困难，需经支气管镜检查，做肺活检、刷检或冲洗、灌洗等，进行细胞学及细菌学检查。

（8）原因不明的胸腔积液或通过实验室检查对良恶性胸腔积液难以确定，怀疑肺内肿瘤胸膜转移者。

（9）观察气管食管瘘，协助选择性支气管造影，能有针对性地显示支气管畸形、扩张程度和范围；做引导性经鼻气管插管，其准确性强、成功率高。

（10）支气管镜检查在治疗上的应用，如移除分泌物，治疗肺不张、支气管内膜结核、支气管扩张，钳取异物、止血、吸引冲洗、引流肺脓肿、灌洗治疗肺泡蛋白沉积症，肺癌气管内局部化疗、放疗，用激光、高频电刀解除气管内梗阻，了解病变范围，确定外科手术方式，评价治疗效果等。

（二）禁忌证

支气管镜检查已经积累了丰富的经验，其使用禁忌证范围也日益缩小，或仅属于相对禁忌证。患者能否进行支气管镜检查决定于患者的综合情况，操作者根据自己的技术情况和单位条件设备情况。如气管内肿瘤患者，可能是适应证，进行气管内局部化疗、放疗或用激光、高频电刀解除气管内梗阻；也可能是禁忌证，因气管狭窄严重，检查可能导致窒息。因此，进行支气管镜检查时应权衡利弊，决定是否进行。下列情况进行检查风险高于一般人群，应注意判断。

（1）一般情况极差，体质十分虚弱者。

（2）肺功能严重损害，呼吸明显困难，严重低氧血症者以及严重肺动脉高压活检可能发生严重出血者。

（3）严重心脏病，心功能不全或频发心绞痛，明显心律失常，新近发生过心肌梗死者以及严重高血压者。

（4）精神高度紧张/精神失常，不能合作者。

（5）主动脉瘤，有破裂危险。

（6）近期有活动性大咯血，哮喘急性发作，则需暂缓进行。

（7）出、凝血机制严重异常。

（8）对麻醉药过敏不能用其他药物所代替者。

（9）近期急性支气管肺部感染、高热，支气管镜检查可使炎症扩散，则需暂缓进行。

（10）气管部分狭窄，估计支气管镜不易通过，且可导致严重的通气受阻者。

（11）尿毒症患者，活检时可能发生严重出血。

三、支气管镜检查操作方法

（一）术前准备

（1）全面了解患者病史、仔细查体及实验室检查，查看近期胸片、CT片，确切掌握病变部位，以便评估病情，有目的地进行支气管镜检查，防止镜检中发生意外，减少并发症，提高支气管镜检查效果。

（2）严格掌握适应证，了解患者术前病情变化，老年人常规做心电图、血小板计数、出凝血时间等检查，对有肺功能不全者，应做血气分析或血氧饱和度测定检查。对呼吸道急性炎症期、气道反应较高的以及严重高血压、心脏病患者，如果检查不能避免时，术前应予以必要的对症治疗。一般认为，进行支气管镜检查时，患者的动脉血氧分压平均下降 1.33 ~ 2.66 kPa（10 ~ 20 mmHg），并有可能发生心律失常。

（3）备好急救药品、氧气、开口器和舌钳，检查活检钳及活检刷头有无松动、断裂，确保血压、血氧、心电监护仪、吸痰器性能良好，必要时备好人工复苏器。

（4）向患者充分说明支气管镜术对疾病诊断和治疗的必要性和安全性，介绍检查方法，讲清操作要点，同时又要向家属讲明术中、术后可能出现的并发症，耐心细致地做好解释工作，使患者消除顾虑，解除紧张情绪，以取得患者主动配合检查。必要时，可让家属陪伴身旁予以心理支持；患者或家属签订支气管镜检查知情同意书。

（5）了解有无可经血液传播的病史，必要时检查肝功能、乙肝表面抗原、艾滋病等；了解有无麻醉药物等过敏史。

（6）术前禁食禁水 4 ~ 6 h，禁吸烟。

（7）术前给药：为减少患者检查时的分泌物及消除患者的紧张情绪，术前半小时肌内注阿托品0.5 mg、地西泮 5～10 mg 或吗啡 5～10 mg。慢阻肺患者慎用吗啡，年迈体弱、重症患者用量酌减，呼吸功能不全者禁用。前列腺肥大者用阿托品可能造成排尿困难，需慎重。舒喘灵、喘乐宁气雾剂，均为 β_2 肾上腺素受体选择性兴奋剂，可舒张支气管。对于气道反应较高的患者，术前适量吸入此类药物，可减轻镜检刺激引起的气道痉挛。

（8）取下口腔义齿：检查时患者头部用消毒巾包裹（或戴消毒帽），并用75%酒精溶液纱布擦拭其鼻、唇周围皮肤。

（9）检查前支气管镜的插入部分和活检钳、细胞刷、吸引管等应浸泡在 1∶2 000 氯己定溶液中消毒 20 min。气管镜的操作部和目镜部用 75%酒精溶液纱布擦拭。术前应仔细检查支气管镜是否清晰，管道是否通畅，弯曲调节钮是否灵活将自动吸引接头接在支气管镜吸引管外套管内，连接吸引器并检查吸引装置有无堵塞；检查冷光源亮度、曝光系数是否适宜，检查使用的电源必须接可靠地线，装置稳压器、连接光源。

（二）操作要点

1. 麻醉

鼻咽部常用 2%利多卡因喷雾麻醉或超声雾化吸入，气管内采用支气管镜直接滴入或环甲膜穿刺，注入 1%～2%利多卡因 5 mL，后者效果准确可靠，但穿刺的针眼难免有少许血液流入气管、支气管内易与病理性出血混淆。

2. 体位选择

患者多取仰卧位，肩部略垫高，头部摆正，略向后仰，鼻孔朝上。这种体位，患者肌肉放松，比较舒适，并可预防晕厥，更宜于老年、体弱、精神紧张者检查。如患者有呼吸困难或颈、胸部、脊柱畸形等情况不能平卧时可采取坐位，但注意镜检所见标志与仰卧位相反。

3. 选择插入途径

根据患者的具体病情和检查目的要求选择：经鼻、口腔、气管套管或气管切开处插入。经鼻腔插入，操作方便，患者痛苦小，能自行咳出痰液，检查中可以了解鼻咽部病变，是最常用的方法；经口腔插入，不能由鼻腔插入者，可选择口腔路径进入，其缺点是容易引起恶心反射以及舌翻动，使支气管镜不易固定而导致插入困难，呼吸道分泌物不能自行咳出，需放咬口器，以免咬损插入部；经气管套管或气管切开处插入仅用于已行气管切开和气管插管的危重患者气道管理。

4. 检查步骤及顺序

开启冷光源，调节好光源亮度，用屈光调节环调整视野清晰度。操作时术者左手握支气管镜的操作部，拇指拨动角度调节钮，使插入管末端略向上翘，以适应鼻腔的弧度将镜的前端送入鼻腔，边插边调节角度旋钮使镜端沿咽后壁进入喉部，窥见会厌与声门，观察声带活动，充分麻醉，通过张开的声门将支气管镜送入气管。注意观察气管黏膜以及软骨环的情况，直至隆突，确认两侧主支气管管口，先检查健侧后患侧，病灶不明确的先右侧后左侧，自上而下依次检查各叶、段支气管。健侧支气管检查完毕后将镜退回隆突，再依次检查患侧，如果发现病变根据情况决定相应检查。注意检查时保持视野位于支气管管腔中央，避免碰撞管壁，引起支气管痉挛，且极易造成黏膜损伤。

5. 标本采集

支气管镜检查过程中，肉眼虽可对管腔内病变进行观察，做出初步诊断，但进一步明确，必须有组织学、细胞学或细菌学的证据。为此必须进行标本采集，常用方法有以下几种。

（1）钳检：是获取病理标本的重要手段。采取标本前应吸除支气管内分泌物，窥清病变部位，若活检前病灶已有渗血，或者估计到钳夹后出血较多，可能造成视野模糊，应于活检局部先滴入 1∶10 000 肾上腺素。调整好内镜的深度、方向及末端弯曲度，使选定的活检部位恰当地呈现在视野中间，助手插入活检钳控制钳舌关闭，术者在视野中看到钳末端伸出，再将钳送至系近活检的部位，此时，请助手张开钳舌，继续推进，准确压住病变部位，嘱助手关闭钳舌，同时，术者迅速将活检钳往外拽出，不宜用力过猛。标本取出后放在小片滤纸上，立即浸入盛有 10%福尔马林溶液的小瓶内固定送检。对镜下所见的黏膜病变或肿物的阳性率可达90%左右。对有苔病变先将苔吸出或钳出，暴露病变后取材。对肿物在中间或基底部取3～4块组织较为适宜。出血较多时，可再滴入1∶10 000肾上腺素止血。

（2）刷检：分为标准刷和保护性套管刷。前者一般在直视下，必要时在X线透视下进行。将细胞刷插入病变部位，稍加压力旋转刷擦几次后将其退至支气管镜末端和支气管镜一起拔出，涂片2～3张送检，送细胞学检查的涂片置入95%酒精溶液中固定。保护性套管刷包括单套管、双套管，加塞或不加塞等方法，主要用于细菌学检查。双套管毛刷有内外两层，外套管顶端有小塞封闭管口，毛刷在内套管中。刷检时，将内套管向前推送，外套管末端的小塞被顶掉，再将毛刷向前推送，伸出内套管刷检，取毕标本退入内套管中。支气管镜与套管毛刷一起拔出，剪除外露套管顶端有污染的部分，伸出毛刷浸入少量消毒盐水中做细菌培养。

（3）针吸活检：用特制的穿刺针，在CT引导下经支气管镜对纵隔肿大的淋巴结穿刺活检或经支气管针吸肺活检（TBNA）。2004年11月，奥林巴斯医学系统公司发布了利用具有超声波功能的支气管内镜技术，通过超声波图像来确认淋巴结，用专门的抽吸式活检针进行穿刺来提取标本。针吸活检对纵隔、肺门淋巴结的性质，肺癌的诊断和分期有重要的临床意义。

（4）经支气管肺活检（TBLB）：根据有无引导条件分为无X线透视引导下行TBLB（即"盲取"）、在X线透视引导下行TBLB、在CT引导下TBLB，用于对弥散性肺病变或周边型肿块取活组织做病理检查。

（5）支气管肺泡灌洗：是利用支气管镜向支气管肺泡注入生理盐水，并随即抽吸，收集肺泡表面衬液，检查其细胞成分和可溶性物质的一种方法，主要用作有关疾病的临床诊断，研究肺部疾病的病因、发病机制以及评价疗效和预后等。

四、并发症及术后护理

（一）并发症的预防及处理

虽然支气管镜检查认为是一种安全的检查方法，但随着检查范围的扩大，并发症的发生率亦在增多，其发生率为0.3%，严重并发症为0.1%，死亡率为0.01%。常见并发症如下。

1. 麻醉药过敏

良好的麻醉是支气管镜检查顺利进行的基本条件，可减轻咳嗽，减少喉、支气管痉挛的发生。但不当的麻醉可引起严重并发症，甚至造成死亡。少数患者因为麻醉药物过量或体质因素发生中毒或过敏反应，以丁卡因较多见，但现已不采用。目前多应用利多卡因局麻，以避免麻醉药物过敏。因此，喷药前应注意询问患者有无麻醉药物过敏史或先喷少许药液，仔细观察2～3 min，如无过敏反应再继续进行局麻。麻醉药不要超过常规剂量，一旦出现过敏中毒反应，应立即停止用药，并立即抢救，给予吸氧、保持呼吸道通畅，输液、可肌内注射或静脉注肾上腺素、甲强龙或地塞米松、异丙嗪等，必要时行气管插管及对症处理。

2. 喉头、气管、支气管痉挛

多发生在支气管镜通过声门时。患者出现明显紫肿，呼吸困难，严重可死亡。主要因为麻醉不充分或检查刺激引起，因此操作前应充分麻醉，向患者讲明操作步骤，充分取得配合，操作者动作要轻柔减少刺激。

3. 出血

出血最常见。表现为短暂的鼻少量出血、痰中带血或咯血，一般无须特殊处理。多由于细胞刷检或活检后黏膜被撕裂或损伤引起。癌组织脆性大，活检易出血，及时注入1∶1 000肾上腺素于出血部位。当出现大咯血时，可将支气管镜堵在出血支气管内，或立即拔出支气管镜，患者其侧卧位，并及时采取肌内注射卡巴克洛、酚磺乙胺等止血措施，必要时行气管插管吸引。

预防：如从鼻孔进入，先检查患者哪个鼻孔较通畅。支气管镜从通畅的鼻孔进入。术前常规做血小板计数、出凝血时间测定。有出血素质及其倾向的患者，要提高警惕。如检查指征不迫切，最好不行支气管镜检查。否则应进行相应的治疗并做好必要的急救、止血准备，患者有反复大咯血或估计病变有出血可能者，避免用锐利的活检钳，取活组织时应避开血管。检查时各项操作都要轻柔，避免用力过猛，做好表面麻醉，减少检查过程中的剧烈咳嗽。对血管丰富的癌肿组织，也有人主张在活检前先滴入1：10 000肾上腺素2～3 mL，可使癌肿表面血管收缩，待癌组织颜色变浅后再行活检，这样可使出血大为减少。

4. 发热、感染

少数情况与消毒不严格、无菌操作不够、肺出血有关。一般认为，对高龄或肺部有明显的慢性阻塞性肺疾病的患者，检查后发热，感染机会多于其他人。也有个别患者在支气管镜检查及活检后，发生肺炎和败血症。防治：每次检查前、后应严格消毒支气管镜，特别是镜管中有痰液残留者，消毒前多次用蒸馏水冲洗，之后用消毒液连续吸引冲洗，然后将支气管镜浸泡消毒液中。对已有肺部感染的患者，检查前、后均应用抗生素治疗，对发热38℃以上者，肺部炎症明显者，检查前应积极抗感染治疗，最好等体温下降，肺部炎症控制再行支气管镜检查。如术后患者出现发热，应立即行血常规检查，必要时拍胸片，肺部浸润或肺炎可适当应用抗生素处理。

5. 气胸

气胸主要见于活检，特别是经支气管镜肺活检。由于活检位置过深，肺活检时撕裂胸膜导致。预防方法活检时尽可能在X线帮助下行肺活检，不要靠近胸膜，钳夹时如患者感到相应部位疼痛时，表示触及壁层胸膜，应立即松钳，后退少许试夹。一旦发生，按气胸处理。

6. 低氧血症

一般认为支气管镜检查时，PaO_2平均下降1.33～2.7 kPa（10～20 mmHg）。检查过程中咳嗽或吸痰时PaO_2下降明显，操作时间延长，PaO_2下降明显。对有慢性阻塞性肺病或肺损伤范围较大或术前应用镇静剂等，PaO_2下降更为明显。在检查后低氧血症可持续1～2 h，故应严格掌握适应证。防治：PO_2低于70 mmHg时应慎重，尽可能缩短检查时间，对有心肺功能障碍应做心电图和血氧饱和度监测。对肺功能较差的患者应避免应用抑制呼吸作用的镇静剂。术中应给予吸氧。

7. 心脏呼吸骤停

原因可能为患者原有心脏病基础，情绪不稳定，麻醉不充分，操作手法不当。因为支气管镜检查时的刺激，特别是支气管镜通过隆突时易出现室颤，所以并发症要多于、重于无心脏疾病患者，对患有冠状动脉疾患的患者进行支气管镜检查时，有一定危险，需要慎重考虑适应证和并发症，检查时应做心电监护、吸氧，同时准备好必要的抢救仪器。即使无心脏病史的患者，当麻醉不全时，强烈的刺激可能引起反射性心搏骤停。因此术前应做心电图，术中心脏监护观察，如有明显的心律失常、严重心脏病、大面积心肌梗死，禁做支气管镜检查。如遇意外立即抢救处理。

（二）术后护理

1. 一般护理

拔镜后嘱患者卧床或静坐休息30 min，禁食3 h，以免误吸。门诊患者应由家人陪护休息半小时到1 h后可回家。告诫患者少讲话，利于声带休息。多休息，不可用力咳嗽、咳痰，可能出现鼻腔咽喉不适、疼痛、鼻衄、声嘶、头晕、胸闷、吞咽不畅等，休息后可逐渐缓解。3 h后可试进少量温凉流食。

2. 呼吸观察

术后注意观察呼吸频率、深度、节律的变化和口唇颜色，呼吸不畅者予以吸氧2～3 L/min。

3. 咯血的观察和护理

进行支气管镜活检术出现少量咯血属正常现象，一般不必特殊处理，1～3 d可自愈。一旦出现大咯血，及时治疗、抢救，并采取有效的护理措施：①去枕平卧，头偏向患侧，或头低脚高位，轻拍背部，消除鼻腔、口咽内的积血，保持呼吸道通畅。②消除患者的恐惧、紧张情绪，必要时给小量镇静剂应用，避免用力咳嗽，吸氧3～4 L/min。③建立静脉输液通道，给予止血药应用，必要时输血。④严密观察生命体征变化，观察有无面色苍白、皮肤湿冷等休克状态，准备好抢救药品、器械，避免窒息致死的后果发生。

4. 抗生素治疗

术后发热、咳嗽、多痰，可给予对症或抗生素治疗。必要时检查血象，做胸部X线等检查，以防肺部感染及并发症发生。

五、支气管镜检查在诊断上的应用

（一）肺部症状和体征

1. 咳嗽

咳嗽是一种常见症状，本身是一种旨在清除呼吸道异物的防御机制，临床医生常常遇到的问题是患者是否需要进行镜检。如果慢性咳嗽者，咳嗽性质或频率改变，持续4～6周，提示支气管内可能发生新的病理改变，如局部性狭窄，原因可能是支气管肿瘤、支气管结核、异物、支气管炎症或支气管痉挛等，应当考虑做支气管镜检查。

2. 咯血

作为一种症状，本身很少有诊断价值，然而咯血会受到患者和临床医师的关切，尤其是大咯血提示病情严重。引起咯血的疾病比较多，主要来自气管、支气管及肺，常见的病因有支气管扩张、肺癌、支气管内膜结核、肺结核、支气管炎、肺炎、肺动脉高压、肺梗死、肺脓肿、肉芽肿、外伤、肺血管异常等。病因不明的咯血患者都应行支气管镜检。检查的目的在于确定出血的原因，特别是排除肿瘤的存在，还可用于确定以后不能预测的大出血的部位。在活动性出血期或48 h内进行镜检，发现出血部位的可能性最大，即使超过48 h来诊，同样应做镜检，通常绝大部分患者的咯血原因都能明确，但有少数咯血原因始终不能确定。大咯血的患者（24 h内咯血在500 mL以上，或一次量300～500 mL），因为支气管镜的吸引孔过细，且吸引能力有限，不能吸出血块，最直接的危险是血液、血凝块引起的急性窒息，原则上支气管镜检是禁忌的，应使用硬质支气管镜，以保持呼吸道通畅和进行充分的吸引。

3. 局部喘鸣和肺不张

此症状需支气管镜检来鉴别肿瘤和其他阻塞的原因。找不出原因的声带麻痹或新近发生的膈肌麻痹的患者也应进行支气管镜检。怀疑有支气管、气管受到物理、化学因素侵害，可行支气管镜检估计其严重程度，在处理上和预测继发性肺并发症的严重性是有帮助的。肺不张发生的部位最多为肺中叶，其次为左右肺上叶、左全肺、左肺下叶、右全肺、右肺下叶。常见原因肺癌占55.63%，炎症占37%，结核占3.89%，较少见的为异物、肉芽肿、结石症、血块及痰栓阻塞等。

（二）肺癌的支气管镜检查

发生在主支气管的肿瘤，早期可出现咳嗽、咯血、喘鸣，胸部X线检查可以有也可没有异常发现，支气管镜检通常可发现病变，若能看到肿瘤，组织学诊断率可达94%～100%。

早期肺癌的发现：早期肺癌系指病变局限，可顺利进行切除预后良好甚至可以治愈的肺癌；痰细胞学检查发现癌细胞，而X线胸片、肺CT片、磁共振等项检查均无异常发现，这类患者在临床上称之为隐匿性肺癌，此时利用支气管镜独特的优点，直视下观察支气管内黏膜的异常征象，进行活检/刷检，可获得令人满意结果。

中心型病灶：若位于大气道，X线检查常常漏掉，支气管镜检却可以发现；胸部X线或CT显示肿块位于肺门附近，根据病变的不同情况进行钳取活检、穿刺抽吸、支气管刷检和冲洗，多可获得满意的结果。

周围型病灶：胸部X线检查示结节和团块状阴影位于肺的周围，支气管镜不能完全达到病变部位，此时支气管镜对诊断是困难的，但X线/CT引导下做经支气管肺活检、刷检可提高诊断率。

转移性病灶：各个器官的恶性肿瘤在其病程的早期或晚期均可经血液或淋巴或直接转移至肺部，在肺内发生转移。肺转移性肿瘤大部分无自觉症状，常易漏诊或误诊。病灶形状多为球形结节阴影，有的可为卵圆形或分叶状，一般边缘光滑。数目可多可少，常分布于两肺中、下野及肺周边胸膜下，直径一般为1～2 cm。应用支气管镜检查可获得较高的阳性率。

肿瘤能否手术切除的估计：估计支气管内肿瘤手术切除的可能性是支气管镜检查程序的一个重要部

分。应当确定肿瘤的范围,特别要确定病变边缘距隆突的最近距离。累及隆突或扩散到气管的肿瘤在技术上是不能切除的。局部淋巴结和支气管外结构受累可通过观察正常呼吸、用力呼吸和咳嗽时的支气管树动度来判断,支气管镜见有气管、隆突或支气管主干外压迫征象存在可以做支气管针吸活检。

(三)下呼吸道感染

支气管镜检查其主要是针对不能确诊的严重肺炎、快速进展的肺炎、多种抗生素治疗效果欠佳的肺炎、医院内感染肺炎或机械通气过程中进展的肺浸润灶及感染不典型而且严重的免疫受损患者。支气管肺感染时,咳出的痰由于受到上气道微生物的污染不一定反映出下气道的菌丛。支气管镜检是搜集相对未污染标本的一种可行和安全的方法。选择性培养是将一灭菌的带鞘的双导管毛刷装置插入到感染部位刷检标本或脓液进行培养。特别是在感染病因不明,而且伴有免疫受损患者。原则上应尽早应用,以免诊断上的延迟等导致病情的进一步恶化、侵袭性检查的危险性及出现并发症的机会增加。

(四)支气管肺泡灌洗

支气管肺泡灌洗作为研究肺病的病因、发病机制、诊断、评价疗效和判断预后的一项手段,主要适用于石棉、肺泡蛋白沉着症,卡氏肺囊虫的诊治和肺感染性疾病病原菌的检查等。

(五)间质性肺疾病的经支气管镜肺活检

该项检查在研究或诊断中占有一定地位,但是通过此种方法得到的肺组织标本小不一定能做出准确的诊断,除非多次多部位活检。没有透视下活检阳性率较低(36% ~ 62%),但从放射线检出的受累肺区进行钳检可提高组织学阳性率。诊断率不但取决于病因,还取决于取材部位、方法、技术程度。一般认为结节病诊断率高,结节病Ⅱ期、Ⅲ期诊断率高于Ⅰ期;致纤维化性肺泡炎阳性率较低,此外,对肺泡蛋白沉积症、胶原性肺部疾病、肺原发性淋巴瘤也有一定价值。

(六)对结核的诊断

目前,我国有71.8%的肺结核患者痰菌为阴性,这些患者中临床症状不典型,X线也不典型,易导致误诊和漏诊,影响治疗。通过支气管镜直接从病灶处取材查结核杆菌或做病理学检查,确诊率为60.4% ~ 95.0%。

对于支气管结核支气管镜充分显示黏膜充血、水肿、溃疡、糜烂、干酪样坏死物堵塞、管腔狭窄等表现,在诊断上具有重要价值。典型的支气管内膜结核镜下特点如下。①炎症型:黏膜局限性充血、肿胀,间嵴增宽,管腔向心性狭窄,软骨轮廓不清。②溃疡型:单发或多发溃疡面,常常相互融合成糜烂面,底部及周围充血,表面覆盖干酪样分泌物。③肉芽肿型:单个或多个大小不等的肉芽肿结节,表面光滑,周围组织界限清楚,因向管腔内突出,易造成支气管管腔狭窄、阻塞性肺不张,易与支气管肺癌管内型相混淆。④瘢痕型:黏膜粗糙,肥厚,纵行皱襞粗大,管腔呈漏斗状狭窄,导致叶、段支气管障碍,易发生永久性肺不张。⑤混合型:以上四种部分或共同存在。支气管镜钳检、刷检和结核菌培养阳性率可达93%。

六、支气管镜在治疗上的应用

支气管镜可以在直视下进入支气管树,因此可用于解除支气管阻塞和局部用药,尤其适用于取出呼吸道异物。在危急患者监护时,通过支气管镜来吸引和清除黏稠的分泌物,通过支气管镜进行镍钛记忆合金气管内置入来解除局部的气道狭窄。

(一)支气管镜用于异物取出

经支气管镜摘取异物的成功率,在很大程度上取决于应用的器械、异物的部位、种类以及操作者技术的熟练程度。一般选用口径较大的支气管镜。异物位于支气管者,最好应用硬支气管镜。停留于较周围的段或小支气管内的较小异物使用支气管镜更容易取出,吸入性异物大多发生在儿童(15岁以下儿童占94%),异物更宜于在全麻下用硬支气管镜取出。常用取异物器具有:①钢丝篮主要用于取出较大的易破碎的异物。②钢丝爪可取出大多数金属异物和有机异物。③Olympus钳仅适用于较细小的金属异物。④ACMI钳可抓取各种金属异物。⑤W、V型异物钳适用于摘取骨性异物。

（二）重危患者的支气管镜检查

此检查主要应用于：①经支气管镜吸引清除气道分泌物阻塞。重危患者不论是否在使用机械通气，经常有意识障碍并伴有咳嗽反射和气道净化功能抑制，特别容易发生气道分泌物潴留从而导致支气管阻塞，通气障碍和呼吸衰竭。采用吸引导管盲目吸引，60%有效，但 X 线检查若出现一侧肺实变或肺不张，盲目吸引往往不能解除梗阻，应采用床边局麻下支气管镜直视下冲洗、吸引。②支气管镜引导经鼻气管插管建立人工气道。建立人工气道是抢救呼吸衰竭和心肺复苏的主要手段。以往采用经口气管插管或气管切开方法，创伤大，感染机会增加，且经口气管插管清醒患者难以接受。应用支气管镜经鼻气管插管，创伤小，且能直视声门，插管准确快速，又能经支气管镜吸痰及注入表面麻醉药，气管黏膜刺激小，清醒患者可接受。特别当颈部伸张受限插管困难时，可将气管内导管套在支气管镜管径上，作为一种导引器插入气管，并将气管内导管送至恰当的位置。如果对气管内导管位置有怀疑，可用支气管镜检来核对。气管插管拔除后，可用支气管镜检查由插管造成的气管、声带及声门的损伤。

（三）介入治疗气道肿瘤

近 10 年来，经支气管镜介入治疗肺部肿瘤的飞速发展，为肺癌尤其是晚期肺癌开辟了新的治疗途径。对堵塞主气道而不能手术切除的支气管内肿瘤，有时可通过支气管镜给予一种姑息疗法来代替放射疗法。通过支气管镜施行的各种方法包括支气管网架的植入、冷冻疗法、电灼疗法、激光疗法，置入放射性金颗粒、支气管镜介入腔内后装机放射治疗晚期肺癌以及向肿瘤组织注射抗癌药物、无水乙醇等的局部应用，可使瘤体缩小。

（四）在肺部其他疾病中的应用

支气管镜导管介入治疗耐多药肺结核痰菌阴转率为 90.2%、病灶显效率为 86.6%、空洞闭合率为 32.9%，明显高于对照组。也有对初治或复治病例在全身化疗同时，局部给予抗菌药物，效果明显。

支气管肺泡灌洗（BLA）已在多种疾病中应用，如全肺灌洗治疗急性期尘肺、肺泡蛋白沉着症、吸入放射性微粒疗效好。对肺泡细胞癌向一侧肺各叶、段支气管注入抗癌药物 2～3 次/周，两肺轮流注药也有报道。

第二节　支气管肺泡灌洗

支气管肺泡灌洗（broncho alveolal lavage，BAL）是利用支气管镜向支气管肺泡注入生理盐水，并随即抽吸，收集肺泡表面衬液，检查其细胞成分和可溶性物质的一种方法。它主要用作有关疾病的临床诊断，研究肺部疾病的病因、发病机制以及评价疗效和预后等。应当注意，BAL 与为稀释气道分泌物等而应用少量液体（10～30 mL）注入支气管所进行的支气管冲洗以及为治疗肺泡蛋白沉积症等所采用的大量液体（10～20 L）灌注的全肺灌洗不同。自 1974 年 Rynold 和 Newball 在 1964 年池田茂人发展的支气管镜基础上发展了支气管肺泡灌洗技术以来，这一检查方法已在世界得到广泛的应用与发展，对不明原因的弥散性肺病已成为标准的诊断手段。

一、支气管肺泡灌洗的适应证和禁忌证

BAL 为一创伤性小、并发症低的检查方法，患者易于接受，故广泛用于各种弥漫性实质性肺病（diffuse parenchymal lung disease，DPLD）以及感染、肿瘤等疾病的病因、发病机制、诊断、疗效和预后判断等。通过 BAL，可以对某些疾病做出明确诊断或鉴别诊断，如肺泡蛋白沉积症等。该技术也是肺活检病理组织学检查的一种补充手段。

BAL 检查的禁忌证包括：①严重心脏病变者，如心力衰竭、严重心律不齐、新近发生的急性心肌梗死患者。②肺功能严重受损者，如呼吸衰竭、动脉血氧分压低于 60 mmHg（8 Kpa）者。③新近（一周内）发生大咯血者。④活动性肺结核未经治疗者。

二、支气管肺泡灌洗方法

(一) 术前准备

BAL 为在支气管镜检查时进行，通常在支气管镜检查气道完毕后，于活检、刷检前做 BAL，以免因出血而影响结果分析。用于做支气管肺泡灌洗的支气管镜顶端直径最好在 5.5～6.0 mm，以利于紧密嵌入段或亚段支气管管口，防止大气道分泌物混入和灌洗液外溢，保证支气管肺泡灌洗液 (BALF) 回收量。术前准备与支气管镜术前准备相同。术前 30 min 肌内注射阿托品 0.5 mg。局部麻醉剂为 2% 利多卡因，咽喉部局部麻醉，并可在要灌洗的肺段支气管经活检孔注入 2% 利多卡因 1～2 mL 局部麻醉，但在做 BAL 前应清除气道内的药物，避免影响回收灌洗液中细胞的活性分析等。在灌洗过程中咳嗽反射必须得到充分的抑制，否则易引起支气管壁黏膜损伤而造成灌洗液的混入血液，同时影响回收量，故有人主张在术前常规肌内注射吗啡（5～8 mg）或地西泮（5～10 mg）或苯巴比妥（100 mg），但对有呼吸衰竭者应避免应用，年老患者应慎用或减量。

(二) 灌洗部位选择

对弥散性间质性肺疾病灌洗部位通常选择"标准部位"右肺中叶（B4 或 B5）或左肺舌段，因这两个部位支气管镜比较容易嵌入，回收液量和细胞数比下叶多 10%～20%。对大多数弥散性肺疾病，在一个部位回收的 BALF 就可以获得足够的临床资料，通常可以代表全肺。但对弥散性间质性肺病的肺部病变不均匀时，可能会出现叶间差异，故也有人提出选择一个以上的部位灌洗以减少标本误差。对局限性病变如炎症浸润、恶性肿瘤，应选择相应有病变的肺段或最大的异常区进行 BAL。

(三) 灌洗液的选择

灌洗所用的液体必须为无致热原的盐溶液，多用静脉注射用 0.9% 的灭菌生理盐水，温度最好为 37℃，此温度较少引起咳嗽和支气管痉挛，也可用室温下（25℃左右）的生理盐水。

(四) 灌洗液的注入与回收

将支气管镜顶端紧密嵌入段或亚段支气管开口处，经活检孔快速注入灌洗液，每次 20～50 mL，总量 100～300 mL，但临床多用 100 mL，能获得较满意结果且安全。一般来说，BALF 回收细胞数与灌洗液量呈正相关，低灌洗液量往往增加混杂支气管分泌物，但灌洗量过大会产生一些不良反应，如咳嗽、发热、呼吸困难等。灌洗液注入后立即以 50～100 mmHg（6.67～13.3 kPa）负压吸引回收灌洗液，不要用过高的负压，以避免支气管镜末端远侧的气道萎陷或支气管黏膜表面创伤影响结果。通常回收率应达 40%～60%（下叶或其他肺叶为 30% 以上）。

(五) 灌洗液的处理

将回收液体立即用双层无菌纱布过滤除去黏液，但也有人认为作为常规诊断应避免过滤以免导致细胞和其他成分的丢失。应记录灌洗液总量，并装入硅塑瓶或硅化灭菌玻璃容器中（减少细胞特别是巨噬细胞黏附），置于含有冰块的保温瓶中，立即送往实验室检查，在 2 h 内处理。分次注入的灌洗液每次回收后可混合一起进行细胞计数和分类，但有人认为第一份回收的标本往往混有支气管内成分，为防止混有支气管内成分，也可将第一份标本与以后收集的标本分开进行检查。一份合格的 BALF 标本应是：BALF 中没有大气道分泌物混入，回收率 > 40%，存活细胞占 95% 以上；红细胞 < 10%（除外创伤/出血因素），上皮细胞 < 3%～5%；涂片细胞形态完整，无变形，分布均匀。上皮细胞 > 5% 表明肺泡标本被支气管炎症细胞污染。

三、支气管肺泡灌洗液 (BALF) 实验室检查

(一) BALF 细胞总数和分类计数检测

(1) 将回收的灌洗液装入塑料离心管内，以 1 200 r/min 离心 10 min，上清液（原液或 10 倍浓缩），-70℃储存，用作可溶性成分的检测。

(2) 经离心沉淀的细胞成分用 Hank's 液（不含 Ca^{2+}、Mg^{2+}）在同样条件离心冲洗 2 次，每次 5 min。弃去上清后加 Hank's 液 3～5 mL 制成细胞悬液。也可以应用灌洗泵液以减少细胞丢失。

（3）在改良的 Neubauer 计数台上计数 BALF 中细胞总数，一般以 $1×10^9/L$ 表示。如果细胞数过高时，再用 Hank's 液稀释，调整细胞数为 $5×10^9/L$，并同时将试管浸入碎冰块中备用。

（4）细胞分类计数：采用细胞离心涂片装置，加入备用细胞悬液（细胞浓度为 $5×10^9/L$）100μL，以 1 200 r/min 离心 10 min，通过离心作用将一定数量的 BALF 细胞直接平铺于载玻片上。取下载玻片立即用冷风吹干，置于无水乙醇中固定 30 min 后进行染色，一般用 wright 或 HE 染色。

（5）在 40 倍光学显微镜下计数除上皮细胞及红细胞外的所有细胞（巨噬细胞、淋巴细胞、粒细胞等）200 个，进行细胞分类计数。

（二）BALF 中 T 淋巴细胞亚群的检测

（1）采用间接免疫荧光法，将上述获得的 BALF 细胞成分，用 10% 小牛血清 RPMI1640 培养液 3～5 mL 制成细胞悬液。

（2）将细胞悬液倒入平皿中，置于 37℃ 5%CO_2 培养箱中孵育 2 h，进行贴壁处理，去除肺泡巨噬细胞。

（3）取出细胞悬液，再用 Hank's 液冲洗离心 1 次，弃上清留 20～100μL。经贴壁处理后的细胞悬液中，肺泡巨噬细胞显著减少，淋巴细胞相对增多。

（4）将经贴壁处理的细胞悬液分装 3 个小锥形离心管内，每管 20～30μL，用微量加样器向标本中加单克隆抗体 CD_3^+、CD_4^+ 和 CD_8^+ 各 20～40μL，混匀置于 4℃ 冰箱中作用 1～2 h。

（5）取出标本，先用 Hank's 液冲洗离心 2 次，以 1 200 r/min 离心 20 s，然后加羊抗鼠荧光抗体各 20～40μL，置于 4℃ 冰箱作用 30 min。

（6）取出标本用 Hank's 液以同样速度和时间离心冲洗 2 次，弃上清留 20μL 充分混匀细胞，取 1 滴于载玻片上加盖玻片。荧光显微镜下数 200 个淋巴细胞并计算出标有荧光细胞的阳性率。

（三）可溶成分的检测

将 BALF 离心，使上清液与细胞分离后，上清液进行可溶性成分分析。通常将分离得的上清液贮存在 -20℃ 冰箱备用，若贮存时间在 3 个月以上，则应放在 -70℃ 冰箱内。由于 BALF 中可溶性成分检测受诸多检测因素影响，如灌注量和回收量、肺泡上皮通透性等，致使肺泡衬液稀释度亦有所不同。尽管在做 BALF 可溶性成分检测时采用内或外标志物进行标化，但检测结果仍存在着差异，其临床价值有限，多用于研究工作。作为标化或参照物的物质有白蛋白、钾、亚甲蓝、尿素等，但目前大多数研究是用白蛋白作为假定标准，即将 BALF 中的白蛋白稀释成同一浓度，这可使研究组之间所得结果进行比较。然而，由于各种疾病均可改变毛细血管膜的完整性，故使肺疾病患者 BALF 白蛋白和正常人测定值之间的结论复杂化。BALF 中检测的可溶成分包括总蛋白、白蛋白、免疫球蛋白、α_2-巨球蛋白、α_1-抗胰蛋白酶、癌胚抗原（CEA）、神经元烯醇化酶（NSE）及细胞角质片段抗原 19-9（CYFRA21-1）、端粒酶、转铁蛋白、纤维连接素、弹性蛋白酶、胶原酶、血管紧张素转化酶、前列腺素（PG）、血栓素 B、肿瘤坏死因子（TNF-α）、白介素 -8（IL-8）等。

（四）尘粒和矿物质的检测

BAL 技术是检测肺内无机尘的一种敏感方法，在下列情况下有助于诊断：①在常规 BALF 细胞学扫描中检测出某些类型的尘粒，具有临床诊断价值，提示应注意询问职业病史，并考虑职业病的可能性。有尘粒接触史者，在灌洗细胞的普通玻片上用光学显微镜常规细胞计数，常可观察到尘粒。细胞内含铁小体的存在是接触各种尘粒的标志。②矿物学分析能鉴定尘粒，特别有助于接触史不明的病例，还能阐明有混合尘接触史的病例。③尘粒定量（如 BALF 平均含铁小体总数等）也有助于确定肺尘水平与疾病发生间的接触关系，并期待着可明确表示诊断价值的界限。

（五）感染性病原体的检测

BAL 是收集免疫受损患者合并肺部感染时下呼吸道标本的可取方法。

1. 肺孢子菌检测（PC）

目前 BAL 是检测 PC 最有力的方法，如技术适当，其敏感性超过 90%，可用 Wright-Giemsa 或 Weigert 染色，为防止 PC 丢失，BALF 不应当用纱布过滤。

2. 巨细胞病毒（CMV）和其他病毒的检测

应用免疫酶标技术（PAP）染色标本的直接细胞学检查能显示 CMV 或疱疹病毒特有的病毒包涵体，阳性率为 31%。

3. 分枝杆菌的检测

用细胞离心标本经适当培养技术，或用 Ziehj-Neelsen 直接染色能够检测。应用 PCR 技术检测 BALF 中的分枝杆菌 DNA，具有快速、敏感、特异的优点。

4. 真菌的检测

真菌如念珠菌、曲菌、隐球菌、诺卡氏菌和组织胞质菌，均能用细胞离心标本或浓缩涂片，经嗜银染色、Cram-Weigert 染色等鉴定。

5. 细菌的检测

BALF 标本的定量培养对下呼吸道感染细菌学确定有重要的意义，阳性率为 43%。由于 BAL 取样区比保护性刷检区明显增大，故 BALF 定量培养结合血培养将会成为与免疫受损患者细菌性肺炎相符合的肺浸润的可供选择的方法。一般认为 BALF 标本 $\geq 10^4$ cfu/mL 对确定感染病原有重要价值。

6. 其他微生物的检测

用 Wright-Giemsa 染色等直接检查，偶可见其他微生物，如弓形体、隐孢子虫等。

（六）肺部恶性肿瘤细胞的检测

利用 BAL 诊断恶性肿瘤进行 BALF 细胞学检查，对于弥散性或周围型肺癌在经支气管镜刷检、活检难以取得病理依据者有重要意义。有作者曾比较 BAL、经支气管镜肺活检（TBLB）、刷检、支气管镜术后痰脱落细胞学检查 4 种方法，对肿瘤细胞诊断阳性率仍以 BAL 为最高，但亦有作者持不同意见，认为仍以 TBLB 为最高。

四、BAL 对肺间质性疾病的诊断意义

肺间质性疾病是一组不同类型的非特异性的侵犯肺泡壁及肺泡周围组织的疾病，其病因很多，有 200 多种，大多数发病机制不清，临床及影像学表现相似，临床诊断困难。BAL 通过对 BALF 的细胞学、免疫、生化学检测，为此类疾病的发病机制、临床诊断、鉴别诊断、疗效评价及预后判断提供帮助。

在部分肺部疾病中，BAL 具有很高的诊断价值并可能代替肺活检（表 3-1）。在另外一些情况下，BALF 虽没有特异性改变，但通过对 BALF 中细胞分类增多特点的分析具有辅助诊断意义，结合病史、临床表现、实验室检查和放射学检查结果，特别是高分辨率 CT（HRCT）的特点，可提高诊断的准确性（表 3-2）。即使有些患者 BALF 不具有诊断意义并且正常，它也有助于排除某些诊断，如过敏性肺炎、嗜酸粒细胞性肺炎、肺泡出血等，从而注重其他疾病的诊断。

表 3-1 具有诊断价值的 BALF 特征

BAL 特征	诊断
卡氏肺孢子虫、真菌、巨细胞病毒包涵体	机会性感染
灌洗液呈牛奶样、PAS 染色阳性的无细胞小体、泡沫样巨噬细胞	肺泡蛋白沉积症
含铁血黄素沉着的巨噬细胞、巨噬细胞内红细胞片段、游离红细胞	肺泡出血综合征
实体肿瘤、淋巴瘤、白血病的恶性细胞	恶性病变
巨噬细胞内尘埃颗粒、石棉小体	尘肺
嗜酸粒细胞（25%）	嗜酸粒细胞性肺病
铍淋巴细胞转化试验阳性	慢性铍病
CD_4^+ 阳性的朗格汉斯细胞增加	肺朗格汉斯组织细胞增多症

表 3-2　具有辅助诊断价值的 BALF 细胞分类

细胞分类	可能的疾病
淋巴细胞增多	结节病、过敏性肺炎、慢性铍肺、结缔组织疾病、药物性肺炎、淋巴细胞性间质性肺炎（AIP）、硅肺、结核、HIV 感染、病毒性肺炎、恶性病变、Crohn 病、原发性胆汁性肝硬化
中性粒细胞增多（嗜酸粒细胞增多）	特发性肺纤维化（IPF）、脱屑性间质性肺炎（DIP）、急性间质性肺炎（AIP）、闭塞性细支气管炎、弥散性泛细支气管炎、急性呼吸窘迫综合征（ARDS）、细菌性肺炎、结缔组织疾病、石棉肺、Wegener 肉芽肿
嗜酸粒细胞增多	嗜酸粒细胞性肺炎、Churg-strauss 综合征、嗜酸粒细胞增多综合征、过敏性支气管肺曲菌病（ABPA）、IPF、药物反应
混合性细胞增多	闭塞性细支气管炎伴机化性肺炎（BOOP）、非特异性间质性肺炎（NSIP）、结缔组织疾病

下面分别介绍 BAL 在部分较常见疾病中的诊断意义。

1. 肺泡蛋白沉积症（PAP）

肉眼观察 BALF 呈乳状，为特征性表现。光镜下见 BALF 炎症细胞间有大量形态不规则、大小不等的嗜酸性颗粒状脂蛋白物质，过碘酸雪夫（PAS）染色阳性。巨噬细胞数目及体积明显增加，呈泡沫状。BALF 检查结合病史、临床表现、胸部 X 线检查，可对大多数 PAP 患者做出诊断。BALF 细胞计数与分类可表现为细胞总数增加、淋巴细胞增多，但对本病诊断意义不大。

2. 弥散性肺泡出血

此病主要见于继发于心脏、肺血管病变的继发性含铁血黄素沉着症、原发性肺含铁血黄素沉着症、结缔组织病、肺出血肾炎综合征等。BALF 可呈血性、有游离红细胞，巨噬细胞内有红细胞及（或）含铁血黄素，尤其是肺泡巨噬细胞内发现含铁血黄素，有较大诊断意义。含铁血黄素沉着的肺泡巨噬细胞一般在出血 48 h 后出现，对充满含铁血黄素的巨噬细胞比例明显增高者，即使 BALF 不是血性、没有游离红细胞、肺泡巨噬细胞内不含红细胞，仍应高度怀疑有肺出血存在。

3. 肺朗格汉组织细胞增多症（肺组织细胞增多症 X）

此病为一种较罕见的、涉及组织细胞的慢性肉芽肿性疾病，与吸烟关系密切。应用朗格汉斯细胞单克隆抗体发现 BALF 中朗格汉斯细胞增多是本病的特征性改变，如大于 5% 有诊断意义，但阳性率仅约 50%。电子显微镜检查 LC 细胞结构改变虽有诊断意义，但由于超微结构检查既费时又不经济，因而不易推广。BALF 还可有细胞总数增加，中性粒细胞和嗜酸粒细胞轻度增加。

4. 肺嗜酸粒细胞浸润性疾病

肺嗜酸粒细胞浸润性疾病主要见于过敏性嗜酸粒细胞性肺炎、支气管肺曲菌病、Churg-strauss 综合征等。这类疾病 BALF 中嗜酸粒细胞均增加，可达 20%~90%，其中，嗜酸粒细胞性肺炎表现尤为突出，可为临床诊断提供有用的线索。某些间质性肺疾病，如结节病、特发性肺纤维化、结缔组织病肺病变、药物性肺病变等，也可出现 BALF 中嗜酸粒细胞增多，需注意鉴别。

5. 结节病

BALF 的细胞成分和 T 淋巴细胞亚群的分析对结节病的诊断、活动性判断及预后均有一定的价值。结节病者 BALF 细胞总数增高，主要是 T 淋巴细胞增加，> 28% 标志病变活动，同时 CD_4^+ 增加，因而 CD_4^+/CD_8^+ 比值明显增加，> 3.5，这一改变对结节病诊断有重要意义，并有助于结节病和其他肉芽肿疾病（包括外源性过敏性肺泡炎）鉴别。但应注意，CD_4^+/CD_8^+ > 3.5 对结节病诊断的特异性虽高达 95%，但其敏感性为 55%，因此 CD_4^+/CD_8^+ 比值正常或降低不能排除结节病。BAL 检查对估计结节病预后也有一定意义，CD_4^+/CD_8^+ 比值明显增高者，要紧密随访。中性粒细胞和肥大细胞增高者，可能预示病变发展为纤维化，具有标志作用，但尚不能作为肯定结论。

6. 外源性过敏性肺泡炎（过敏性肺炎，EAA）

BALF 中细胞总数明显增加，为正常的 3~5 倍。其中淋巴细胞占 60%，主要是 T 淋巴细胞，特别

是 CD_8^+ 淋巴细胞占优势，因而 CD_4^+/CD_8^+ 比值降低，常小于1，为本病特征。因此当BALF检查发现上述特征时，高度提示外源性过敏性肺泡炎。临床认为BAL是外源性过敏性肺泡炎最敏感的诊断手段，优于X线胸片、肺功能以及血液沉淀素测定。当然，BAL仍只是一种辅助诊断方法。

7. 特发性肺纤维化（IPF）

IPF和结缔组织病肺病变、硅肺等类似，BALF主要是中性粒细胞增多，嗜酸粒细胞也可能增加，没有特异性，但据此可与以淋巴细胞增加为主的其他肉芽肿性肺疾病鉴别。BALF细胞学检查对估计特发性肺纤维化皮质激素的疗效可能有一定意义。文献报道，特发性肺纤维化BALF淋巴细胞增加者，皮质激素的疗效较好，BALF中性粒细胞和嗜酸粒细胞增加者，皮质激素的疗效较差。

8. 肺部感染性疾病

BAL对免疫缺陷患者所发生的各种肺部机会性感染具有重要的诊断价值，可以直接或通过培养获得特征性的病原体，如卡氏肺孢子虫、结核分枝杆菌、真菌等，从而明确诊断。

五、BAL 检查的安全性和并发症

BAL通常是一种安全的检查方法，通常认为其并发症低于经支气管镜肺活检（TBLB）。动物实验证明，当灌注液量低于300 mL时，未发现肺病理组织学改变。BAL的不良反应和单纯支气管镜检查的不良反应相近，并发症发生率为0%～3%，迄今尚未见直接由于BAL引起的死亡病例报告。有作者对119例间质性肺疾病BAL并发症的报道显示，仅4.3%有轻微并发症，主要为发热（2.5%）、肺炎（0.4%）、肺出血（0.7%）和支气管痉挛（0.7%），一般不需特殊治疗。并发症的发生多与灌洗量有关，限制灌洗量可减少并发症的发生。

BAL最常见的不良反应为发热，发生率为0%～30%，多于灌洗后数小时发生，多因巨噬细胞释放炎症介质所致，与灌洗总量有关，灌洗量为150 mL以下者很少发生，灌洗量大者发生率高。BAL可出现短暂的肺部浸润性病变，一般在10%以下，肺浸润阴影发生在灌洗的肺段，于BAL后24 h内发生，持续时间不长，1～2 d消退。BAL也可引起损伤性出血或支气管痉挛，多不严重，且易控制。

BAL检查可发生动脉血氧分压下降，其下降过程及程度和单纯做支气管镜检查相似。BAL引起低氧血症的原因主要是由于通气/血流比值下降和肺内分流增加以及气道阻塞或痉挛因素所致。BAL检查时灌洗区域肺泡通气量明显减少，而血流仍可灌注，流经该区域的血流得不到充分氧合，未经氧合的血流直接混入动脉，造成短暂性肺内分流，动脉血氧分压下降。另外，BAL操作过程中，由于支气管镜插入气道的机械阻塞、神经反射、支气管痉挛、支气管壁水肿等原因造成支气管腔狭窄，影响通气，也是动脉血氧分压下降的原因之一。BAL所致低氧血症一般在BAL操作结束后5 min～2 h内即可恢复，6 h内完全恢复。

对某些疾病，如支气管哮喘、低氧血症的患者，施行BAL易出现一定并发症，需要注意以下几点：①操作全过程要经鼻给氧。②预先可雾化吸入β受体激动剂。③血氧饱和度和心电图监测。BAL检查时由于低氧血症等原因可引起心率加快或心率减慢，偶可诱发心绞痛或心肌梗死，甚至死亡，因此术前对心功能的评价非常重要。对有心脏病病史者，应做心电图、肺功能和血气检查，以充分了解和评估患者的心肺功能状况。术前应使患者的血流动力学指标处于平稳状态。术中应给予吸氧，最好能进行心电、血压和血氧等监护及病情观察，术后继续观察24 h。

第三节 支气管镜在呼吸衰竭中的应用

一、支气管镜对抢救术后老年呼吸衰竭的应用

呼吸衰竭是老年人易患的疾病之一。血氧饱和度下降、心率增快、血压下降的患者，即刻予以机械通气后在心电监护下行支气管灌洗术，在相应的护理下，抢救均有效。

支气管镜在治疗老年呼吸衰竭方面有较好的疗效,在此过程中,护理很重要。通过支气管镜吸痰利肺泡灌洗术能直观准确地吸出大量的黏稠痰液,同时生理盐水的反复冲洗对局部黏膜的反复刺激可增加咳嗽反射,利于小气道的炎性分泌物的排出,解除呼吸道分泌物的阻塞,改善通气功能有利于增强患者的自主呼吸和控制感染。对于这些无力排痰和极度虚弱的患者是造成肺部感染的呼吸衰竭的主要原因,所以及时保持呼吸道通畅极为重要,否则将延迟治疗时间甚至危及生命。支气管镜在这方面起到了很重要的作用,可以直视了解支气管腔的情况能达到3～4级支气管,能直接将深部支气管分泌物清除,从而达到迅速通畅气道,排除气管内阻塞因素,改善通气,促进肺复张的目的。

对于支气管镜的护理包括术前、术中及术后护理。患者来时病情危重,需医护人员快速进行病情评估,进行心电监护及血氧饱和度的监测,进行动脉血气分析。术前的准备包括酒精、液状石蜡、纱布、生理盐水、氧气连接管及地塞米松或丁卡因。患者烦躁者可遵医嘱给予地西泮10 mg静脉推注或苯巴比妥钠0.1 g肌内注射。协助医生摆好体位,头偏向一侧,保持静脉通畅,严密观察生命体征及SpO_2的变化,及时记录灌洗液的进量和出量及色、泽、痰液的色和量,观察负压吸引压力的变化情况等。如发现血压下降,心率减慢或增快,SpO_2下降等及时通知医生并做相应的处理。在此过程中首先应预防发生支气管痉挛地喉头水肿。吸痰时,动作要轻柔,避免接触管壁,尽量在直视下抽吸分泌物。为了减轻对支气管的刺激,支气管镜抵达声门附近再注入2%利多卡因2～2.5 mL。尽量缩短吸痰时间,避免频繁或长期的反复吸引,水温应接近人体温度,一般在37℃左右,防止因温度过低引起支气管痉挛。在进行支气管镜的同时要连接氧气连接管充分给予氧气吸入,根据血氧饱和度的变化调节氧流量,避免因缺氧导致支气管痉挛。应用支气管舒张剂可减轻支气管痉挛的发生。

还要注意心律失常的发生,支气管镜对声门气管的刺激易发生心律失常,一旦出现心律失常或心率明显增快,SpO_2明显下降时,提高吸氧浓度,仍不能恢复者可用5%葡萄糖500 mL加盐酸胺碘酮注射液(可达龙)150 mg静脉滴注,用精密输液器调节滴速。如发生室性心动过速,立即行同步心复律,同时密切监测血流动力学的改变。

严密观察病情的变化,术后严密观察患者神智的变化,予以心电监护,注意血氧饱和度的变化,根据病情选择面罩或鼻导管吸氧,调节氧流量及氧浓度,及时进行血气分析。监测各项生命体征的变化及呼吸的变化,待平稳后可30 min测1次,如有异常情况及时向医生汇报。

对于气道的护理方面要注意:室温在25～28℃,湿度在50%～60%。每2 h协助患者翻身拍背,拍背时五指并拢,利用腕关节的力量,由下向上,由边缘向中心,轻拍背部,以利于痰液的排出。每天注射用盐酸氨溴索(兰苏)60 mg加生理盐水20 mL雾化吸入2次,每次15～20 min。8 h一次舒张支气管药物喷雾治疗,如爱全乐、沙丁胺醇等。遵医嘱定期做痰培养和药敏试验,合理应用抗生素,鼓励患者深呼吸,以增加潮气量,促使肺复张。

由于行支气管插管和支气管镜灌洗,大量的痰液堆积,可引起呼吸道感染的可能。因此要密切观察患者体温的变化,每天测体温4次,根据医嘱给予抗生素的治疗。注意患者的保暖,避免着凉,保持室内的空气流通,减少家属的探视。严密观察患者的SpO_2,当SpO_2下降时及时帮助吸痰,刺激患者咳嗽把痰排出,并开大氧流量,给予面罩吸氧,同时观察患者的面色、口唇颜色及SpO_2的变化。饮食方面患者应禁食,必要时给予胃肠内营养,如肠内营养混悬液(能全力)、短肽型肠内营养剂(百普素)等,注意滴速要慢,增强机体的抵抗力,待口插管拔出后,可先进流食以后逐渐过渡到普通饮食。支气管镜在急救老年呼吸衰竭中有明显的疗效,在我们的精心护理之下能够取得明显的疗效并预防并发症的发生,提高患者的生存质量。

二、支气管镜在肺癌术后呼吸衰竭中的应用

支气管镜在肺部疾病的诊断和治疗中起到重要作用,其适应证越来越广泛,而且大量应用于危重患者的抢救。

呼吸衰竭是肺癌术后围手术期较为严重的并发症,死亡率高,治疗困难,给患者带来极大的痛苦和经济负担。肺癌术后,由于全身麻醉的影响,以及怕咳嗽引起胸痛,患者不敢咳嗽,或痰液黏稠、不易

咳出等原因，均可导致呼吸道分泌物潴留，堵塞部分气道。支气管阻塞是引起肺癌术后肺不张、呼吸衰竭的主要原因，阻塞物主要有痰栓、浓稠的分泌物及血凝块，经抗炎、气管内吸痰、深呼吸和咳嗽动作等效果不佳时，应及时排出呼吸道分泌物，保持呼吸道通畅是防治肺癌术后肺部并发症和提高手术安全性的关键期。

支气管镜在临床应用已有30年的历史，目前已成为检查呼吸道病变、处理困难气道和救治危重症患者的重要工具，早期主动行支气管镜吸痰排除肺内分泌物以保持呼吸道通畅，改善通气和换气功能，同时配合氧疗，对控制肺部感染及纠正呼吸衰竭有较好的效果。呼衰患者多伴有肺部感染，经支气管镜作痰菌培养结果的特异性及敏感性均明显高于喉口取痰的准确性，在经验应用抗生素的同时，经支气管镜以保护性毛刷（PSB）或支气管肺泡灌洗液留取痰标本行细菌培养及药敏试验，可避免细菌污染，提高痰培养准确性、特异性，指导抗生素的使用。

支气管镜检查及治疗为侵入性操作，对呼衰患者行支气管镜检查、治疗时，其并发症要高于一般患者，故检查过程和检查后，必须对患者进行连续多导生命体征监测。肺癌全肺切除隆突成型术后，Perison's固定患者发生呼吸衰竭后，直视下普通气管插管操作困难，可行支气管镜引导气管插管，建立通气道，改善氧合，尽快纠正呼吸衰竭。

支气管残端吻合口瘘是肺癌术后严重并发症，其死亡率高，治疗困难。肺癌术后呼衰患者应用机械通气时，需行气管内吸痰，清除分泌物，控制肺部感染。普通吸痰管盲吸易误伤吻合口，严重时可引起吻合口瘘，应用经气管插管内行支气管镜吸痰，并直视下确定用吸痰管吸痰的位置，可避免普通吸痰管盲吸易误伤吻合口。因此，在肺癌根治术后呼吸衰竭患者中，积极应用床旁支气管镜可有效缓解病情，有较好的应用价值。

三、支气管镜在COPD呼吸衰竭的应用

经支气管镜吸痰肺泡灌洗治疗COPD并呼吸衰竭，能促进痰液引流，更有效地改善通气，控制感染，减少气管插管及有创机械通气的概率，缩短住院时间，具有临床应用价值。

COPD是一种具有不完全可逆气流受限特征的肺部疾病，呈进行性发展，因感染并发严重的呼吸衰竭，常需要气管插管，机械通气治疗。

引起COPD患者呼吸衰竭常见的机制：肺泡通气不足、弥散障碍、肺泡通气/血流比例失调和肺内动静脉解剖分流增加，氧耗增加五个主要机制。COPD是慢性气道炎症，气道黏液高分泌是其重要特点，当感染及其后续的炎症效应产物又可促进黏液高分泌，继而加重感染，形成恶性循环。感染所诱发的呼吸衰竭主要是痰栓形成堵塞支气管，加之COPD患者多为老年人，常伴营养不良，呼吸肌疲乏，无力咳痰，分泌物滞留于呼吸道管腔，加重其阻塞，导致通气不足；痰栓所致肺不张或肺炎病变部位通气不足，也可导致通气/血流比例减少，肺动静脉样分流。以及微生物感染引起的发热，所出现的呼吸困难也可使氧耗量增加，都促使COPD感染后易出现低氧血症、高碳酸血症。因此，通过支气管镜吸痰及肺泡灌洗，及时有效清除气道分泌物，减少痰栓形成，改善通气，利于氧合并减少氧耗，能提高疗效；并在相对无菌条件下留取痰标本，指导抗生素治疗，尽早控制了感染，纠正感染引发COPD呼吸衰竭的各方面。有研究证实治疗组呼吸衰竭、感染纠正时间、住院天数、插管率得到有效的控制，治疗过程中，无严重并发症发生，效果满意，是治疗COPD并呼吸衰竭的安全、有效的手段，值得临床推广。需注意的是，本组病例都为相对轻症的呼吸衰竭患者，未出现意识障碍，也无严重的并发症，提示我们早期积极治疗呼吸衰竭患者，有利于控制病情，改善预后及减少住院费用。

第四节　支气管镜在重症肺炎中的应用

一、支气管镜吸痰在重症肺炎治疗中的作用

支气管镜吸痰是治疗重症肺炎的一种安全有效手段。重症肺炎是呼吸内科的常见病、多发病，具有来势猛、进展快、抢救难的特点，据文献报道：重症社区获得性肺炎（SCAP）和重症医院获得性肺炎（SHAP）其死亡率分别达 28.5% 和 70.6%。

1. 支气管镜吸痰治疗选择适应证

咳痰无力或痰液黏稠咳出困难，听诊有痰鸣音并呼吸困难；X 线胸片提示肺不张和（或）浸润影；无吸痰治疗禁忌证。

2. 机械通气患者支气管镜吸痰方法

全部患者均在心电监护及血氧饱和度监护下，机械通气患者在正常通气下，取平卧位，颈部垫一棉垫，保证充足氧供（机械通气患者术前经呼吸机吸 100% 氧气 2 min），支气管镜常规消毒后，经鼻或经气管插管套管进入。术前及术中常规给予 2% 利多卡因气管黏膜麻醉。在直视下边插入边吸痰，插至病变的肺段、亚段支气管处吸除痰液，并留取痰液送培养检查。如痰液黏稠可从活检孔注入生理盐水 5～10 mL 冲洗液进行冲洗稀释痰液便于吸出，可反复数次直至吸尽。如术中心率进行性增快或出现心律失常或血氧饱和度持续下降则立即停止操作，情况改善后可继续治疗。如各项监护指标好转可适当延长治疗时间。据病情每日或隔日吸痰治疗 1 次，10 d 为一疗程。

3. 观察

观察支气管镜吸痰治疗前后患者呼吸频率、心率、血气分析及胸部 X 线的变化，吸痰治疗 2 h 后复查血气分析及胸部 X 线。

4. 肺炎治疗效果判定

显效：机械通气患者已拔管脱机或普通患者胸片提示病灶大部分吸收，且临床症状、体征明显改善。

有效：胸片示病灶有所吸收，且临床症状、体征有减轻。

无效：临床症状、体征无变化或有恶化。

重症肺炎是呼吸内科的常见病、多发病。患者或高龄或有基础疾病使咳嗽排痰功能降低或消失，或因肺部病变范围广泛，痰液分泌多，气道炎症水肿，极容易因痰液滞留而引起肺不张，影响肺部进行有效的气体交换，使血氧饱和度下降，更重要的是影响抗生素的作用效果。普通吸痰常难以解决患者排痰不畅问题。经支气管镜吸痰能在直视下可逐级吸净气道内的分泌物，支气管镜能到达叶、段以及段以下的支气管。对于分泌物黏稠或 X 线的病变部位可予生理盐水反复冲洗，祛除大小气道的分泌物以及小气道的痰栓，改善通气及换气功能，解除痰液阻塞→炎症加重→痰液淤滞的恶性循环。

据报道，支气管镜吸痰治疗中常见不良反应有低氧血症、心律失常、呕吐等。我们的治疗病例中无一例因不良反应而放弃，均能顺利完成支气管镜吸痰治疗。运用支气管镜吸痰治疗重症肺炎，我们认为要注意以下几点：①首先必须严格掌握支气管镜吸痰的适应证与禁忌证。对有严重心脏病、主动脉瘤者不宜做此治疗。②低氧血症是最常见的并发症。因此，术前机械通气患者经呼吸机吸 100% 氧气 2 min 至关重要，操作时应密切监测患者的 SaO_2，提高吸氧浓度，当血氧饱和度下降在 80% 以下，则立即停止治疗，情况改善后可继续治疗。③机械通气患者支气管镜吸痰时要适当增加潮气量，以增加 30% 为宜。④应用 PEEP 的患者要停止应用或适当降低呼吸末下压（PPEP）水平。⑤咽喉部及气管黏膜表面麻醉应充分，以及操作者动作娴熟也很重要。

支气管镜吸痰治疗重症肺炎效果明显，严重不良反应很少，值得推广应用。

二、支气管镜肺泡灌洗在重症肺炎患者中的应用及意义

随着支气管镜的发展，其目前被广泛应用在肺炎患者的肺部灌洗操作中。灌洗技术的发展已与原来的全肺灌洗技术有很大的不同，肺泡灌洗重症肺炎具有高效、无创性，患者耐受程度较高、并发症少等优点，因此，受到国内外患者及医务人员的青睐。

支气管镜肺泡灌洗（BAL）是在支气管镜下对肺泡来源的生化成分及细胞进行分析的一种技术。BAL 由于具有无创的特性，且不会对患者产生明显的并发症，因此患者较容易接受。BAL 目前已经成为肺活检补充及替代的手段，可用于临床上各种疾病的诊断，能有效评价患者发病机制及病理研究。

支气管镜肺泡灌洗（BAL）是在支气管镜下对肺泡来源的生化成分及细胞进行分析的一种技术。BAL 由于具有无创的特性，且不会对患者产生明显的并发症，因此患者较容易接受。BAL 目前已经成为肺活检补充及替代的手段，可用于临床上各种疾病的诊断，能有效评价患者发病机制及病理研究。

（一）BAL 技术简介

1. BAL 的概念

BAL 是经支气管镜对肺泡来源的生化成分及细胞进行取样，并对肺部疾病病理过程进行评价的一种技术。BAL 不同于以获取来源于大气中的病原学及肿瘤学中进行检查而采集的少量样本的支气管冲洗技术，也与采集大量液体样本进行全肺灌洗技术有所不同。临床上 BAL 检查可用于非感染性原因、感染性原因、肿瘤性原因及免疫性原因引起的肺部实际性或间质性病变的检测及诊断。

2. BAL 操作时的注意事项

BAL 通常是经支气管镜对支气管观察后，通常是支气管毛刷及活检前进行，其目前在于避免灌洗回收液造成的污染。因此，在进行 BAL 操作时应对需要进行肺部灌洗的支气管采用 2% 的利多卡因进行回收。此外，还应该适当应用镇静剂以满足患者镇静的需求，同时还应适当使用胆碱受体抑制剂对支气管分泌及迷走神经反射进行处理，以增加 BAL 的回收。

3. 灌洗部位

在对患者进行灌洗时应选择合适的纤维镜嵌顿，患者在进行灌洗时应保持枕平卧位，选择根据分泌物多或病灶部进行嵌顿及操作，这种操作方式与灌洗下叶相比，更有利于灌洗液的回收，回收率能有效减少 20%。关于 BAL 的研究中显示，对肺炎患者一个部位灌洗时便能提供足够的资料，因此对肺炎患者进行常规灌洗时通常采用根据分泌物多或病灶部进行灌洗。

4. 灌洗液

灌洗液通常采用无菌生理盐水在室温中预热进行灌洗，将灌洗液预热 37.7℃时能有效减轻咳嗽，减少细胞回吸收率。

5. 灌洗及回收

采用无菌生理盐水进行灌洗，灌洗的次数应为 4~5 次，灌洗的体积应为每次 20~60 mL，灌洗总量应为 100~300 mL。在第一次回收时的回收量较少，回收吸收率高达 40%~70%。回收过程中应注意负压过大的情况，可降低气道黏膜损伤及气道坍塌现象，通过多次灌洗能有效降低回吸收的比例。

（二）灌洗并发症

BAL 通常需要在局部麻醉下经纤维镜进行操作，相对无创技术，患者更容易接受，患者并发症发生率较低，相关报告显示，有 0%~2.3% 的患者会出现并发症，但与 TBLB 约 7% 的并发症及外科肺部活检 13% 的并发症相比，其并发症显著较低。BAL 并发症中常见的是发热，患者行 BAL 后几小时内会出现发热等症状，但患者在 24 h 后会自行消失，不会对身体造成较大的影响。

（三）BAL 在肺炎中的临床应用及意义

在一些以肺泡充盈性为特性的疾病中，一些积聚在肺泡中时间较长的物质容易在灌洗过程中被清洗出来，因此使得 BAL 具有特异性，临床上根据 BAL 的结果可排除对肺部活检的需要，具体临床应用如下。

1. 在临床重型肺炎中的应用

经纤维镜支气管肺泡灌洗对肺部感染患者的临床治疗效果起到良好的作用，通过纤维镜能直视肺

部，直接对肺段及肺叶的痰液进行清除。通过对肺部进行灌洗从而让黏稠的痰液以及痰栓能够随着灌洗液清洗出来，从而让局部分泌物、痰栓、炎性介质清洗出来，并能解除气道阻塞，并对痰液引起的肺段不张、肺叶以及含气不良等情况得以复张，从而能迅速提高患者全身的血氧饱和度，并能有效降低二氧化碳的分压，从而有效改善患者通气及呼吸道症状。在肺部感染患者中应用纤维镜支气管肺泡灌洗治疗能有效清除患者呼吸道的痰液，从而降低传统吸痰对气管黏膜造成的损害。由于纤维镜支气管肺泡灌洗技术能有效达到肺叶中，将分泌物清除，同时由于纤维镜支气管肺泡灌洗能够到达患者肺部深部取痰，能有效避免外界病原菌对取样的影响，提高取样准确性。

2. 可用于机会性感染

接受免疫抑制治疗及 HIV 引起感染的患者中，容易发生各种肺部感染，因此 BAL 能容易培养直接或间接地将病原体特性显示出来，这对 BAL 的感染具有重要的意义。BAL 对细菌感染的敏感度为 60%～95%，而对真菌、分枝杆菌及多数病毒的感染为 70%～95%，对于卡氏肺孢子虫的肺炎的诊断敏感性高达 90%～95%。在 CMV 肺炎患者中有 30%～50% 的患者可能发生胞浆包涵体积典型的核体。

3. 肺泡蛋白沉积症

当 BAL 灌洗液呈现牛奶状的外观时，可提示为肺泡蛋白沉积症，在 BAL 实验室生物涂片中可以在显微镜下出现大量的背景并且呈现无形细胞碎片，其特征性非细胞性卵圆体 MGG 染色为蓝色，PAS 的染色为阳性，少数巨噬细胞呈泡沫样。因此，通过上述临床特点可以对肺泡蛋白沉积症进行确诊。

4. 弥漫性肺泡出血

弥漫性肺泡中出现大量游离红细胞及含有巨噬细胞以及铁血黄素沉着的巨噬细胞，使得 BAL 呈现橘红色及血性粉红色的外观。因此患者临床特征表现随着灌洗的重复，回收液体的颜色将不断加深，随着灌洗的继续，灌洗液颜色将不断变淡。

5. 嗜酸粒细胞肺炎

在嗜酸粒细胞肺炎疾病中，BAL 细胞分类通常分为急性及慢性嗜酸性细胞肺炎，嗜酸粒细胞比例通常在 20%～90%，平均值为（48%～78%），嗜酸粒细胞肺部炎症属于一系列的疾病，BAL 与临床症状结合诊断能为嗜酸粒细胞具有较高的诊断价值，可有效排除外科肺部活检的需要。

6. 其他方面的诊断

除以上的诊断外，BAL 还可以用在外源性过敏性肺泡炎、药物性肺炎、特发性肺纤维化以及结缔组织疾病的诊断中。同时，BAL 还能用于对疾病活性及预后的评价中。

（四）小结

BAL 经纤维镜下进行肺泡灌洗在重症肺炎患者中具有一定的应用价值，其能有效检查各种致病因素引起的严重性肺部感染疾病，同时能有效评价疾病的预后效果。由于其在操作过程中为无创操作，因此提高了患者的耐受程度，并减少侵入性操作给患者带来的感染的风险。

第五节　支气管镜在大咯血中的应用

支气管镜在大咯血治疗中的临床应用随着支气管镜临床应用技术的进一步发展，其适应证也进一步扩大。关于大咯血是否适宜支气管镜检查，临床上尚有争议。有报道应用支气管镜抢救大咯血 61 例的经验，就支气管镜对大咯血治疗中的应用价值进行讨论。方法选择 Olympus-BFP30 型支气管镜，鼻导管高流量吸氧状态，患者取高枕卧位或半坐位同时滴注垂体后叶素并静脉推注蛇凝血毒酶（立止血）。术前 30 min 皮下注射阿托品 0.5 mg，禁用地西泮（安定）。常规用丁卡因 + 2% 利多卡因做咽部超声雾化麻醉，支气管镜未通过声门前，不做气管、支气管内麻醉。咽反射消失后经鼻进镜，接近声门后经支气管镜活检孔注入 2% 利多卡因充分麻醉咽喉部，通过声门后经支气管镜给常规剂量利多卡因，支气管镜边进边吸引，不定时用 4℃ 生理盐水和去甲肾上腺素混合液冲洗镜头，寻找到出血部位后充分吸引血痂对准出血点间断注入 4℃ 生理盐水 4 mL + 去甲肾上腺素 1 mL，4℃ 生理盐水 + 凝血酶 500 U 和 4℃ 生理盐水+立止血1 kU，对有血块较大无法吸引者先用异物钳多次钳取联合负压吸引。

大咯血是指1次咯血量超过100 mL或24 h内咯血量超过600 mL以上者，系呼吸系统急症之一。尽管咯血患者中大咯血所占比例不足5%，但却为咯血致死的主要原因，其病死率高达7%～31%。主要是血块阻塞气道，造成窒息死亡。在气管镜用于临床以前多用药物止血，但主要针对中、小量咯血疗效明确，鉴于临床大咯血多是由于支气管动脉或肺动脉破裂所致，药物止血疗效欠佳。当气管镜在临床应用以后，配合药物止血，提高了抢救成功率。大咯血期间气管镜的应用，临床上颇有争议，部分学者认为大咯血期间行气管镜检查，危险性大，需至咯血停止2周以上方可考虑；也有许多学者认为大咯血期间可行，但仅认可硬质气管镜的应用价值，而认为支气管镜内径小，吸引有限，还认为不能吸出血块，加重通气不足，不赞成在大咯血期间应用；有学者认为对于段以下支气管广泛的血管阻塞是呼吸困难的主要原因之一，对这种情况的血块清除硬质气管镜难以达到段及段以下的分支，而支气管镜检查除可以明确出血部位外，还可以进行止血治疗，诊断准确性高。对支气管镜抢救大咯血的体会是：①支气管镜镜身细长、软，末端可随意弯曲，可进入3级支气管，观察到全部4级支气管，能准确找到出血部位，予局部给药。避免注入药物后不能到达出血病灶，影响止血效果。②迅速吸出血痰、血块，防止窒息。③明确病灶部位及范围，为进一步治疗奠定基础。

对于大咯血应用支气管镜检查时间的选择，有窒息先兆的患者立即抢救，而一般大咯血患者选择在咯血间歇较稳妥，大多选择在1次大咯血后1～3 h内检查。需要强调的是咯血时，患者恐惧心理较重，通常呼吸急促，不易配合进镜，而且进镜过程中有加重缺氧的潜在危险，所以，操作者进镜技术必须熟练，镜身进入支气管后不做气管内麻醉，避免降低患者的咳嗽反射。若非抢救，避免在大咯血时检查，首先是插入镜身困难，其次是镜面容易模糊，末端不但容易误入其他支气管，而且有末端过于贴近支气管内膜，吸引后内膜充血，加重出血危险以及镜身末端接触支气管内膜时患者咳嗽剧烈，出现憋气以至加重缺氧等潜在危险。

一个值得注意的问题是，在大咯血患者中部分为老年人，合并高血压、冠心病、糖尿病等疾病，对全身使用止血药物有极大的限制，影响血压、凝血的药物必须谨慎。常见于垂体后叶素，该药可使血压升高，加重出血；引起冠状动脉痉挛，诱发心绞痛发作药物的禁忌必然影响到止血的治疗，但借助于支气管镜局部使用止血药物则对患者原发疾病影响较小。综上所述，我们认为大咯血期间行支气管镜检查，既能迅速止血，又能明确出血部位；而且有时还能明确病因诊断，有时虽然是暂时性姑息治疗，但却争取了时机，为进一步手术治疗打下了基础，因而降低大咯血病死率。对于大咯血患者在咯血期间进行支气管镜检查的可行性问题，我们认为，选择合适的病例，掌握恰当的进镜时间加上术者熟练的操作技术还是安全有效的。

第六节　支气管镜在气道异物及狭窄中的应用

一、中度镇静下支气管镜检查在气道异物取出中的临床应用

支气管镜检查于20世纪70年代初开始在我国临床应用，其检查是呼吸系统疾病临床诊断和治疗的重要手段，并已在临床广泛应用，在气道异物诊断和治疗中开辟了新途径。传统的利多卡因等局部麻醉支气管镜诊治方法患者处于清醒状态，常承受较大的痛苦和心理压力。由于表面麻醉局限性，插入支气管镜时因直接对气道产生机械性刺激而出现剧烈咳嗽，甚至引起气管反射性收缩和痉挛，极个别患者在治疗过程中难以接受，甚至失败，使患者产生不良记忆，给患者带来身心的打击。为了减轻患者的痛苦，提高治疗效果，减少并发症发生，《诊断性可弯曲支气管镜应用指南（2008年版）》中指出：如无禁忌证，提倡给予受检者镇静剂。

（1）气管、支气管异物是内科常见急症，多见于幼儿、儿童及老人。以往支气管镜取异物常规用利多卡因局部表面麻醉，治疗时患者常出现剧烈咳嗽或恶心、呕吐，导致患者恐惧以至拒绝气管镜治疗。

研究中我们采用异丙酚辅以芬太尼应用于中度镇静支气管镜气管、支气管异物取出术,取得满意效果。由于其镇痛作用不明显,而呼吸道神经反射强烈,并且异丙酚具有作用迅速、短效,体内潴留极少的优点,已广泛用于日常麻醉。中度镇静(意识存在的镇静)是支气管镜检查过程中最理想的状态,通常被定义为在药物作用下患者能对语言指令和(或)轻触刺激做出有意识的反应,不需要干预就能保持良好的气道通畅以及充分的自主呼吸,心血管状态稳定,但患者的气道反应和呼吸功能都明显减弱。

(2)与传统局麻清醒下行支气管镜气管、支气管异物取出术比较观察:①SpO_2在中度镇静支气管镜治疗患者可有一过性呼吸抑制,辅以芬太尼后呼吸抑制可能更明显,但这种呼吸抑制短暂,特别是在支气管镜的刺激下呼吸很快恢复,经鼻导管给氧和托下颌能保持较满意的SpO_2,而清醒局麻支气管镜检查患者由于术中多有呛咳、屏气,SpO_2可严重下降。②异丙酚对循环有较明显的影响,但通过控制推注速度,以及复合芬太尼减少异丙酚的用量,从而可减少其不良反应,特别是入镜的刺激,血压很快回升正常。而局麻支气管镜检查术中血压明显升高,与之比较有明显差异。③支气管镜检查在中度镇静下进行时,患者术中喉、支气管痉挛、呛咳、不自主体动及出血等并发症明显减少,主要是异丙酚对咽喉黏膜及黏膜下组织感受器有较强的抑制作用。加之异丙酚对支气管平滑肌的扩张作用,使支气管痉挛并发症明显减少,患者在舒适中接受检查和治疗。④全部中度镇静患者均在停药后10 min内清醒并恢复行走能力,表明该方法患者可以不需要长时间留院。⑤中度镇静支气管镜治疗的难度大。传统局麻一次成功取出异物的成功率较中度镇静支气管镜低。

(3)中度镇静支气管镜较传统支气管镜行气管、支气管异物取出术有较多的优点,且效果满意。丙泊酚的药代动力学参数会受到年龄、性别及同时所用药物等因素的影响,其安全性是建立在对生命体征的严密监测和呼吸道的仔细管理基础上。且由于异丙酚与芬太尼均有呼吸抑制作用,应掌握好用药和给药速率,避免麻醉过深所致的呼吸循环抑制和麻醉过浅的严重呛咳甚至喉、支气管痉挛。故中度镇静支气管镜行气管、支气管异物取出的方法必须在较好监测和急救设施条件的环境下开展。异丙酚复合芬太尼麻醉在气管、支气管异物取出术中镇静、镇痛效果显著,呼吸、循环维持稳定,苏醒迅速,使气管、支气管异物取出更为快速、顺利。缩短了治疗时间,提高治愈率及减少并发症发生,值得在临床中推广应用。除非存在禁忌证,支气管镜检查的患者都应该给予镇静,检查前和检查中给予表面麻醉能够减轻咳嗽和减少检查过程中镇静药物的用量。目前还没有正式的推荐镇静镇痛药物,理想的药物应该是起效快、作用时间短、清除快。临床常见的选择是咪唑唑仑联合阿片类药物,但从研究的数据分析,丙泊酚应该是支气管镜检查镇静的最佳选择,然而选用丙泊酚一般需要麻醉人员的参与,这就增加了检查所需的人力和物力。关于右美托咪啶在支气管镜检查中的应用还需要更加深入的研究。

二、支气管镜介入治疗在气道狭窄性疾病中的应用与体会

目前,支气管镜介入治疗的适应证主要集中在中央气道(即气管、主支气管及中间段支气管)狭窄性的各种气道病变,治疗的方法主要包括热烧灼法(如激光、微波、高频电刀、氩气刀等)、冷冻、球囊扩张、支架置入等。热烧灼法的主要目的是去除增生的肿瘤、肉芽及瘢痕组织,恢复气道的通畅,其中以激光切除效率最高,但设备昂贵且操作风险较大;氩气刀和高频电刀则具有设备价格适中、治疗效率较高,且相对安全等优势。支气管镜下支架置入术等微创技术在成人良性和恶性气管狭窄的治疗中发挥着越来越重要的作用,但在儿科,由于儿童气道较成人细,且其变化范围大,目前尚无专门为儿童制作的气管支架及支架导入装置,使得支气管镜下治疗儿童气管狭窄难度较大。

(一)热烧灼法

1. 激光治疗

激光能量密度高,在激光束直接照射下,几毫秒内可使生物组织局部温度升高,使蛋白质变性、凝固坏死或气化。激光治疗首先见于成人报道,2000年,郭纪全等将Nd:YAG激光用于治疗中心气道狭窄,从1998年6月至2000年1月用激光治疗15例气道狭窄者,将激光石英光导纤维从支管镜工作通道插入,伸出镜末端约1 cm,使用功率20~25 W,脉冲1 s,间隔0.5 s,光导纤维距离病变0.5~1 cm,应用红色可见光作引导,对准病变部位,从病变中心开始向下、向外进行照射。坏死组织通过活检孔吸

引或活检钳清除，间断用生理盐水冲洗，以保持视野清晰。Nd：YAG治疗气道狭窄，能使气道直径明显扩大，血气分析及肺功能得到明显改善，呼吸困难明显缓解。目前，激光在ICU的应用指征为：①肉芽肿，如术后肉芽肿、炎性肉芽肿、异物肉芽肿等。②手术、外伤瘢痕引起的局部气道狭窄。③用于嵌顿于气道的异物或支架的切割，其作用是其他物理治疗方法难以替代的。④激光能封闭瘘口，为气管支气管瘘的治疗开辟了新途径。

2. 微波治疗

微波是指频率300～300 000 MHz，波长1 mm～1 m范围的高频电磁波，微波治疗是利用生物体内丰富的极性成分产热的一种加热法，微波作用于人体组织时，引起组织细胞中离子、水分子和偶极子的高频震荡，从而产生热量。微波能量高时产热高，可使蛋白质变性、凝固、坏死，此时微波具有烧灼、切割的作用，使肉芽肿组织凝固、坏死、脱落，并且治疗表浅，不易出现穿透性损伤，因此安全可靠。白冲等报道了26例支气管结核患者，均为腔内纤维组织增生、支气管狭窄，经微波治疗狭窄管腔增大，其中，18例以后顺利放置气道内镍钛记忆合金支架。经支气管镜微波治疗适用于气道内良性肿瘤或肉芽肿及各种原因所致的气道内狭窄。但该法不适于气管重度狭窄、气道外压狭窄。

3. 高频电刀

高频电刀是利用电流通过组织后产生热效应而起作用的。根据高频电流发出的方式、功率、电极（探头）的不同可分为电凝、电切、混合三种治疗的方式。目前主要在中心气道狭窄应用。Coulter和Mehta研究了38例经支气管镜高频电刀治疗的患者，38例中气道良性肿瘤25例，恶性肿瘤13例，进行47次操作治疗68个病灶。治疗方法是进行支气管镜检查，发现气道肿瘤后，将高频电刀通过支气管镜活检孔送到病灶部位，打开高频电治疗仪（功率0～80 W）。根据病灶情况选择治疗模式（电切、电凝）和功率。47次操作，42例成功解除了气道阻塞，治疗有效率为89%，无主要并发症发生。作者认为，高频电治疗气道内肿瘤是有效和安全的。由于高频电刀电极与组织直接接触，危险性较大，给治疗带来不便，渐被氩气刀所取代。

4. 氩气刀

氩气在高频电流的作用下发生电离转变成氩等离子体，氩等离子体具有导电性，能将高频电流集中地导向组织，从而发挥高频电流的发热、凝固效应，这个过程称为氩等离子体凝固（APC）又称氩气刀。APC也可看作不接触组织的、特殊类型的高频电凝，其产热后直接烧毁组织，使组织汽化，体积缩小。氩气刀已成为国内软质支气管镜下治疗的主要热疗工具。其非接触性优势在气道内治疗更居优势，目前主要见于成人中的应用报道。白冲等报道了经支气管镜APC治疗气道狭窄的疗效。他们研究了2000年2月至8月用氩等离子体治疗的18例成人患者，先给患者进行支气管镜检查，定位病灶后，从活检孔导入APC导管，导管前端伸出支气管镜先导部，直至病灶上方0.5～1 cm处，打开氩等离子体凝固器进行治疗，每次1～2 s。18例患者进行了36次治疗，腔内病灶完全清除，功能恢复正常8例（44.4%）。国内鲜有氩气刀用于儿童的报道，且病例数少。马可报道1例干酪伴肉芽增生导致气道严重狭窄的患儿行APC治疗，该患儿术前肺功能呈中度阻塞为主的混合性通气功能障碍，术后肺功能呈轻度混合性通气功能障碍，该患儿前后应用9次APC治疗，术后1个月复查支气管镜，未见肉芽生长、气道狭窄。APC适用于所有非异物性气道阻塞的治疗。

（二）冷冻治疗

冷冻可致组织的细胞内和细胞外冰结晶的形成，引起细胞脱水、细胞内电解质紊乱、结晶的挤压和碾磨、膜脂蛋白变性而导致细胞的死亡。同时，冷冻还引起局部区域的血管内皮受损、微血栓形成，造成组织缺血、损伤。Rodgers等于1988年率先报道了1例10岁黑人男孩声门下巨大腺瘤的冷冻治疗结果，随访5年无复发且肺功能检测正常。1996年，Mathur等报道了经支气管镜对22例成人气道内阻塞的患者实施腔内冷冻治疗的良好结果，作者指出冷冻治疗相对于激光疗法具有安全（对操作者、手术成员及患者）、价格低廉、没有气管穿孔或气管内起火的危险，且在局部麻醉下即可实施。目前冷冻疗法在PICU（儿科重症监护病房）的应用指征为：①支架置入后支架两端及腔内肉芽组织增生再狭窄的治疗。②气管、支气管异物、黏液栓子或血凝块的取出和清除。

(三)球囊扩张治疗

儿童气管狭窄最常见的原因是先天性气管狭窄(包含心血管畸形所致)及长时间气管插管。支气管球囊扩张术可单独用于中心气道狭窄的治疗,也可结合其他治疗方法应用。严重气道狭窄无法进行其他介入治疗时,则应先进行扩张。如果支架植入后不能张开,亦应进行扩张。1987 年,Brown 等将这种方法用于先天性气管、支气管狭窄的扩张取得成功。成功的关键是气管-支气管壁支撑结构应完整,原发病变稳定。2010 年 Shitrit 等回顾性地分析了 2002—2008 年间 35 例 92 例次气管镜下支气管球囊扩张术的结果,患者于术前、术后即刻及随访过程中[平均随访时间(33±4)个月]做肺功能检测,结果表明患者术后即见气管直径增加、症状缓解,肺功能监测示用力第 1 s 呼气量术后增加 10.5%($P = 0.03$),疗效持续至少 1 个月。然而 35 例患者长期随访中有 25 例在球囊扩张后平均(210±91)d 需要接受气管内支架置入。因此,气管镜下支气管球囊扩张术缓解气管及支气管狭窄症状只是近期效果良好,远期效果的维持最终需要激光治疗或支架置入。

(四)气管内支架置入

气道狭窄对于儿童来讲是一个很棘手的临床问题,目前对其治疗方法尚未达成一致意见。近年来,随着 CT 技术和支气管镜术的发展,儿童气道狭窄确诊病例数逐年增多。支气管镜下球囊扩张术及其支架置入术等微创技术在成人良性和恶性气管狭窄的治疗中发挥着越来越重要的作用。但在儿科,由于儿童气道较成人细,且其变化范围大,目前尚无专门为儿童制作的气管支架及支架导入装置,使得支气管镜下治疗儿童气道狭窄难度较大。有文献报道,理想的气管支架应具备以下特征:①容易置入和取出。②有良好的扩张能力又不引起气管黏膜的损伤。③有多种大小不同的型号适用于各种气管狭窄。④能够维持位置而不移动。⑤不刺激气管黏膜加重感染和促进肉芽组织形成。⑥不阻塞气管引流。⑦不抑制纤毛运动及对分泌物的清除功能。2005 年,Vinograd 等回顾分析了 32 例患儿置入支架的结果,其中,30 例患儿支架置入后即刻缓解呼吸道阻塞症状,23 例患儿脱离呼吸机支持。随访中有 26 例患儿出现呼吸道过度肉芽组织增生,死亡 2 例,1 例死于气道梗阻,另 1 例死于支架取出术中。经过 2~72 个月(平均 8.7 个月)随访,有 11 例取出支架,6 例患儿带支架成活,死亡 15 例,其中,13 例死于伴随疾病。作者认为,金属支架置入特别是主气道置入并发症较高,其中,肉芽组织增生是一个主要问题,支架的取出是一个费时费力且面临很大风险的手术。介入肺科手术可供选择的气管内支架置入方法较多,大致可分为两种:一种为经支气管镜置入,另一种为经支气管镜引导下置入。

临床进一步研究发现气管内支架置入术可以迅速解除呼吸困难,改善患儿的临床症状。以下情况可考虑行支架置入术:①先天性心脏病合并严重气管支气管狭窄患儿,术后反复撤机困难者(自主呼吸试验未通过或脱机拔管后 48 h 需要再插管,至少反复 3 次以上)。②如患儿术前因气道严重软化狭窄,严重影响患儿通气及换气功能,表现为带呼吸机情况下双肺呼吸音明显减弱或没有呼吸音并伴有 CO_2 明显升高,pH < 7.2,可考虑术前紧急置入支架后急诊心脏手术。笔者的病例中有 2 例先天性心脏病合并重度气道狭窄婴儿术前紧急置入支架,缓解了严重的通换气功能障碍,为患儿争得了麻醉及外科手术的机会而成功救治。③先天性中至重度气管支气管软化、狭窄,影响通气,造成 CO_2 明显潴留和反复呼吸道感染者。④某些感染(如结核杆菌等)所致的炎性狭窄,引起长期肺不张或肺气肿者。⑤外科气管成形手术后,吻合口狭窄者。相对禁忌证包括严重哮喘发作期间、严重肺动脉高压、出血倾向及血小板减少、肺脓肿和多系统器官功能严重衰竭的患儿。绝对禁忌证为不具备 PICU 监护设施及急救技术。

支气管镜下支架置入为气道狭窄患儿的气道管理带来了很大帮助,随着材料学和儿童气管镜技术的发展,经支气管镜介入治疗将成为解决气道狭窄患儿首选的安全有效方法,支架的顺利取出为支架的安全置入提供了保证。

第四章 呼吸系统疾病常见症状

第一节 咳嗽

一、概述

咳嗽是一种突然的、暴发式的呼气运动，有助于清除气道内的分泌物或异物，其本质是一种保护性反射。咳嗽分为干咳和有痰的咳嗽（或称湿性咳嗽）。咳痰是借助气管支气管黏膜上皮细胞的纤毛运动、支气管平滑肌的收缩及咳嗽时的用力呼气将气道内的痰液排出的过程。

咳嗽反射的反射弧构成包括以下环节。①神经末梢感受器：引发咳嗽的感觉神经末梢多分布于咽部和第二级支气管之间的气管和支气管黏膜。其他部位如咽部、喉部、肺组织、胸膜甚至外耳道都有咳嗽感受器的分布。分布于上呼吸道的神经末梢对异物敏感，属于机械感受器，而分布在较小气道内的神经末梢对化学物质，尤其是对有毒的化学物质敏感，属于化学感受器。分布在气管支气管树中的神经上皮可以延伸到细支气管和肺泡，但是一般认为肺泡中分布的神经感受器不会引起咳嗽。当肺泡中产生的分泌物到达较小的支气管时才会引起咳嗽。②传入神经：引起咳嗽的刺激通过迷走神经、舌咽神经、三叉神经和膈神经等传入。其中迷走神经传导的刺激来源于咽、气管、支气管和胸膜。舌咽神经传导来自喉部的刺激。三叉神经则主要是鼻和鼻窦。膈神经传导来自心包和膈的刺激。③咳嗽中枢：位于延脑。④传出神经：舌下神经、膈神经和脊神经。⑤效应器：膈肌和其他呼吸肌。咳嗽的具体过程依次为吸气、声门紧闭、呼气肌快速收缩在肺内产生高压，然后声门突然开放、气体快速从气道中暴发性的呼出，通过这种方式带出气道中的物质。

引起咳嗽的三种常见刺激类型为：物理性、炎症性和心因性。物理性刺激有吸入烟雾、颗粒、气道内新生物或气管支气管外压迫、肺纤维化和肺不张所致的气道扭曲等。炎症性刺激包括气道炎症、气道和肺实质渗出物等。心因性刺激是由中枢神经系统直接兴奋咳嗽中枢后发放冲动形成，无外周感受器传入的具体刺激。

咳嗽是否有效取决于咳嗽反射通路中各个部分的功能是否正常以及发生咳嗽时的肺内气体量。镇静药或麻醉剂可以削弱咳嗽感受器的敏感性，神经肌肉病变可以损害咳嗽反射的通路以致患者不能有效地咳嗽。气管插管或切开时，由于声门无法闭合，不能在肺内形成足够的高压，也会影响咳嗽的效果。另外，通气功能损害（COPD、胸廓畸形等）、黏膜纤毛运动障碍以及痰液黏稠等都会使患者的气道廓清能力减弱。

剧烈的咳嗽会对患者的日常生活和睡眠造成很大的影响。剧烈而持久的咳嗽可能会造成患者胸壁软组织的损伤，甚至肋骨骨折。剧烈的咳嗽还可引起胸膜腔内压显著增加，某些患者可出现咳嗽性晕厥。

二、常见病因

心、肺疾病是咳嗽最常见的病因，包括急慢性呼吸系统感染、非感染性呼吸系统疾病、心血管疾病等。另外，咳嗽的病因还包括药物、理化刺激和焦虑症等。

（一）呼吸系统感染

各种病原微生物或寄生虫等引起的呼吸系统感染均可引起咳嗽，包括急慢性上呼吸道感染、急性气管支气管炎、肺炎、COPD 急性加重、支气管扩张、肺脓肿、胸膜炎、肺结核、肺部真菌感染、寄生虫病等。

（二）非感染性呼吸系统疾病

哮喘、慢性支气管炎、气道异物、嗜酸性粒细胞性支气管炎（EB）、过敏性鼻炎、支气管肺癌、间质性肺病、肺血管疾病（如肺栓塞）等。

（三）其他

肺水肿（心力衰竭、肾衰竭）、结缔组织病、胃食管反流等，药物所致咳嗽（ACEI 类、β 受体阻滞药），心因性咳嗽（焦虑症等）。

三、咳嗽的病因诊断

对咳嗽患者的病史询问具有重要意义，80% 的患者可以通过问诊获得较为明确的诊断或为获得明确诊断提供重要的线索。详细的病史采集和体格检查（重点在上呼吸道、肺和心脏）后，再根据可能的病因选择影像学、肺功能等有针对性的检查。

（一）病史采集

1. 咳嗽的病程

掌握咳嗽的病程是了解咳嗽病因的重要因素。根据咳嗽发生的时间可将咳嗽分为：①急性咳嗽：小于 3 周。②亚急性咳嗽：持续时间 3～8 周。③慢性咳嗽：病程超过 8 周。咳嗽的病程不同，引起咳嗽的常见疾病构成也各不相同（X 线胸片正常的咳嗽的常见病因见表 4-1）。急性起病的咳嗽往往提示急性呼吸道感染，持续存在的咳嗽则提示患者有慢性疾病，反复发生的、冬春季加重的咳嗽是慢性支气管炎诊断的重要线索。

表 4-1　X 线胸片正常的咳嗽的常见病因

分类	时间	常见病因
急性咳嗽	＜ 3 周	普通感冒
		急性气管支气管炎
		急性鼻窦炎
		过敏性鼻炎
		慢性支气管炎急性发作
		哮喘
亚急性咳嗽	3～8 周	感染后咳嗽（又称感冒后咳嗽）
		细菌性鼻炎
		哮喘
慢性咳嗽	＞ 8 周	咳嗽变异型哮喘（CVA）
		上气道咳嗽综合征（UACS）
		嗜酸性粒细胞性支气管炎（EB）
		胃食管反流性咳嗽（GERC）慢性支气管炎
		支气管扩张
		支气管内膜结核
		变应性咳嗽（AC）
		心因性咳嗽

2. 咳嗽的诱因

接触冷空气、异味或运动时出现咳嗽常见于哮喘、AC。

3. 咳嗽本身的特点

发生于上呼吸道和大气道疾病的咳嗽，往往是一种短促的刺激性咳嗽。鼻后滴流引起的咳嗽，常常被描述为清喉的动作，是一种短促而频繁的干咳，或告之有来自后鼻腔的分泌物。发生于较小气道和肺部病变的咳嗽则往往是深在的、非刺激性咳嗽。

4. 干咳

干咳常常是急性上、下呼吸道感染最开始的表现。吸入刺激性烟雾或异物也可以引起持续性干咳。临床上持续干咳的常见原因有感染后咳嗽、CVA、UACS、EB、GERC、服用血管紧张素转换酶抑制药（ACEI）类药物、支气管内肿物或肺淤血等疾病。少见的原因包括气管或支气管外的压迫，特别是纵隔肿物或主动脉瘤；慢性肺间质病变，尤其是各种原因所致的肺间质纤维化也常常表现为持续性干咳。胸膜病变是干咳的原因之一。

5. 咳痰及痰的性状

脓性痰常常是气管支气管树和肺部感染的可靠标志。急性疾病有咳痰时，痰液性状常常对诊断有提示作用。如铁锈色痰可见于肺炎球菌肺炎，砖红色胶冻样痰见于肺炎克雷白杆菌感染，带有臭味的脓性痰常常见于厌氧菌感染，如吸入性肺脓肿。慢性支气管炎缓解期痰液的外观为白色，黏液性，合并急性感染后痰液常常变为黄绿色，剧烈咳嗽有时可以痰中带血。黏液性痰对诊断帮助不大，任何原因所致的长期支气管刺激都可以产生黏液样痰。持续性脓性痰见于支气管扩张和慢性肺脓肿等慢性化脓性肺部疾病，痰液往往较多，留置后可出现分层，上层为泡沫，中层为半透明的黏液，下层为坏死性物质。粉红色泡沫样痰见于急性左心衰竭。大量白色泡沫样痰是细支气管肺泡癌一种少见但有特征性的表现。

6. 一天之中咳嗽发生的时间

慢性支气管炎、慢性肺脓肿、空洞性肺结核、支气管扩张等疾病的咳嗽、咳痰经常发生于早晨起床时。由于夜间潴留在支气管树中的分泌物较多，晨起时体位发生改变，分泌物会刺激气管支气管黏膜产生咳嗽和咳痰。肺淤血、CVA 的咳嗽往往在夜间发生，咳嗽常常会使患者醒来。其中肺淤血所致的咳嗽在患者坐起后可明显缓解。在某些特定体位才出现的咳嗽见于带蒂的气道内肿瘤。进食时出现咳嗽提示吞咽机制紊乱（常常由脑血管病变引起）、食管憩室炎或食管支气管瘘。

7. 伴随症状的问诊

咳嗽伴发热多见于急性气管支气管炎、肺部感染、胸膜炎等感染性疾病；部分患者可自觉有哮鸣音，常见于哮喘、气道狭窄（如气道内肿物）。

8. 既往病史的询问

有无慢性肺部疾病（包括肺结核）、鼻炎和鼻窦炎、心脏病、高血压、糖尿病、结缔组织病、过敏史，有无呼吸道传染病接触史等。

9. 个人史的询问

对咳嗽患者吸烟史的详细询问具有重要意义，长期吸烟史不但有助于慢性支气管炎的诊断，而且对于肺癌的诊断有提示意义。需要特别注意的是，慢性咳嗽患者如果咳嗽的性质发生了改变，要注意肺癌发生的可能，尤其是长期吸烟者。职业病史（刺激性气体、毒物或粉尘接触史）。环境中是否存在过敏源或刺激性物质（宠物、花草、家居装修情况）等。

10. 诊疗情况的询问

是否进行血常规、胸片、CT 等胸部影像学检查，肺功能（舒张试验或激发试验）、支气管镜、皮肤过敏源试验；ECG、UCG 等检查。有无使用抗生素和镇咳药物、平喘药、吸入激素、抗过敏药等，疗效如何。有无使用 ACEI 类药物、β 受体阻滞药等。

（二）体格检查

进行常规体格检查时，除关注心、肺疾病外，需要特别关注的情况有鼻和鼻窦的检查（注意有无鼻塞、鼻窦压痛等，必要时请耳鼻喉科医师进行专科检查）、咽后壁情况（黏膜鹅卵石样改变是诊断上气道咳嗽综合征的重要线索）、有无杵状指（常见于慢性化脓性肺部疾病，如支气管扩张、肺脓肿等，也见于部分肺间质疾病或支气管肺癌）等。

（三）相关辅助检查

下述诊断措施有助于明确咳嗽的病因，可选择性使用。

1. 影像学检查

胸片仍然是最常采用的检查手段，对于明确肺实质、间质病变、胸膜病变等的诊断具有重要的参考价值和除外诊断的意义。对于病因不明的咳嗽，时间超过3周者应考虑胸片的检查。胸部CT有助于发现X线胸片不能很好显示的隐蔽部位的肺部病变、纵隔病变，高分辨CT（HRCT）对于支气管扩张和间质性肺病具有重要的诊断价值。鼻窦CT对鼻窦炎的诊断非常重要。

2. 肺功能检查

常规通气功能检查+舒张试验对支气管哮喘和COPD的诊断具有重要的价值，同时有助于较早发现上气道病变。支气管激发试验阳性对CVA具有重要的诊断价值。

3. 诱导痰检查

对于慢性咳嗽患者，利用超声雾化吸入高渗盐水的方法进行痰液诱导，并进行其白细胞分类，对诊断EB具有重要意义，也可用于支气管结核和支气管肺癌的检查。

4. 支气管镜检查

支气管镜可有效发现气管支气管腔内病变，如肿瘤、异物、黏膜病变等。

5. 食管24 h pH监测

其是目前诊断GERC最有效的方法。

6. 耳鼻喉相关检查

耳鼻喉检查包括鼻咽镜、纤维喉镜等，对明确上呼吸道病变有意义。

7. 有关过敏性疾病的检查

过敏性疾病的检查对CVA和AC的诊断有意义，包括外周血嗜酸性粒细胞计数、皮肤过敏原试验（SPT）、IgE和特异性IgE测定等。

8. 咳嗽敏感性检查

通过雾化使受试者吸入一定量的刺激物气雾溶胶颗粒而诱发咳嗽，并以咳嗽次数作为咳嗽敏感性的指标。常用辣椒素吸入进行咳嗽激发试验。咳嗽敏感性增高常见于AC、EB、GERC。

四、引起咳嗽的常见疾病

（一）急性咳嗽

普通感冒即急性鼻炎，是引起急性咳嗽的常见病因。临床表现为鼻塞、流涕、打喷嚏和鼻后滴流等鼻部炎症症状，常常有咽喉部刺激感或不适，可有或无发热。常见病因为病毒感染。治疗无须使用抗生素，以对症治疗为主。常用治疗药物为含有退热药物、减充血剂、第1代抗组胺药物（H_1受体拮抗药）和镇咳药物等不同成分组成的OTC感冒药物。但也有研究显示，对于卡他和打喷嚏等症状，各种类型的抗组胺药物在疗效之间并无显著性差异，而且第1代抗组胺药有镇静的副作用。

（二）亚急性咳嗽

感染后咳嗽是引起亚急性咳嗽的常见病因。患者在发生急性上呼吸道感染后，持续咳嗽超过3周时应考虑感染后咳嗽。感染后咳嗽常呈自限性，持续时间一般不超过8周，多属于亚急性咳嗽。发生机制可能和感染后出现气道高反应性、黏液分泌过多等有关。咳嗽持续8周以上者需要除外UACS、CVA和GERC等的可能。患者常常对抗菌治疗无反应，可短期应用H_1受体拮抗药及中枢性镇咳药。吸入异丙托溴铵有可能减轻咳嗽症状。少数顽固性咳嗽患者在上述治疗无效时可试用吸入或者口服糖皮质激素（10～20 mg/d）治疗，疗程为3～7 d。

需要注意的是，部分成人患者也可发生百日咳杆菌感染，主要表现为阵发性干咳，可出现痉挛性咳嗽和喘鸣（阵发性咳嗽后，由于喉痉挛，出现的吸气性高调喉鸣音）以及咳嗽后呕吐等。多数以夜间症状为著。咽拭子培养出百日咳杆菌可确诊，但常常需要较长时间。治疗首选大环内酯类抗生素，疗程2周。但如果咳嗽症状出现1~2周后使用常常不能有效控制症状，治疗的目的更多地在于防止疾病的传播。支气管舒张药、H_1受体拮抗药和吸入糖皮质激素往往无效。可对症使用镇咳药物控制症状。

（三）慢性咳嗽

CVA、UACS、EB、GERC在所有慢性咳嗽的门诊患者中占70%~95%。这些患者容易被误诊为"慢性支气管炎"，有些甚至长期服用抗生素或镇咳药物，需要引起注意。现简介如下。

1. CVA

其本质为哮喘，咳嗽为其主要临床表现，常表现为刺激性干咳。患者可无明显喘息、气促等典型的哮喘症状。但是，其发作特点和诱因与哮喘基本一致，比如容易在夜间出现咳嗽，常常在接触冷空气、刺激性气体或上呼吸道感染后诱发或原有症状加重。一般镇咳药效果欠佳，但支气管舒张药和糖皮质激素治疗常常有效。

因为其本质为哮喘，因此具有气道高反应性。肺通气功能检查常正常，但是支气管激发试验阳性为其重要特征。

其治疗和哮喘相同，主要使用吸入糖皮质激素和支气管舒张药。

2. UACS

曾称为鼻后滴漏综合征（PNDs），在欧美国家是引起慢性咳嗽的首位病因。病因包括一系列呼吸道炎症：①各种原因所致的鼻炎：感染性鼻炎（如普通感冒、细菌性鼻炎）、过敏性鼻炎（常年性过敏性鼻炎和季节性过敏性鼻炎）、血管运动性鼻炎（药物、理化因素、情绪等所致）、药物性鼻炎（主要包括阿司匹林等NSAIDs）等。②鼻-鼻窦炎：病因包括感染和过敏（主要针对真菌或NSAIDs）。

咳嗽以白天为主，常常在清晨或体位改变时出现，睡后较少咳嗽。除咳嗽外，患者常常有鼻塞、流涕、咽干、异物感、反复清咽喉、咽后壁黏液附着感或滴流感等症状。这些症状虽不具备特异性，但对诊断具有一定的提示作用。查体可见口咽部黏膜呈鹅卵石样改变，或发现咽部有黏液附着。

UACS引起咳嗽的主要机制为分布在上气道内的咳嗽反射传入神经受到了机械刺激。由于部分患者并没有后鼻滴流症状，而且后鼻滴流并不一定是咳嗽的直接原因，因此目前PNDs的名称逐渐被UACS所取代。

UACS的治疗主要是针对引起咳嗽症状的鼻和鼻窦疾病的治疗。根据不同的病因选择不同的治疗措施。①避免过敏源暴露：主要是过敏性鼻炎患者。②改善炎症反应和分泌物的产生：对于非过敏性因素所致者，可首选第1代抗组胺药（代表药物为马来酸氯苯那敏）和减充血剂（常用药物为盐酸伪麻黄碱）。多数患者在治疗后数天至2周内症状改善。针对过敏性鼻炎则可选用无镇静作用的第2代抗组胺药联合鼻腔吸入糖皮质激素（常用药物丙酸倍氯米松，每鼻孔50μg/次，1~2次/d，或相当剂量的其他吸入激素）。③控制感染：细菌性鼻窦炎需应用抗菌药物。急性细菌性鼻窦炎的常见病原为肺炎球菌和流感嗜血杆菌，因此可选用β内酰胺类、新型大环内酯类、氟喹诺酮等药物。阿莫西林（或加酶抑制药）可作为首选治疗药物。注意根据细菌的耐药性选择治疗药物。对于抗感染治疗效果欠佳或分泌物较多者，可同时使用鼻腔吸入糖皮质激素、抗组胺药及减充血剂减轻炎症。慢性细菌性鼻窦炎以厌氧菌、链球菌等为主要病因，可有生物被膜形成。治疗仍然以β内酰胺类为主，可采用大环内酯类抗生素抑制生物被膜的产生，对减少复发有一定的效果。抗生素一般用至症状消失后数天至1周。治疗效果欠佳时选择鼻腔冲洗、引流或手术治疗。④纠正鼻腔解剖学异常：处理鼻中隔、鼻息肉、鼻甲等问题。

3. EB

EB是以气道嗜酸性粒细胞浸润为特征的支气管炎，是慢性咳嗽的重要原因。和哮喘不同，EB缺乏气道高反应性。其主要临床表现为慢性刺激性干咳，且常常为唯一临床症状。咳嗽白天或夜间均可出现，部分患者对油烟、灰尘、刺激性气味或冷空气敏感，可诱发咳嗽症状。体格检查常常无异常发现。肺通气功能及呼气峰流速变异率（PEFR）正常。支气管激发试验阴性。

EB的临床表现缺乏特异性，诊断主要依靠诱导痰的细胞学检查。诱导痰细胞学检查示嗜酸性粒细胞占白细胞比例≥3%，结合上述临床症状和肺功能检查，在除外其他嗜酸性粒细胞增多性疾病后，可诊断为EB。

EB对糖皮质激素治疗反应良好，治疗后咳嗽常常明显减轻或消失。常用丙酸倍氯米松（250～50μg/次，2次/d）或等效剂量的其他吸入糖皮质激素。连续使用4周以上。初始治疗时可联合应用泼尼松口服，每天10～20mg，使用3～7d。支气管舒张药治疗无效。

4. GERC

胃食管反流病（GERD）是引起慢性咳嗽的重要原因之一。患者多表现为白天、直立位时出现的咳嗽，少部分患者可以有夜间咳嗽。少数患者有GERD的典型表现，如胸骨后烧灼感、反酸、嗳气、胸闷等。部分患者可因为存在微量误吸，出现咽喉部症状。大部分患者咳嗽症状为唯一表现。其发生机制并未完全明了，可能包括刺激上呼吸道咳嗽反射的传入神经、反流物吸入下呼吸道以及刺激食管－支气管咳嗽反射等。最后一种机制可能是最重要的原因，即反流至远端食管时就可以引起咳嗽。应当注意的是，GERC的反流并非都是酸反流，少数患者也存在碱反流的情况。

对于慢性咳嗽患者，在除外CVA、EB、UCAS后应考虑GERC的可能。尤其是患者存在反流症状，或和进食有关的咳嗽时，更应注意其可能。通过24h食管pH监测可明确GERD的诊断，并可能发现反流和咳嗽的相关性。其他检查如胃镜、上消化道造影等对诊断的价值有限。

对于诊断明确的患者，首先应规范地治疗GERD，措施如下。①调整生活方式：减重、少食多餐、避免过饱和睡前进食，避免加重反流的食物、饮料和行为，如酸性食物、油腻食物、咖啡、吸烟等。夜间休息时应采取高枕卧位。②制酸药：首选质子泵抑制药，或选用H_2受体拮抗药。③促胃动力药：如多潘立酮。④治疗胃十二指肠的基础疾病：如慢性胃炎、消化性溃疡等。内科治疗2～4周后才能出现明显的疗效，总疗程常常需要3个月以上。少数内科治疗失败的严重反流患者，可考虑抗反流手术治疗。

5. AC

AC是慢性咳嗽的病因之一。患者表现为阵发性刺激性咳嗽，多为干咳，常有咽喉发痒。刺激性气体、冷空气或讲话等可诱发症状。多数患者有特异质，可表现为皮肤过敏源皮试阳性、外周血IgE增高等。肺功能正常、支气管激发试验阴性可和支气管哮喘鉴别，诱导痰嗜酸性粒细胞比例无增加和EB鉴别，患者亦不具备过敏性鼻炎的典型症状。治疗可选用抗组胺药物和（或）糖皮质激素。AC目前还不能确定为一种独立的疾病，它和其他疾病之间的关系有待进一步的观察和研究。

6. 血管紧张素转换酶抑制药（ACEI）诱发的咳嗽

咳嗽是ACEI类药物的常见不良反应，发生率为10%～30%，主要症状为刺激性干咳，多有咽干、咽痒、胸闷等，症状以夜间为重，平卧后可加重。其主要机制为ACEI类药物抑制缓激肽及其他肽类物质的分解，这些炎症介质可刺激肺内J受体，引起干咳。同时，ACEI可引起气道反应性增高。停用ACEI后咳嗽症状缓解可确诊，通常在停药1～4周后咳嗽明显减轻或消失。对于ACEI类药物引起咳嗽的患者，可使用血管紧张素Ⅱ受体拮抗药（ARB）替代ACEIs。

7. 心因性咳嗽

其又称习惯性咳嗽，常常与焦虑、抑郁等有关，儿童更为多见。典型表现为日间咳嗽，可表现为高调咳嗽，当注意力转移时咳嗽症状可消失，夜间休息时无咳嗽。心因性咳嗽的诊断需要排除其他器质性疾病所致的咳嗽。成年患者在治疗时以心理咨询或精神干预为主，可适当辅助性应用抗焦虑药物。

五、慢性咳嗽的诊断程序

对慢性咳嗽的患者进行诊断时应重视下述问题。

（1）注意询问咳嗽发生的时相、特点、伴随症状和诱发因素。

（2）病史的采集，除了解下呼吸道疾病（如急慢性支气管炎）的相关症状外，还应特别关注上呼吸道疾病（耳鼻咽喉）症状和病史、消化系统疾病（尤其是胃食管反流性疾病）、个人和家族过敏性疾病史、药物治疗史（包括ACEI类等药物的使用、对抗生素、支气管舒张药等药物的治疗反应）。

（3）根据上述情况选择相关的检查。首先进行X线检查以明确有无明显的肺、心脏和胸膜病变等。如果胸片有阳性发现，可根据具体情况选择进一步的检查和治疗。如胸片基本正常，可参考图4-1的慢性咳嗽诊断流程［引自中华医学会呼吸分会制定的咳嗽的诊断与治疗指南（草案）］，逐步明确咳嗽的病因。

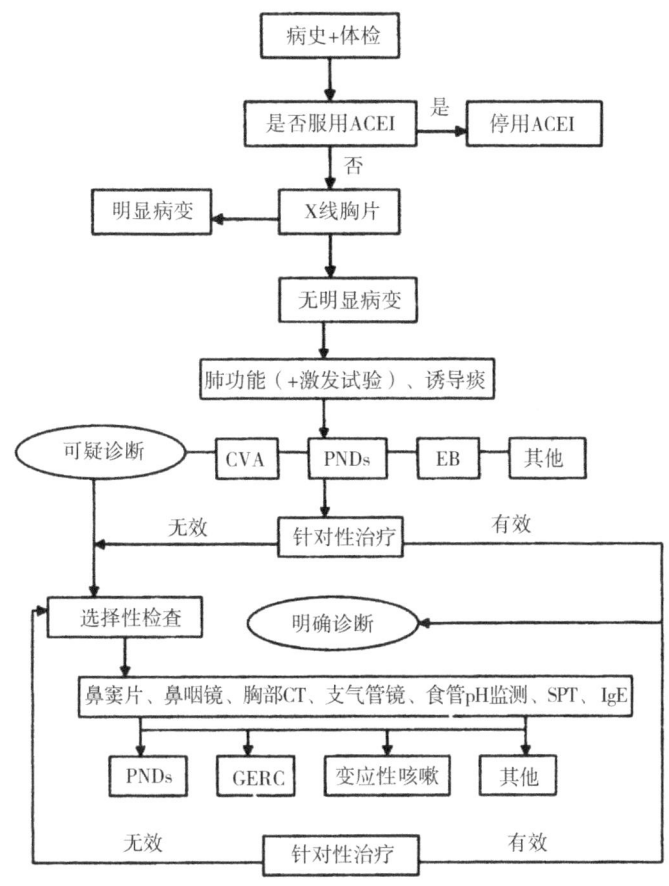

图4-1 慢性咳嗽的诊断流程

（4）对于临床症状较为典型的慢性咳嗽患者，可根据疾病的临床特征进行初步的判断，并同时进行试验性治疗。

（5）对于临床症状不典型的患者可按照先常见后少见，先易后难，先无创后有创的检查顺序进行。如可先后进行肺功能（包括支气管激发试验）、诱导痰、耳鼻喉科的鼻咽镜检查、鼻窦CT、特异质的相关检查（外周血嗜酸性粒细胞、IgE、SPT）、24h食管pH值监测等。

（6）对于慢性咳嗽常规检查仍不能明确病因的患者，应进行HRCT、支气管镜和心脏的相关检查，以明确有无不典型的气道病变（如支气管内膜结核、支气管扩张）、慢性充血性心力衰竭等。

六、常用咳嗽治疗药物

咳嗽作为一种防御性反射，有利于清除呼吸道分泌物和异物，因此程度较轻时无须处理。对于分泌物较多，尤其是感染后痰液黏稠的患者应以抗感染和化痰治疗为主，应避免使用镇咳药物。对于慢性咳嗽，在病因不明确时，一般不建议使用强镇咳药物。但是，当剧烈干咳对患者的工作和休息造成严重影响时，可适当给予镇咳药物控制患者的症状。

（一）镇咳药

1. 中枢性镇咳药

该类药物主要作用于延脑的咳嗽中枢，又分为依赖性和非依赖性镇咳药。前者包括吗啡类生物碱及其衍生物，镇咳作用明显，但也具有成瘾性，仅在其他治疗无效时短期使用。非依赖性镇咳药多为人工合成，如喷托维林、右芙沙芬等，无镇痛作用和成瘾性，临床应用广泛。

（1）依赖性镇咳药：①可待因：作用于中枢 μ 阿片肽受体，止咳作用强而迅速，同时具有镇痛和镇静作用。在有效剂量下具有成瘾性和呼吸抑制作用。口服或皮下注射，每次 15～30 mg，每天用量为 30～90 mg。②福尔咳定：作用与可待因相似，但成瘾性较弱。口服每次 5～10 mg。

（2）非依赖性镇咳药：①右美沙芬：作用于中枢和外周的 sigma 受体，是目前临床上应用最广泛的镇咳药，用于多种 OTC 镇咳药物。作用与可待因相似，但无镇痛作用，偶可引起轻度嗜睡。治疗剂量下对呼吸中枢无抑制作用，不产生依赖性和耐受性。口服每次 15～30 mg，3～4 次 /d。②喷托维林：作用强度为可待因的 1/3，有轻度的阿托品样作用和局麻作用，大剂量时还具有抗惊厥和解痉作用。口服每次 25 mg，3 次 /d。青光眼及心功能不全者慎用。③右啡烷：右美沙芬的代谢产物，耐受性良好。

2. 外周性镇咳药

此种药物可抑制咳嗽反射弧中的感受器、传入神经以及效应器的某一环节，包括局部麻醉药和黏膜防护剂。

（1）苯丙哌林：非麻醉性镇咳药，作用为可待因的 2～4 倍。抑制咳嗽冲动的传入，同时对咳嗽中枢亦有抑制作用，不抑制呼吸。口服每次 20～40 mg，3/d。

（2）莫吉司坦：非麻醉性镇咳药，是一种乙酰胆碱拮抗药，作用较强。口服每次 100 mg，3 次 /d。

（3）那可丁：为阿片所含的异喹啉类生物碱，作用与可待因相当。口服每次 15～30 mg，3～4 次 /d。

（二）祛痰药物

祛痰药物可以选用 N- 乙酰半胱氨酸、盐酸氨溴索、愈创甘油醚、桃金娘油和中药祛痰药等。

（三）抗组胺药物

常用的 H_1 受体拮抗药包括氯苯那敏、氯雷他定、西替利嗪等，主要用于 UACS、普通感冒和感染后咳嗽的治疗。

第二节 咯血

咯血是呼吸内科临床常见的临床症状，占到呼吸内科门诊量的 7%～15%，也是呼吸内科经常遇到的急症之一。所谓咯血是指喉以下呼吸道任何部位的出血，经喉头、口腔而咳出。据统计，咯血 5% 来自肺动脉系统出血，由于肺循环压力低，多数出血量不大。另外 95% 则来源于支气管动脉，由于支气管动脉属于体循环，其血管腔内压力高，因此常常出血量较大。

一、咯血的病因学

引起咯血的病因众多。据统计有 100 种以上的疾病可以引起咯血，包括很多系统疾病，如呼吸系统、心血管系统、血液系统等。呼吸系统疾病中引起咯血的常见病主要有支气管炎、支气管扩张、肺结核、肺炎、肺癌、肺脓肿、硅肺等。比较少见的疾病包括肺吸虫病、肺包虫病、肺阿米巴病等，心血管疾病中引起咯血的常见病包括风湿性心脏病、高血压心脏病、动静脉畸形、肺动脉高压、主动脉瘤等，血液系统疾病中引起咯血的常见病有血小板减少、白血病、再生障碍性贫血等。另外某些药物可引起咯血，如阿司匹林、青霉胺、华法林、肝素、溶栓药物等。其他少见的原因有氧中毒、胸部外伤以及妇女替代性月经等。根据其发生原因及特点将咯血加以分类如下，以帮助理清临床上诊断和鉴别诊断思路。

（1）感染性因素：分枝杆菌感染（主要为结核杆菌感染）、真菌感染、肺脓肿、坏死性肺炎（克雷白杆菌、葡萄球菌、军团菌感染）、寄生虫感染（肺包虫、肺吸虫病）。

（2）医源性因素：Swan-Ganz 导管、支气管镜检查、透支气管壁活检、经支气管壁针吸活检。

（3）创伤性因素：肺部顿挫/贯通伤、吸引性溃疡、气管支气管动脉瘘。

（4）肿瘤性因素：支气管肺癌、支气管腺瘤、支气管、肺转移瘤、肉瘤。

（5）儿童咯血：支气管腺瘤、异物吸入、血管畸形。

（6）血管疾病：肺梗死、栓塞、二尖瓣狭窄、动脉血管瘘、动静脉畸形、支气管毛细血管扩张症、左心衰竭。

（7）凝血障碍：血管性血友病、血友病、抗凝药治疗、血小板减少性紫癜、血小板功能障碍、弥散性血管内凝血。

（8）血管炎：白塞病、韦格纳肉芽肿病。

（9）肺疾病：支气管扩张病、慢性支气管炎、肺气肿性大疱。

（10）其他：淋巴管平滑肌瘤病、子宫内膜异位症、尘肺、支气管结石、特发性咯血。

感染为咯血的最常见原因，占全部咯血原因的60%~70%。其机制是由于感染引起炎症反应，导致黏膜充血水肿，血管扩张，继而破裂造成出血。根据美国统计资料，感染性支气管炎占咯血原因的26%，肺炎占10%，结核占8%。而在发展中国家则以结核为咯血的最常见原因，如南非咯血的原因中，由结核引起的可高达73%。侵袭性感染为导致咯血最常见的感染因素，除结核外，主要为细菌。例如，金黄色葡萄球菌、肺炎克雷白杆菌等细菌的感染，侵袭性真菌感染也比较常见。与其他感染相比，肺鼠疫更容易出现咯血。病毒感染，如流感病毒、SARS、高致病性禽流感也可出现咯血。HIV感染者出现咯血的最常见原因也是肺炎，但部分可因Kaposi肉瘤等并发症而出现咯血。原发肺部肿瘤可占到咯血患者的23%，其中支气管源性肿瘤占到50%。良性或恶性肿瘤的出血可继发于浅表黏膜的受累、糜烂或血管过于丰富造成血管破裂。转移瘤很易引起咯血。肿瘤可引起继发感染，也可导致咯血。

二、咯血的病理生理

气管支气管树黏膜的急慢性炎症反应可导致血管扩张、黏膜剥脱、萎缩及糜烂甚至溃疡，常常可导致局部出血。由于气管、支气管血管丰富而且脆弱，轻微的创伤即可引起出血，如支气管检查中进行的负压吸引。肺组织的坏死也是引发咯血的常见机制。肺栓塞、各种病原引起的肺炎、肺血管炎均可导致肺组织缺血坏死。肺静脉回流受阻可以导致肺静脉及肺泡毛细血管压力升高，严重时可以导致毛细血管通透性增加甚至破裂，从而导致咯血。这种机制主要见于左心功能不全及二尖瓣狭窄所致的咯血。

肺结核是引起咯血的常见原因。活动期结核出血主要由于局部组织坏死。严重者可以形成空洞，而空洞壁的动脉血管扩张可以形成梨形的Rasmussen动脉瘤，可引起致死性咯血。尸体解剖表明，这种动脉瘤的发生在肺结核咯血死亡的病例中不到10%。更为常见的是支气管循环血管的增生、扩张及扭曲，也可见到支气管动脉与肺动脉的短路。这些异常在支气管扩张、囊性纤维化和肺脓肿也是非常多见的。然而更多的咯血发生在结核痊愈后数年，主要由于局部形成支气管结石、继发于瘢痕组织的肿瘤以及结核继发的支气管扩张。

支气管肺癌血供丰富，但选择性支气管动脉造影显示仅约不到4%存在血管异常，因此很少会出现大血管破裂。此类患者主要由于肿瘤浸润黏膜或肿瘤组织坏死所致，因而多数为少量出血，罕有大咯血发生。

三、咯血的诊断与评价

咯血的诊断有时相当困难，而病史、体格检查对病因诊断是不可或缺的，因此诊断的第一步是进行详细的病史询问和体格检查。通过这些可以比较明确地确定咯血的量和出血速度，从而为下一步的检查、治疗提供依据。关于非大咯血的诊断流程见图4-2。对于大咯血患者的处理应以积极挽救生命为主要目的，同时应尽可能进行相应的检查，其处理流程有别于非大咯血的诊断流程（图4-3）。

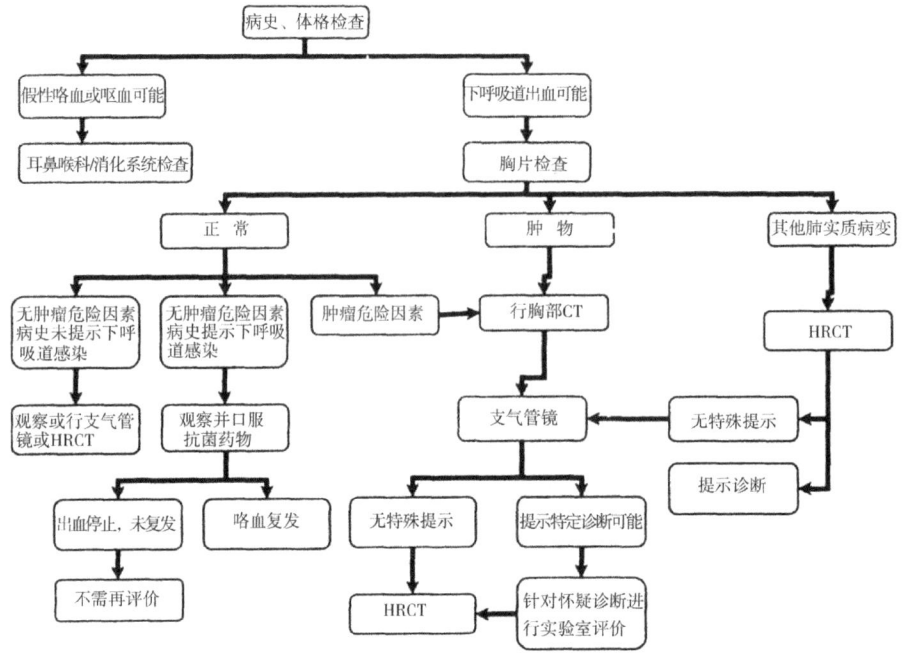

图 4-2 非大咯血的临床诊断流程

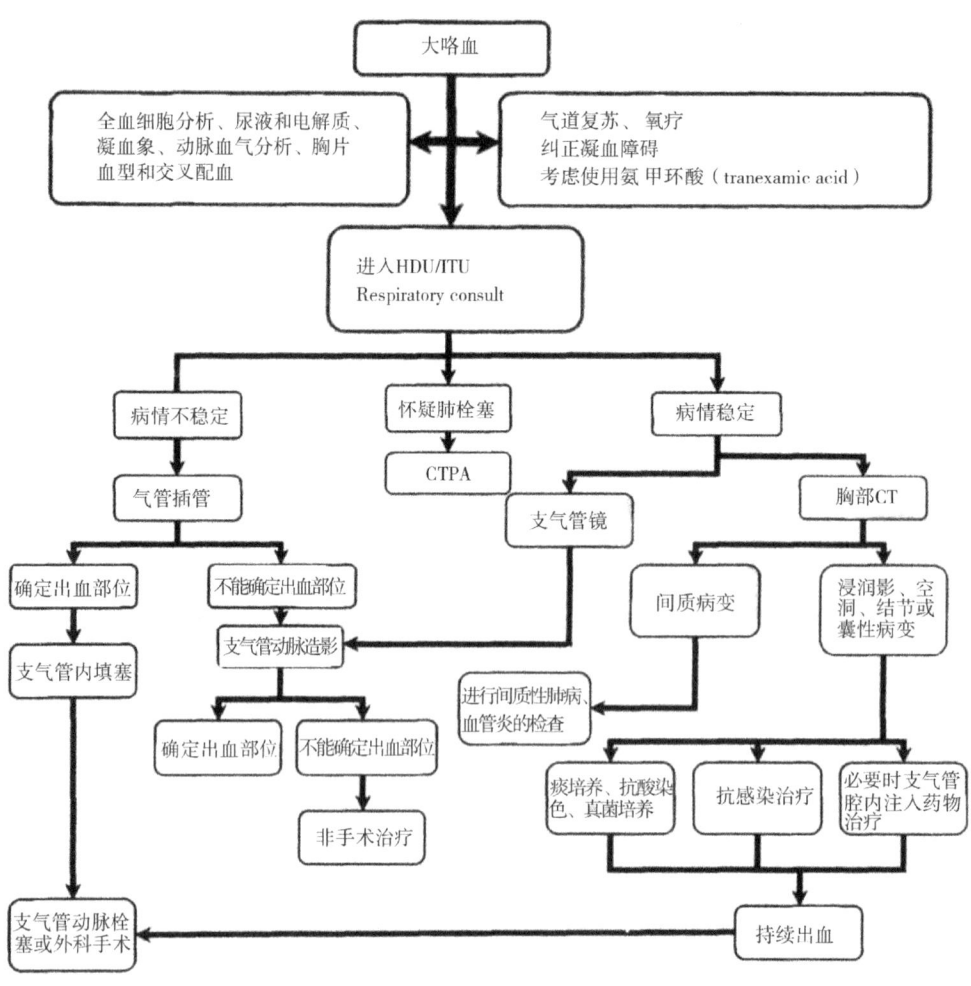

图 4-3 大咯血的临床处理流程

（一）咯血量的判定

咯血诊断最重要的是确定咯血的速度，但是临床上对咯血准确定量比较困难。可以将痰液收集在标有刻度的容器内进行估测。速度不快，量不大，则会有充分的时间对病因、出血部位做出评价，进而进行相应的治疗。若为快速而大量出血，则在进行必要检查的同时应积极进行治疗，如维持气道的通畅，输血，进行侵袭性治疗。咯血量速度的界定一般根据 24 h 内咯血量，可以将咯血分为：小量咯血，即指每 24 h 咯血少于 100 mL；中等量咯血，指每 24 h 咯血 100～500 mL；大咯血，通常指在 24 h 超过 500 mL 或一次咯血量在 100 mL 以上。当然，这种分类是人为定义的，目前存在着不同的分类方法。

（二）病史

详细地询问病史可以为判断出血的部位和原因提供重要线索，因此一定要认真询问患者的现病史、既往史、个人史等信息（表 4-2 和表 4-3）、年龄、营养状态、合并存在的疾病或某些特异性表现，这些将有助于诊断和鉴别诊断。出现咯血时的年龄对判断原因有一定帮助，一般支气管扩张和二尖瓣狭窄咯血首次发生的年龄多在 40 岁以前，而支气管肺癌发生咯血的年龄多在 40 岁以后。咯血与其他呼吸道症状的关系具有一定的诊断价值。例如，单纯咯血很少是支气管肺癌的首发症状，支气管肺癌通常多有咳嗽性质改变、疲劳等症状。另外，若肿瘤发生于大的支气管，则可能较早出现咯血，而外周性肿瘤咯血则出现较晚。

表 4-2　咯血询问病史时的注意事项

年龄
发病特点：发病的急缓，是否反复发作
咯血发生的时间及与其他症状的关系
是否伴随胸痛
心肺疾病史
吸烟史
痰液的性状
上呼吸道及消化道症状

表 4-3　具有鉴别诊断价值的病史信息

脓性痰	感染：支气管扩张、细菌性肺炎、肺脓肿
咯血无脓性痰	结核、肿瘤、病毒感染、自身免疫性疾病等
粉红色泡沫痰	左心衰、弥漫性肺泡出血等
伴发热	感染性、血管炎等
伴多部位出血	血液系统疾病、抗凝或溶栓药物、钩端螺旋体病、流行性出血热、自身免疫性疾病等
伴胸痛	外伤、肺栓塞、肺炎累及胸膜等

若咯血与月经周期相关，则可能为子宫内膜异位症。存在劳力性呼吸困难、端坐呼吸或夜间阵发性呼吸困难则提示充血性心力衰竭或二尖瓣狭窄。存在发热、咳痰，则可能为上呼吸道感染、急性鼻窦炎、急性支气管炎、肺炎、肺脓肿或支气管扩张继发感染。HIV 感染或存在免疫抑制的状态，则肿瘤、结核或 Kaposi 肉瘤可能性大。存在胸膜性胸痛、小腿压痛，则应注意肺栓塞的可能。长期吸烟，则慢性支气管炎、肺癌、肺炎的可能性增加。某些疾病疫区的生活或旅行史，则对肺吸虫病、血吸虫病、阿米巴病、鼠疫等疾病的诊断具有一定价值。详细的流行病学史，则可能对鼠疫、SARS、流感病毒性肺炎、高致病性禽流感病毒性肺炎等呼吸道传染病具有强烈的提示。伴有显著体重减轻的患者，应注意肺癌、肺结核、支气管扩张、肺脓肿及 HIV 感染。

应注意其他系统受累的表现。例如，若存在血尿的病史，则应注意可能存在系统性血管炎。存在多部位出血的表现则可能为凝血功能障碍引起的咯血。痰的性状对诊断也具有一定价值，若为粉红色泡沫痰，则说明存在肺水肿；铁锈色或脓性痰，常提示存在下呼吸道感染或有支气管扩张症的基础。

当然，咯血诊断的第一步是确定咯血的存在。临床上，咯血应首先要排除假性咯血和呕血。所谓假性咯血是指喉以上病变引起的咯血，应仔细询问病史，了解"血痰"排出的方式及相应伴随的症状。而呕血和咯血在临床上鉴别起来有时还有一定难度，临床实践中应注意鉴别（表4-4）。

表4-4 咯血与呕血的鉴别

	咯血	呕血
病史	无恶心及呕吐	存在恶心及呕吐
	肺病史	胃病或肝病史
	可出现窒息	窒息少见
痰检查	多泡沫	泡沫少
	液状或有血块	咖啡样
	鲜红或粉红	棕色至黑色
实验室检查	痰液为碱性	痰液为酸性
	混合有巨噬细胞和中性粒细胞	混合食物残渣

另外，患有黏质沙雷菌引起的肺炎可产生红色色素痰，阿米巴脓肿破入支气管，可以出现鱼酱色痰，两种情况均可误认为咯血，但痰潜血阴性可资鉴别。

（三）体格检查

在全身系统体格检查的基础上，应重点注意以下临床体征。口唇黏膜毛细血管扩张见于Rendu Osler-Weber病。杵状指与支气管扩张、肺脓肿、肺癌及其他疾病相关。舒张期雷鸣样杂音及开瓣音提示存在二尖瓣狭窄。颈部、锁骨上淋巴结肿大提示支气管肺癌可能。鼻中隔或中线结构的溃疡可见于韦格纳肉芽肿病。局部出现湿性啰音、哮鸣音及鼾声可能提示为血块吸入导致，而并不一定是活动出血的部位。呼吸频率、口唇发绀对于客观判断气道或肺内积存血液的情况，判断患者病情具有重要意义。

（四）实验室检查

如果情况允许，对于咯血患者应进行基本的辅助检查（表4-5）。应收集所有痰液，一方面可以估计咯血量；另一方面可以检视痰液的性状，以辅助诊断，还可以进行病原学、细胞学检查。血常规检查除可提供白细胞的信息外，还可以观察是否有贫血。贫血的出现一方面可与出血量大有关，另一方面可能反映某些系统性疾病。例如，肺血管炎引起的弥漫性肺泡出血，常可出现显著的贫血，而且贫血与肺部阴影及缺氧情况密切关联，这为其重要特征。血小板及凝血象的检查常可揭示患者是否存在血液系统疾病。

表4-5 咯血需要进行的基本辅助检查

外周血全细胞计数、分类计数、血小板计数
凝血酶原时间、部分凝血活酶时间、国际标准化比值
尿常规
痰普通细菌、抗酸杆菌、真菌涂片及培养
痰细胞学检查
结核菌素纯蛋白衍化物试验（球孢子菌、组织胞浆菌皮肤试验、血清学试验）
血气分析
X线胸片

（五）胸部影像学检查

胸片为咯血患者的常规检查。通常胸片可以提示咯血的原因，如发现左房增大，Kerley B线提示二尖瓣狭窄。空洞中出现可移动的团块，或更为典型的表现新月征，则提示曲菌球的可能。中央团块而远端肺组织含气量减少，甚至肺不张，则常常提示支气管肺癌可能。有一点必须强调，胸片上出现异常的部位有时并非是出血部位。若胸片未见明显异常，则应常规进行胸部 CT 检查。CT 为咯血诊断的非常有用的工具，胸部高分辨 CT 有助于支气管扩张、弥漫性肺病的诊断。

（六）支气管镜检查

支气管镜常常是确定咯血原因必不可少的检查，除此之外还能够帮助定位。轻、中度咯血患者，可行支气管镜检查。若原因明确，则支气管检查并非必需。大咯血患者应进行支气管镜检查以确定出血部位，确定病因则并不是主要的。如需要急诊手术，则此检查更为必要。一般下列情况需要进行可弯曲支气管镜检查：①怀疑有局部病变者。②对于胸片正常或非局限性异常为除外支气管内病变者，应尽可能早做以提高诊断阳性率。③有肺癌可能或为高危险因素者，如男性、年龄超过 40 岁、有吸烟史。④咯血超过 1 周或每次咯血超过 30 mL 者，应尽快明确诊断。⑤大咯血准备进行气道内介入治疗或外科手术治疗者，需要准备好抢救措施，在严密监护下进行可弯曲支气管镜检查，以明确出血部位或病因指导下一步手术方案的制订。

是否在活动出血时进行支气管镜检查曾有争议，有学者担心支气管镜检查会加重活动出血。但目前的共识是在活动出血时进行支气管镜检查是安全的，并且诊断价值很高。活动出血时，有更高的概率来判断出血部位，从而进行进一步诊断采样。而没有活动出血时，仅约 50% 患者能够确定出血部位。

对于非大咯血的患者，应使用可弯曲支气管镜检查。由于可以观察到段乃至亚段水平的病变，因此可以显著提高诊断阳性率。而对于大咯血者，则主张使用硬质支气管镜。由于硬质支气管镜有较大的腔道，可以及时吸除血块，一方面，可以保持气道通畅，保证患者安全；另一方面，则可使视野更清楚，以利于诊断。必要时，还可进行机械通气或进行局部止血治疗，可以将硬质气管镜与可弯曲镜结合使用。

（七）支气管肺血管造影

大咯血经初步保守治疗咯血无好转者，或出血危及生命的大咯血应行血管造影。由于大咯血多由支气管动脉引起，因此首选支气管动脉造影。对于肺循环异常，如肺动静脉瘘、医源性肺动脉破裂或肺动脉栓塞引起的咯血则应进行肺动脉造影。

四、咯血的治疗

（一）一般治疗

对于咯血的患者应卧床休息，保持安静，避免过度紧张，必要时适当镇静。咳嗽对止血存在影响，因此应适当镇咳治疗。若能够确定为何侧出血，则应向患侧卧位。对于病因明确的咯血，则应针对病因进行治疗。例如，肺血管炎引起的弥漫性肺泡出血，则应进行血浆置换和肾上腺皮质激素冲击治疗。而感染因素引起的咯血则应积极控制感染。

（二）大咯血的紧急处理

如果出血非常严重，出现了明显的呼吸衰竭，此时应紧急进行气管插管。通过气管插管吸出积血以挽救患者生命。建立人工气道后便于进行可弯曲气管镜检查。若判断出血的部位，则可视情况插入双腔气管插管，将出血侧和健侧主支气管隔离，至少保证一侧肺功能。清理呼吸道后如患者呼吸衰竭仍不缓解，则应及时进行机械通气治疗。

（三）药物治疗

静脉滴注垂体后叶素或血管升压素可使动脉收缩，从而达到止血目的。但其可以引起全身血管的收缩，并可引起子宫收缩，因此存在冠心病或高血压者应慎用，妊娠者则禁止使用。国内主要使用垂体后叶素，为脑垂体后叶的水溶性成分，内含催产素与加压素，是大咯血的常用急救药物。大咯血时给予垂体后叶素 5～10 U，用 5% 葡萄糖液 20～40 mL 稀释后缓慢静脉注射（10～15 min），必要时 6 h 后重复注射。每次最大剂量不能超过 20 U。在给予负荷剂量后，可以 10～20 U 加入 5% 葡萄糖溶液中以 0.1～0.2 U/min 静脉滴注维持，也可选择其他血管升压素类药物。注意这类药物使用后，有可能减少出血，从而在进行支气管动脉造影时无法清晰显示出血部位，为后续的诊断、治疗造成困难。

酚妥拉明为 α 肾上腺素能阻滞药，对于大咯血患者可给予 10～20 mg 加入 5% 葡萄糖或 5% 葡萄糖盐水 500 mL，静脉缓慢滴注。其止血机制推测为通过直接扩张血管，使肺血管阻力降低，肺动静脉压降低，从而减轻出血。由于其为血管扩张药，对于存在高血压、冠心病患者更为适用。其他扩张血管药物如压宁定、硝酸酯类也可能具有一定效果。

普鲁卡因也具有一定扩血管作用，在其他治疗效果不佳时也可试用。具体用法为：0.5% 普鲁卡因 10 mL（50 mg），用 25% 葡萄糖液 40 mL 稀释后缓慢静脉注射，1～2 次/d；或取 150～300 mg 溶于 5% 葡萄糖液 500 mL，持续静脉滴注。用药量不能过大，速度不宜过快，否则可引起颜面潮红、谵妄、兴奋、惊厥，对出现惊厥者可用异戊巴比妥或苯巴比妥钠解救。用药前须行皮试，有本药过敏史者禁用。

浸润性肺结核、肺炎所致的咯血经上述治疗效果不佳时，可考虑应用肾上腺糖皮质激素，以抑制炎症反应、稳定细胞膜、降低体内肝素水平。可口服泼尼松 30 mg/d，或静脉注射氢化可的松 100～300 mg/d，见效后减量，使用时间不宜超过 2 周。

其他促进凝血的药物如氨甲环酸、卡巴克洛（安络血）、酚磺乙胺、5-氨基己酸、巴曲酶、维生素 K、云南白药均可试用。对于肝素抗凝治疗引起的咯血或存在凝血功能障碍或肝功能不全者可用鱼精蛋白 50～100 mg 加入 25% 葡萄糖注射液 40 mL 缓慢静脉注射，2 次/d，不能超过 3 d。

（四）支气管镜治疗

为控制出血，可在行支气管镜检查时局部给予止血药物，通常使用 1：20 000 的肾上腺素，还可试用凝血酶溶液。但这些治疗对大咯血的确切疗效尚不肯定，缺乏可靠循证医学的证据。

对于大咯血患者，可通过放入球囊导管至出血的支气管，充气阻塞出血的支气管，以防止血液吸入其他大气道，保证其畅通，维持通气、气体交换，防止发生呼吸衰竭甚至窒息。球囊的直径可视出血支气管的大小而灵活选择。近来有人设计了一种双腔止血球囊，通过气管镜活检腔道放置，可同时注入止血药物。留置后可将气管镜撤出，以方便球囊留置后再进入内镜观察出血情况。球囊阻塞治疗仅是临时性的治疗措施，长时间压迫可能会使支气管黏膜坏死，因此一般留置不超过 24 h。

在支气管镜下还可通过电烧蚀、冷冻、激光等技术，对出血的病变进行直接的处理，从而达到止血的目的。对于出血部位位于支气管远端、支气管镜不能看到出血确切部位者，不宜使用电烧蚀或激光治疗，这可能会造成支气管的穿孔。这种情况下可使用镜体或球囊直接阻塞出血的支气管，达到止血目的。

（五）支气管动脉栓塞治疗

随着技术的逐渐成熟，应用支气管动脉栓塞治疗支气管大出血越来越普遍。通过选择性支气管动脉造影首先确定出血的血管。某些表现常提示为出血的部位，如造影剂从血管壁溢出或见到管径增粗或动脉瘤样扩张的扭曲血管。通过向出血部位的供应血管局部注入聚乙烯醇泡沫、异丁基 -9- 氰基丙烯酸盐、Gianturco steel coils 或可吸收的明胶海绵等颗粒来进行栓塞止血。这种治疗方法控制大咯血的成功率在 64%～100%，但是 16%～46% 的患者会复发，但一般不会再出现大咯血。支气管动脉栓塞的失败率可达 13%，主要是由于来自膈动脉、肋间动脉、内乳动脉或锁骨下动脉的吻合支的出血。支气管肺动脉栓塞的并发症主要包括血管穿孔、内膜撕裂、胸痛、发热、全身其他部位栓塞及神经系统并发症，另外栓塞本身也可引起咯血。若发现脊髓前动脉自支气管动脉发出，则不能进行栓塞治疗，因可能导致脊髓梗死而致截瘫。应用同轴微导管系统可以减少这一并发症的出现。

（六）外科手术治疗

对于局部病变引起的出血可考虑外科手术治疗。报道的手术死亡率为 1%～50% 不等。对于呼吸功能储备不足或无法切除的肺癌，则不适于外科手术治疗。一般仅在支气管动脉栓塞治疗不能进行或可能无效时才考虑外科手术切除，但主动脉瘤破裂、动静脉畸形、包虫病、医源性肺动脉破裂、胸部外伤、支气管肺腺癌、其他治疗无效的足分枝菌病引起的危及生命的大咯血仍然以手术治疗为主。

（七）其他治疗

经各种治疗，咯血仍不能控制者，外科手术禁忌或无法进行，可考虑进行肺萎陷疗法。若出血部位明确，可采用人工气胸法；若出血部位未明或出血来自下肺者，可用人工气腹疗法。膈肌及胸膜粘连、严重心肺功能不全则不宜采用萎陷疗法。

第三节 胸痛

一、病因和机制

（一）胸壁疾病

胸壁疾病如皮下蜂窝织炎、带状疱疹、肋间神经炎、非化脓性肋软骨炎（Tietze病，第1和第2肋软骨疼痛肿胀）、流行性胸痛、肌炎和皮肌炎、肋骨骨折、强直性脊柱炎、颈椎病、急性白血病、多发性骨髓瘤等，这些疾病累及或刺激了肋间神经和脊髓后根传入神经引起疼痛。

（二）胸腔内脏器疾病

其主要通过刺激支配心脏和大血管的感觉神经、支配气管、支气管和食管迷走神经感觉纤维引起胸痛，累及胸膜的病变则主要通过壁层胸膜的痛觉神经（来自肋间神经和膈神经）。

（1）心血管疾病：如心绞痛、急性心肌梗死、心肌炎、急性心包炎、肥厚性心肌病、主动脉瘤、夹层动脉瘤、肺栓塞、肺梗死、心脏神经官能症等。

（2）呼吸系统疾病：如胸膜炎、胸膜肿瘤、气胸、血胸、血气胸、肺炎、肺癌等。

（3）纵隔疾病：如纵隔炎、纵隔气肿、纵隔肿瘤、反流性食管炎、食管裂孔疝、食管癌等。

（三）其他相邻部位疾病

其包括肝脓肿、膈下脓肿、肝癌、脾梗死等。膈肌中央部位的感觉神经由膈神经支配，而外周部位由肋间神经支配，其感觉中枢分别位于第3、4颈椎和第7~12胸椎，腹腔脏器的病变刺激或影响膈肌可以引起疼痛，同时疼痛还可放射至肩部或下胸部等部位。

二、诊断和鉴别诊断

要注意询问病史，了解胸痛部位、性质、持续时间、影响因素和伴发症状。

（一）根据胸痛部位鉴别

胸壁疾病引起的疼痛常局限，有明显的压痛点，可伴有红、肿、热。带状疱疹的疼痛沿肋间神经走行，常伴有局部皮肤疼痛和异常敏感。Tietze病的肋软骨疼痛常侵犯第1、2肋软骨，在胸壁呈单个或多个隆起。食管和纵隔疾病的疼痛主要在胸骨后，食管疾病时胸痛可能与进食有关。夹层动脉瘤破裂引起的疼痛常在胸部中间，可向下放射。胸膜炎的疼痛常发生在腋前线与腋中线附近，与呼吸有关。心绞痛和心肌梗死的疼痛则在胸骨后和心前区，可放射至左肩、左臂内侧，达环指和小指。肺上沟癌引起的疼痛以肩部为主，可向上肢内部放射。

（二）根据胸痛性质和特征鉴别

（1）根据疼痛发生的时间：急性或突然发生的胸痛常见于急性心肌梗死、肺栓塞、气胸、动脉瘤破裂等。

（2）根据与体位的关系：食管炎引起烧灼痛，饱餐后和仰卧位时加重，服用抗酸药和胃肠动力药后可缓解。而心包炎引起的疼痛，于卧位时加重，坐起或身体前倾时减轻。

（3）根据疼痛的特征：心绞痛为闷痛伴有窒息感，休息或含硝酸甘油可以缓解，而心肌梗死的疼痛则更为剧烈，伴有恐惧和濒死感，同时有大汗、血压下降和休克。肋间神经痛为阵发性灼痛和刺痛。胸膜疼痛常在深呼吸和咳嗽时加重。

（4）根据伴发症状：严重肺炎、肺栓塞、气胸引起的疼痛可伴有呼吸困难。夹层动脉瘤破裂和大块肺栓塞时也可出现血压下降或休克。心包炎、胸膜炎、肺脓肿和肺炎常伴有发热。食管疾病所致胸痛可伴有吞咽困难。肺梗死和肺癌的胸痛可有咯血或痰中带血。带状疱疹发生时，在胸壁出现沿肋间神经分布的成簇水疱，疱疹不越过体表中线。肺上沟癌出现胸肩部疼痛，可伴有霍纳综合征。结核性胸膜炎引起的胸痛可伴有结核中毒症状。

第四节　呼吸困难

一、定义

呼吸困难是一种觉得空气不足、呼吸费力和胸部窒息的主观感觉，或者患者主观感觉需要增加呼吸活动即为呼吸困难。由于呼吸困难只是一种主观感觉，在出现呼吸急促、端坐呼吸、鼻翼扇动、辅助呼吸肌参与、发绀或间歇性呼吸等体征前，检查者不一定能发现，或者需要通过一些检查进行鉴别和证实。

二、分级

呼吸困难严重度的评价，可分为四级。

Ⅰ级：在生理活动下无呼吸困难。

Ⅱ级：在重体力活动如上楼时出现呼吸困难。

Ⅲ级：在轻体力活动下如平地步行出现呼吸困难。

Ⅳ级：静息时即有呼吸困难。

三、病因和机制

可分为肺外因素、呼吸系统和心血管系统疾病引起的呼吸困难，以后两者更为常见。

（一）肺外因素引起的呼吸困难

其主要包括缺氧、机体氧耗量增加、贫血、中毒、药物作用、神经精神性因素等，较为常见的有以下几种。

（1）氧耗量增加：机体氧耗量增加，如较强的体力活动、发热、甲亢等。

（2）急性和慢性贫血：贫血和大量失血、休克可引起红细胞携氧减少，导致血氧含量下降，组织供氧不足，刺激呼吸中枢引起呼吸困难。

（3）中毒性呼吸困难：包括各种原因引起的酸中毒和药物及化学物质中毒。酸中毒主要是通过刺激颈动脉窦和主动脉体化学感受器作用或直接作用于呼吸中枢，引起深大呼吸，增加肺泡通气，比如糖尿病酮症酸中毒时的Kussmaul呼吸。一些化学毒物可以作用于血红蛋白，使其失去携带氧的能力，造成组织缺氧，引起呼吸困难，比如一氧化碳中毒时形成的碳氧血红蛋白，亚硝酸盐和苯胺中毒时形成的高铁血红蛋白等。氰化物中毒时，氰离子可以与细胞色素氧化酶中的三价铁结合，抑制细胞呼吸功能，导致组织缺氧引起呼吸困难。吗啡类药物、巴比妥类等镇静安眠药物中毒时，可以直接抑制呼吸中枢，使呼吸浅而慢，肺泡通气量减少，造成缺氧和二氧化碳潴留。

（4）神经精神性呼吸困难：包括颅脑器质性疾病和精神或心理疾病引起的呼吸困难。各种颅脑疾病，如脑血管病、颅脑外伤、脑炎、脑膜炎、脑脓肿和脑肿瘤等，可因颅内压升高影响呼吸中枢，使呼吸中枢兴奋性减低，引起呼吸困难，并常出现呼吸节律异常。心身性疾病包括癔症和神经症，这类患者常可感觉胸闷、气短，高通气综合征是由于通气过度超过生理代谢所需而引起的一组症状，表现呼吸困难、气短、憋气等，不伴有相应的器质性原因，症状的发生与呼吸控制系统异常、自主呼吸调节丧失稳定性有关。

（5）其他肺外疾病引起的呼吸困难。①空气氧含量下降：在海拔3 000 m以上，即使在静息状态下也会出现低氧血症，在海拔3 500～5 500 m时，在静息时也可出现中重度低氧血症，在这种情况下，代偿性过度通气也不能满足机体需要，从而出现呼吸困难。②睡眠呼吸暂停综合征：是睡眠中反复出现的呼吸停止，即可因上气道部分阻塞引起，也可因中枢调节异常造成，常伴有打鼾和白日嗜睡，需进行血氧检测和多导睡眠仪诊断。

（二）呼吸系统疾病引起的呼吸困难

（1）上气道疾病，如急性喉炎、喉头水肿、白喉、喉癌等，有时甲状腺肿大也会压迫气管。

（2）气管疾病：如异物和肿瘤阻塞气道、急慢性支气管炎、支气管哮喘、慢性阻塞性肺疾病（COPD）、重症支气管扩张、弥漫性泛细支气管炎、支气管肺癌、纵隔肿瘤压迫气管等。

（3）肺实质疾病：如肺炎、重症肺结核、肺脓肿、肺气肿、肺不张、尘肺、弥漫性肺间质疾病、肺囊性纤维化、ARDS等。

（4）胸廓和胸膜疾病：如气胸、大量胸腔积液、广泛胸膜肥厚、间皮细胞瘤、胸廓外伤和严重畸形等。

（5）神经肌肉疾病累及呼吸肌或药物引起呼吸肌麻痹：如运动神经元病、吉兰-巴雷综合征、重症肌无力、肌松药引起呼吸肌无力等。

（6）膈肌运动障碍：如横膈麻痹、大量腹水、腹腔巨大肿瘤、胃扩张、妊娠晚期等。双侧膈肌麻痹可导致吸气时上腹运动和膈肌运动相反，引起呼吸困难，甚至严重的通气障碍。创伤（C_{3-5}横切伤）和感染（脊髓灰质炎）也可引起吸气时膈肌反向上移。

（7）肺血管疾病：如肺动脉高压、肺栓塞、原发性肺动脉闭塞等。较大的肺栓塞可引起反射性支气管痉挛，血栓本身释放5-羟色胺、缓激肽和组胺等也促使气道收缩，栓塞后肺泡表面活性物质减少，肺顺应性下降，均使肺通气量减少；栓塞部分可形成无效腔样通气，未栓塞部分的肺血流相对增加，导致通气血流比例失调，可引起呼吸困难和低氧血症。原发性肺动脉高压时，心排血量下降，肺通气血流比例失调和每分通气量下降等因素可引起劳力性呼吸困难。

（三）心血管系统疾病引起的呼吸困难

各种原因引起的心力衰竭、心包积液或心包缩窄等以及输液过多和过快，均可引起心源性呼吸困难。由于左心搏出量减少，引起肺淤血，导致肺间质水肿，弥散功能下降；急性肺水肿伴肺泡渗出增多，可引起肺顺应性下降，同时呼吸道阻力也会增加；输液过多和过快可以引起肺血管静水压增高。以上情况发生时，也会引起呼吸困难。

四、临床表现

（一）肺源性呼吸困难

根据临床表现可分为以下几种。

（1）吸气性呼吸困难：特点为吸气困难，伴有干咳，重者可出现吸气时胸骨上窝、锁骨上窝和肋间隙明显凹陷，即"三凹征"，可有高调吸气性喉鸣，提示喉、气管和大气道阻塞和狭窄，如突然出现，要考虑各种原因引起的喉头水肿和喉痉挛，伴有发热且出现较快，可能为急性喉炎或白喉，逐渐出现要考虑喉部肿瘤。

（2）呼气性呼吸困难：特点是呼气费力，呼气时间延长，常伴有干啰音或哮鸣音，主要见于下呼吸道阻塞的疾病，由于小支气管痉挛和狭窄、肺组织弹性减弱引起呼吸困难，如急性细支气管炎、支气管哮喘、COPD、ABPA（过敏性支气管肺曲菌病）等。

（3）混合性呼吸困难：吸气、呼气都有困难，可见于广泛的肺间质和肺实质疾病、胸廓和胸膜疾病、神经肌肉疾病等。呼吸频率可以变浅快，并可听到病理性呼吸音。

（二）心源性呼吸困难

左心功能不全引起呼吸困难的特点为活动和仰卧位明显，休息和坐位时减轻，严重者可出现粉红色泡沫痰、大汗，双肺底部可闻及吸气末细湿啰音，有时可出现哮鸣音等。由于坐位可以使回心血量减少，减轻肺淤血，同时还可以使膈肌降低，增加10%～30%的肺活量，因此在病情较重者，常被迫采用端坐呼吸。有的患者可出现夜间阵发性呼吸困难，在睡眠中被迫坐起，惊恐不安，伴有咳嗽，轻者数分钟或数十分钟可以缓解，重者则可出现上述严重症状。

（三）中毒性呼吸困难

因酸中毒所致者多为深大呼吸，根据病因不同呼出气可有尿（氨）味（尿毒症）或烂苹果味（糖尿病酮症酸中毒）。若镇静药或安眠药中毒抑制了呼吸中枢，则呼吸困难表现为呼吸浅表、缓慢，可有节律异常。

（四）中枢性呼吸困难

由颅内压升高或呼吸中枢抑制引起，表现为呼吸浅慢或呼吸过快和过慢交替、呼吸暂停，如潮式呼吸（Cheyne-Stokes 呼吸）、间停呼吸（Blots 呼吸）等。

（五）癔症患者呼吸困难

此种呼吸困难常表现为呼吸浅表、频数，常因过度通气出现呼吸性碱中毒表现，如口周和肢体麻木、手足搐搦等，神经症患者有时可出现叹息样呼气，长出气后自觉好转。高通气综合征患者的临床症状可涉及多个系统，包括胸闷、气短和呼吸困难，同时可有头晕、头昏、心慌心悸、焦虑等，常为深快呼吸，可由过度通气激发试验诱发。

五、诊断和鉴别诊断

由于呼吸困难存在器质性和心因性原因，因此，要仔细问诊进行鉴别，同时还要根据一些实验室检查结果综合分析。

（一）根据呼吸困难发生时间的长短鉴别

（1）急性发生的呼吸困难：可见于气管异物、喉头水肿、支气管哮喘、肺栓塞、气胸、急性呼吸窘迫综合征、急性左心功能不全、高通气综合征等。

（2）慢性发生（逐渐发生）的呼吸困难：见于支气管炎、肺炎、COPD、胸腔积液、肺不张、肺癌、弥漫性肺间质疾病、结节病、肺血管炎、弥漫性泛细支气管炎、尘肺、肺动脉高压、神经肌肉疾病等。

（二）根据肺功能检查结果鉴别

（1）限制性通气功能障碍：肺的通气和换气均受到影响，肺活量和肺总量下降，可由肺外或肺本身因素引起，一般在活动时无明显不适，但在活动后出现明显的呼吸困难，包括各种原因引起的呼吸受限、胸腔积液、广泛胸膜增厚、肺间质纤维化等。

（2）阻塞性通气功能障碍：气道阻力增加引起呼吸困难，呼气流速减慢，第一秒用力肺活量占肺总量比值下降，可见于支气管哮喘、COPD、弥漫性泛细支气管炎等。

（三）根据伴发症状鉴别

（1）伴胸痛：见于肺炎、肺栓塞、胸膜炎、气胸、急性心肌梗死、肺癌等。
（2）伴咳嗽、咳痰：见于慢性支气管炎、COPD、肺脓肿等。
（3）伴发热：见于肺炎、胸膜炎、肺脓肿等。
（4）伴意识障碍：可见于脑血管意外、急性中毒、肺性脑病等。
（5）伴咯血：可见于肺结核、肺癌、支气管扩张等。

（四）其他

还要注意询问患者的职业接触史、药物使用史、有无诱发因素、与体位和活动的关系以及其他疾病史等。

第五节　发热

正常人的体温受体温中枢调控，并通过神经、体液因素使产热和散热过程呈动态平衡，保持体温在相对恒定的范围内。当机体在致热源作用下或各种原因引起体温调节中枢的功能障碍时，体温升高超出正常范围，称为发热。

一、发生机制

在正常情况下，人体的产热和散热保持动态平衡。由于各种原因导致产热增加或散热减少，则出现发热。多数患者的发热是由于致热源所致，致热源包括外源性和内源性两大类。

（一）外源性致热源

微生物病原体及其产物、炎症渗出物，无菌性坏死组织、抗原抗体复合物等，不能直接作用于体温调节中枢，而是通过激活血液中的中性粒细胞，嗜酸粒细胞和单核、吞噬细胞系统，使其产生并释放内源性致热源，引起发热。

（二）内源性致热源

其又称白细胞致热源，如IL-1、肿瘤坏死因子（TNF）和干扰素等。

（三）非热源性发热

非热源性发热见于体温调节中枢直接受损、引起产热过多的疾病、引起散热减少疾病等。

二、病因与分类

（一）感染性发热

各种病原体如病毒、细菌、支原体、立克次体、螺旋体、真菌、寄生虫等引起的感染，无论是急性、亚急性或慢性、局部或全身性，均可出现发热。

（二）非感染性发热

非感染性发热主要有以下几类原因。

1. 细菌性坏死物质的吸收

（1）机械、物理或化学性损害，如大手术后组织损伤、内出血、大出血、大面积烧伤等。

（2）因血管栓塞或血栓形成而引起心肌、肺等内脏梗死或肢体坏死。

（3）坏死组织与细胞破坏，如癌、白血病、淋巴瘤、溶血反应等。

（4）抗原-抗体反应，如风湿热、血清病、药物热、结缔组织病等。

2. 分泌代谢障碍

如甲状腺功能亢进、重度脱水等。

3. 皮肤散热减少

如广泛性皮炎、鱼鳞病等，一般为低热。

4. 体温调节中枢功能紊乱

（1）物理性，如中暑。

（2）化学性，如重度安眠药中毒。

（3）机械性，如脑出血等。高热无汗是这类发热的特点。

5. 自主神经功能紊乱

由于自主神经功能紊乱，影响正常的体温调节过程，使产热大于散热过程，体温升高，多为低热。

三、临床表现

（一）发热的分度

按发热的高低可分为四种，低热：37.3~38℃；中等度热：38.1~39℃；高热：39.1~41℃；超高热：41℃以上。

（二）发热的临床过程及特点

1. 体温上升期

常伴有疲乏无力、肌肉酸、皮肤苍白、畏寒或寒战等现象。体温上升有两种方式：

（1）骤升型：体温在几小时内达39~40℃，常伴有寒战，见于疟疾、大叶性肺炎、败血症、流行性感冒、急性肾盂肾炎、输液或某些药物反应。

（2）缓升型：体温逐渐上升，在数日内达高峰，多不伴寒战，如伤寒、结核病等。

2. 高热期

此期是指体温上升达高峰之后保持一定时间，持续时间长短可因不同而有差异。如疟疾可持续数小时，大叶性肺炎、流行性感冒可持续数天，伤寒则可为数周。

3. 体温下降期

由于病因的消除，致热源的作用逐渐减弱或消失，体温中枢的体温调定点逐渐降至正常水平，产热相对减少，散热大于产热，使体温降至正常水平。此期表现为出汗多，皮肤潮湿。体温下降有两种方式：

（1）骤降：是指体温于数小时内迅速降至正常，有时略低于正常，常伴有大汗淋漓，常见疟疾、急性肾盂肾炎、大叶性肺炎及输液反应。

（2）渐降：指明体温在数天内逐渐降至正常，如伤寒、风湿热等。

四、热型及临床意义

（一）稽留热

体温恒定地维持在 39 ~ 40℃，达数天或数周，24 h 内体温波动范围不超过 1℃，常见于大叶性肺炎、斑疹伤寒及伤寒高热期。

（二）弛张热

弛张热称败血症热型，体温常在 39℃以上，波动幅度大，24 h 内波动范围超过 2℃，但都在正常水平以上，常见于败血症、风湿热、重度肺结核及化脓性炎症等。

（三）间歇热

体温骤升达高峰后持续数小时，又迅速降至正常水平，无热期（间歇热）可持续 1 d 至数天，如此高热期与无热期反复交替出现，见于疟疾、急性肾盂肾炎等。

（四）波状热

体温逐渐上升达 39℃或以上，数天后又逐渐下降至正常水平，持续数天后又逐渐升高，如此反复多次，常见于布鲁菌病。

（五）回归热

体温急骤上升至 39℃以上，持续数天后又骤然下降至正常水平，高热期与无热期各持续若干天后规律交替一次，可见于回归热、霍奇金病等。

（六）不规则热

发热的体温曲线无一定规律，可见于结核病、风湿热、支气管肺炎、渗出性胸膜炎等。

五、伴随症状

发热伴随的症状因病因不同而有所差别，其中寒战、结膜充血、淋巴结肿大、单纯疱疹、肝脾肿大、出血、关节肿痛、皮疹等较为常见，老年患者即使因普通感冒发热也可导致昏迷。因此，对发热的高龄患者要严密观察伴随症状。

六、护理要点

（一）定时测体温

37.2 ~ 38.5℃，2 次 /d；38.6 ~ 39℃，4 次 /d；体温 > 39℃则应酌情增加测体温的次数，至少 6 次 /d。

（二）适当休息

高热患者由于代谢增快，消耗多、进食少，故体质虚弱，需绝对卧床休息。低热患者酌情减少活动。

（三）加强营养和体液的补充

高热患者应给予高热、高蛋白、高维生素、低脂肪易消化的流质或半流质饮食，保证每天总热量不低于 3 000 kcal。鼓励患者多饮水，必要时静脉输液，24 h 进入液体量约 3 000 mL，以防患者脱水，促进毒素和代谢产物的排除。

（四）物理降温

体温 39℃以上时应给予物理降温，物理降温 30 min 后测体温。持续冷敷物理降温者，应保留一侧腋下勿置冰袋，或选择测量肛温，以保证测量体温的准确性。具体方法如下：

1. 头部冷敷

用冷毛巾及冰帽放于头部，同时也可将冰袋放于腋窝、腹股沟等血管丰富处。冷敷时需注意防止冻伤，尤其应用冰袋时，要经常更换冷敷部位，冰袋须用干毛巾或干敷料包裹，以防局部冻伤。

2. 酒精或温水擦浴

用30%～50%乙醇擦浴或用32～34℃温水擦浴以助蒸发散热。擦浴时，注意保暖，可分部位擦拭，其余部位盖好衣被，防止着凉，加重感冒。如周围循环不良者，应在擦浴过程中，以热水袋置于足底部。

3. 冷盐水或温水灌肠

可根据病情遵医嘱给予冷盐水灌肠或温水灌肠。

4. 针刺降温

可行内关、曲池等。

（五）口腔护理

长期发热患者唾液分泌少，口腔黏膜干燥；口腔内食物残渣利于细菌繁殖，同时由于维生素缺乏和机体抵抗力下降，易引起口腔炎和口腔黏膜溃疡。应在晨起、餐后、睡前协助患者漱口、做口腔护理，口唇干裂者应涂油保护。

（六）皮肤护理

高热患者在退热过程中往往大量出汗，应随时擦干汗液，被套、床单、衣服应经常更换。对卧床时间较久者，应协助患者翻身，受压处予以按摩，防止发生褥疮。

第五章 呼吸系统感染性疾病

第一节 急性上呼吸道感染

急性上呼吸道感染（简称上感）是指鼻腔、咽或喉部的急性炎症，是呼吸道最常见的一种传染病，可发生在任何年龄，具有较强的传染性，并可引起严重并发症。

一、病因和发病机制

急性上呼吸道感染有 70%～80% 由病毒引起，主要有流感病毒（甲、乙、丙）、副流感病毒、呼吸道合胞病毒、腺病毒、埃可病毒、柯萨奇病毒、麻疹病毒，风疹病毒等。细菌感染可直接或继病毒感染之后发生，主要有溶血性链球菌、流感嗜血杆菌、肺炎链球菌和葡萄球菌等。

当在受凉、淋雨、过度疲劳使全身或呼吸道局部防御功能降低时，原已存在于上呼吸道或从外界侵入的病毒或细菌迅速繁殖，引起本病。老幼体弱、患有慢性呼吸道疾患，如鼻旁窦炎、扁桃体炎者，更易诱发。

二、流行病学

全年均可发病，冬春季节多发，主要通过含有病毒的飞沫或被污染的用具传播，多数为散发性，但常在气候突变时流行。由于病毒的类型较多，人体对各种病毒感染后产生的免疫力较弱且短暂，并无交叉免疫，同时在健康人群中有病毒携带者，故一个人一年内可有多次发病。

三、病理

鼻腔及咽黏膜充血、水肿、上皮细胞破坏，少量单核细胞浸润，有浆液性及黏液性炎性渗出。继发细菌感染后，有中性粒细胞浸润，大量脓性分泌物。

四、临床表现

病因不同，临床表现可有不同的类型。

1. 普通感冒

普通感冒又称伤风、急性鼻炎或上呼吸道卡他，主要由鼻病毒、副流感病毒、呼吸道合胞病毒、埃可病毒、柯萨奇病毒等引起。初期有咽干、咽痒，在起病同时或数小时后，发生喷嚏、鼻塞、流清水样鼻涕，有时由于耳咽管炎使听力减退，也可出现流泪、味觉迟钝、呼吸不畅、声嘶、咳嗽少痰。全身症状较轻，可有全身不适，轻度畏寒，一般不发热或偶有轻度发热、头痛。检查可见鼻腔黏膜充血、水肿，有分泌物，咽部轻度充血。3～5 d 后，鼻腔分泌物可转黄。如无并发症，5～7 d 内全部症状自行消退。

2. 病毒性咽炎和喉炎

急性病毒性咽炎由鼻病毒、腺病毒、流感病毒、副流感病毒以及肠病毒、呼吸道合胞病毒等引起，临床特征为咽部发痒和灼热感。当有吞咽疼痛时，常提示链球菌感染，咳嗽少见。急性喉炎多为流感病毒、副流感病毒及腺病毒等引起，表现为声嘶、讲话困难、咳嗽时咽痛，可伴有发热或咳嗽。体检可见喉部水肿、充血，局部淋巴结轻度肿大和触痛，可闻及喘息声。

3. 疱疹性咽峡炎

疱疹性咽峡炎主要由柯萨奇病毒 A 引起，多见于儿童，夏季较易流行。发病急，有发热、咽痛。在前咽、软腭、悬雍垂和扁桃体上可有灰白色小丘疹，丘疹周围黏膜红晕，以后形成疱疹，破溃后可形成浅溃疡。病程约为一周。

4. 咽结膜热

咽结膜热常由腺病毒、柯萨奇病毒等引起，儿童多见，常发生于夏季。起病急，主要表现为发热、咽痛、眼结膜炎和颈淋巴结肿大，病程 4 ~ 6 d。

5. 细菌性咽-扁桃体炎

咽-扁桃体炎多由溶血性链球菌、流感嗜血杆菌、肺炎链球菌、葡萄球菌引起。起病急，畏寒、发热，体温可高达 39℃以上，咽喉疼痛，吞咽时加剧，可伴有全身酸痛、乏力和头痛等。检查可见咽部充血，扁桃体肿大、充血，颈淋巴结肿大，有压痛。

五、实验室检查

1. 血象

病毒感染，白细胞计数多为正常或偏低，淋巴细胞比例升高。细菌感染白细胞计数及中性粒细胞增多，可有核左移。

2. 病毒和病毒抗原的测定

根据需要选用免疫荧光法、酶联免疫吸附检测法、血清学诊断和病毒分离，确定病毒的类型。

六、并发症

可并发鼻窦炎、中耳炎、气管-支气管炎、肺炎、风湿病、肾炎或心肌炎等。

七、诊断和鉴别诊断

根据典型的症状，如发热、鼻塞、咽痛及局部体征，临床诊断一般无困难。但病因复杂，进行细菌培养和免疫荧光法、酶联免疫吸附法，病毒血清学检查可确定病因诊断，需与下列疾病鉴别。

1. 过敏性鼻炎

过敏性鼻炎临床上很像伤风，起病急骤，鼻腔发痒，频繁喷嚏，鼻涕多，呈清水样，持续时间较短，常突然痊愈。检查可见鼻黏膜苍白、水肿，分泌物中有较多嗜酸性粒细胞。

2. 流行性感冒

流行性感冒常有明显的流行性。起病急，全身中毒症状重，而呼吸道症状轻微或不明显，根据病毒分离和血清学检查可以鉴别。

3. 急性传染病前驱症状

麻疹、脊髓灰质炎、脑炎、伤寒、斑疹伤寒等在患病初期常有上呼吸道症状。在这些病的流行区和流行季节密切观察，并进行必要的化验检查以资鉴别。

八、治疗

呼吸道病毒感染目前无特异性抗病毒药物，治疗着重在减轻症状，休息，多饮水，戒烟，室内保持一定的温度和湿度，缩短病程，防止继发细菌感染和并发症的发生为主。

1. 对症治疗

发热、头痛可选用阿司匹林、对乙酰氨基酚（扑热息痛）或一些抗感冒制剂，也可选用中成药。咽痛可选用咽漱液或咽含片。声音嘶哑可用雾化吸入。鼻塞流涕可用1%麻黄素滴鼻液等。

2. 抗菌药物治疗

一般患者不必用抗菌药物，如年幼体弱、有慢性呼吸道炎症或细菌感染时，可根据临床情况及病原菌选择抗菌药物，临床常首选青霉素、磺胺类、大环内酯类或第一代头孢菌素。

3. 抗病毒药物治疗

早期应用抗病毒药物有一定效果，并可缩短病程。利巴韦林对流感病毒、副流感病毒和呼吸道合胞病毒有较强的抑制作用。奥司他韦对甲、乙型流感病毒有效，也可选用金刚烷胺、吗啉胍或抗病毒中成药。

九、预防

加强体育锻炼，提高机体的抗病能力是预防上呼吸道感染的最好措施。注意呼吸道患者的隔离，防止交叉感染。

第二节 急性气管－支气管炎

急性气管－支气管炎是由于感染、物理、化学刺激，过敏因素引起的气管－支气管黏膜的急性炎症，临床主要表现为咳嗽、咳痰，多在寒冷季节发病，是呼吸系统常见病。

一、病因和发病机制

当机体受寒、淋雨、过劳等均会削弱呼吸道防御机能，使呼吸道抗病能力降低，有利于病毒、细菌的侵入而引起感染。常见的病毒有流感病毒、腺病毒、呼吸道合胞病毒及副流感病毒等。常见的细菌有流感嗜血杆菌、肺炎链球菌、链球菌、葡萄球菌等。上呼吸道感染如扁桃体炎、鼻窦炎、咽炎向下蔓延，也可引起本病。

过冷空气、粉尘、刺激性气体或烟雾对气管－支气管黏膜急性刺激均可引起本病。另外，过敏因素如花粉、真菌孢子等吸入，或细菌蛋白质都可引起气管－支气管的过敏性炎症。

二、临床表现

1. 全身表现

一般较轻，可有发热，体温在38℃左右，头痛、全身酸痛，多在3～5 d后消退。

2. 呼吸道表现

起病时先有上呼吸道感染的症状，如鼻塞、喷嚏、咽痛、声嘶等。随后出现咳嗽，初起为干咳或有少量黏液性痰，随病情加重而咳嗽加重，痰量增多，为黏液脓性痰，偶可痰中带血，如伴有支气管平滑肌痉挛可有气促或喘息。肺部检查：听诊可闻及呼吸音粗糙，散在易变的干、湿性啰音，咳嗽后可减少或消失。呼吸道表现在2～3周消失，如反复发生或迁延不愈可发展为慢性支气管炎。

三、实验室及其他辅助检查

1. 血常规检查

一般无异常，细菌感染较重时，白细胞总数、中性粒细胞增高。

2. 痰涂片或培养

可发现致病菌。

3. X线检查

大多数表现正常或肺纹理增粗、紊乱。

四、诊断与鉴别诊断

根据上呼吸道感染病史、咳嗽和咳痰等呼吸道症状以及两肺散在干、湿性啰音等体征，结合血象和

X 线胸片检查，可做出临床诊断。需与下列疾病鉴别。

1. 急性上呼吸道感染

鼻咽部症状明显，一般无咳嗽、咳痰，肺部无异常体征。

2. 流行性感冒

起病急，常有明显的流行病史，全身中毒症状重如高热、全身酸痛、头痛、乏力等，而呼吸道症状相对轻。依据病毒分离和血清学检查，可以鉴别。

3. 其他

肺炎、肺结核、肺癌、肺脓肿等多种肺部疾病早期均可有支气管炎的表现，应详细检查以资鉴别。

五、治疗

1. 一般治疗

适当休息，注意保暖，多饮水，补充足够的热量。防止呼吸道的理化刺激。

2. 对症治疗

干咳无痰可用喷托维林（咳必清）25 mg，每日 3 次或可待因 30 mg，睡前服用。痰液黏稠不易咳出时，用溴己新（必嗽平）8～16 mg，每日 3 次，氯化铵 0.3～0.6 g，每日 3 次等；也可雾化吸入帮助祛痰；也可选用中成药止咳祛痰药。支气管痉挛者可用平喘药如氨茶碱 0.1～0.2 g，每日 3 次，沙丁胺醇（舒喘灵）2～4 mg，每日 3 次。发热可用解热镇痛剂如阿司匹林 0.3～0.6 g，每日 3 次。

3. 抗菌药物治疗

根据感染的病原体及药物敏感试验选择抗菌药物，可选用大环内酯类、青霉素类、第一代头孢菌素，氟喹酮类。一般口服抗菌药物即可，症状较重者可用肌内注射或静脉滴注。

六、预防

增强体质，加强耐寒锻炼，避免吸入刺激性气体，清除鼻咽、喉等部位的病灶。

第三节 慢性支气管炎

慢性支气管炎是由于感染或非感染因素引起气管、支气管黏膜及其周围组织的慢性非特异性炎症。临床上以慢性咳嗽、咳痰或气喘为主要症状。疾病不断进展，可并发阻塞性肺气肿、肺源性心脏病，严重影响劳动和健康。

一、病因和发病机制

病因尚未完全清楚，一般认为是多种因素长期相互作用的结果，这些因素可分为外因和内因两个方面。

（一）吸烟

大量研究证明，吸烟与慢性支气管炎的发生有密切关系。吸烟时间愈长，量愈多，患病率也愈高。戒烟可使症状减轻或消失，病情缓解，甚至痊愈。

（二）理化因素

理化因素主要包括刺激性烟雾、粉尘，大气污染（如二氧化硫、二氧化氮、氯气、臭氧等）的慢性刺激，这些有害气体的接触者慢性支气管炎患病率远较不接触者为高。

（三）感染因素

感染是慢性支气管炎发生、发展的重要因素，病毒感染以鼻病毒、黏液病毒、腺病毒和呼吸道合胞病毒为多见。细菌感染常继发于病毒感染之后，如肺炎链球菌、流感嗜血杆菌等。这些感染因素造成气管、支气管黏膜的损伤和慢性炎症。感染虽与慢性支气管炎的发病有密切关系，但目前尚无足够证据说明为首发病因，只认为是慢性支气管炎的继发感染和加剧病变发展的重要因素。

（四）气候

慢性支气管炎发病及急性加重常见于冬天寒冷季节，尤其是在气候突然变化时。寒冷空气可以刺激腺体，增加黏液分泌，使纤毛运动减弱，黏膜血管收缩，有利于继发感染。

（五）过敏因素

过敏主要与喘息性支气管炎的发生有关。在患者痰液中嗜酸性粒细胞数量与组胺含量都有增高倾向，说明部分患者与过敏因素有关。尘埃、尘螨、细菌、真菌、寄生虫、花粉以及化学气体等，都可以成为过敏因素而致病。

（六）呼吸道局部免疫功能减低及自主神经功能失调

免疫功能减低及自主神经功能失调为慢性支气管炎发病提供内在的条件。老年人常因呼吸道的免疫功能减退，免疫球蛋白的减少，呼吸道防御功能退化等导致患病率较高。副交感神经反应增高时，微弱刺激即可引起支气管收缩痉挛，分泌物增多，而产生咳嗽、咳痰、气喘等症状。

综上所述，当机体抵抗力减弱时，呼吸道在不同程度易感性的基础上，有一种或多种外因的存在，长期反复作用，可发展成为慢性支气管炎。如长期吸烟损害呼吸道黏膜，加上微生物的反复感染，可发生慢性支气管炎。

二、病理

由于炎症反复发作，引起上皮细胞变性、坏死和鳞状上皮化生，纤毛变短，参差不齐或稀疏脱落。黏液腺泡明显增多，腺管扩张，杯状细胞也明显增生。支气管壁有各种炎性细胞浸润、充血、水肿和纤维增生。支气管黏膜发生溃疡，肉芽组织增生，严重者支气管平滑肌和弹性纤维也遭破坏以致机化，引起管腔狭窄。

三、临床表现

（一）症状

起病缓慢，病程长，常反复急性发作而逐渐加重，主要表现为慢性咳嗽、咳痰、喘息。开始症状轻微，气候变冷或感冒时，则引起急性发作，这时患者咳嗽、咳痰、喘息等症状加重。

1. 咳嗽

主要由支气管黏膜充血、水肿或分泌物积聚于支气管腔内而引起咳嗽。咳嗽严重程度视病情而定，一般晨间和晚间睡前咳嗽较重，有阵咳或排痰，白天则较轻。

2. 咳痰

痰液一般为白色黏液或浆液泡沫性，偶可带血。起床后或体位变动可刺激排痰，因此，常以清晨排痰较多。急性发作伴有细菌感染时，则变为黏液脓性，咳嗽和痰量亦随之增加。

3. 喘息或气急

喘息性慢性支气管炎可有喘息，常伴有哮鸣音。早期无气急。反复发作数年，并发阻塞性肺气肿时，可伴有轻重程度不等的气急，严重时生活难以自理。

（二）体征

早期可无任何异常体征。急性发作期可有散在的干、湿性啰音，多在背部及肺底部，咳嗽后可减少或消失。喘息型可听到哮鸣音及呼气延长，而且不易完全消失。并发肺气肿时有肺气肿体征。

四、实验室和其他检查

（一）X线检查

早期可无异常。病变反复发作，可见两肺纹理增粗、紊乱，呈网状或条索状、斑点状阴影，以下肺野较明显。

（二）呼吸功能检查

早期常无异常。如有小呼吸道阻塞时，最大呼气流速 - 容积曲线在 75% 和 50% 肺容量时，流量明显降低，它比第一秒用力呼气容积更为敏感。发展到呼吸道狭窄或有阻塞时，常有阻塞性通气功能障碍的肺功能表现，如第一秒用力呼气量占用力肺活量的比值减少（＜70%），最大通气量减少（低于预计值的80%）；流速 - 容量曲线减低更为明显。

（三）血液检查

慢支急性发作期或并发肺部感染时，可见白细胞计数及中性粒细胞增多。喘息型者嗜酸性粒细胞可增多。缓解期多无变化。

（四）痰液检查

涂片或培养可见致病菌。涂片中可见大量中性粒细胞、已破坏的杯状细胞，喘息型者常见较多的嗜酸性粒细胞。

五、诊断和鉴别诊断

（一）诊断标准

根据咳嗽、咳痰或伴喘息，每年发病持续3个月，连续2年或以上，并排除其他引起慢性咳嗽的心、肺疾患，可做出诊断。如每年发病持续不足3个月，而有明确的客观检查依据（如X线片、呼吸功能等）亦可诊断。

（二）分型、分期

1. 分型

可分为单纯型和喘息型两型。单纯型的主要表现为咳嗽、咳痰；喘息型者除有咳嗽、咳痰外尚有喘息，伴有哮鸣音，喘鸣在阵咳时加剧，睡眠时明显。

2. 分期

按病情进展可分为3期。急性发作期是指"咳""痰""喘"等症状任何一项明显加剧，痰量明显增加并出现脓性或黏液脓性痰，或伴有发热等炎症表现1周之内。慢性迁延期是指有不同程度的"咳""痰""喘"症状迁延1个月以上者。临床缓解期是指经治疗或临床缓解，症状基本消失或偶有轻微咳嗽少量痰液，保持2个月以上者。

（三）鉴别诊断

慢性支气管炎需与下列疾病相鉴别。

1. 支气管哮喘

支气管哮喘常于幼年或青年突然起病，一般无慢性咳嗽、咳痰史，以发作性、呼气性呼吸困难为特征。发作时两肺布满哮鸣音，缓解后可无症状。常有个人或家族过敏性疾病史。喘息型慢性支气管炎多见于中、老年，一般以咳嗽、咳痰伴发喘息及哮鸣音为主要症状，感染控制后症状多可缓解，但肺部可听到哮鸣音。典型病例不难区别，但哮喘并发慢性支气管炎和（或）肺气肿则难以区别。

2. 咳嗽变异性哮喘

咳嗽变异性哮喘以刺激性咳嗽为特征，常由受到灰尘、油烟、冷空气等刺激而诱发，多有家族史或过敏史。抗生素治疗无效，支气管激发试验阳性。

3. 支气管扩张

其具有咳嗽、咳痰反复发作的特点，合并感染时有大量脓痰，或反复咯血。肺部以湿啰音为主，可有杵状指（趾）。X线检查常见下肺纹理粗乱或呈卷发状。支气管造影或CT检查可以鉴别。

4. 肺结核

肺结核多有发热、乏力、盗汗、消瘦等结核中毒症状，咳嗽、咯血等以及局部症状。经X线检查和痰结核菌检查可以明确诊断。

5. 肺癌

患者年龄常在40岁以上，特别是有多年吸烟史，发生刺激性咳嗽，常有反复发生或持续的血痰，或者慢性咳嗽性质发生改变。X 线检查可发现有块状阴影或结节状影或阻塞性肺炎。用抗生素治疗，未能完全消散，应考虑肺癌的可能，痰脱落细胞检查或经纤维支镜活检一般可明确诊断。

6. 肺尘埃沉着病（尘肺）

有粉尘等职业接触史。X 线检查肺部可见矽结节，肺门阴影扩大及网状纹理增多，可做出诊断。

六、治疗

在急性发作期和慢性迁延期应以控制感染和祛痰、镇咳为主，伴发喘息时，应予解痉平喘治疗。对临床缓解期宜加强锻炼，增强体质，提高机体抵抗力，预防复发为主。

（一）急性发作期的治疗

1. 控制感染

根据致病菌和感染严重程度或药敏试验选择抗生素。轻者可口服，较重患者用肌内注射或静脉滴注抗生素。常用的有喹诺酮类、头孢菌素类、大环内酯类、β 内酰胺类或磺胺类口服，如左氧氟沙星 0.4 g，1 次 /d；罗红霉素 0.3 g，2 次 /d；阿莫西林 2～4 g/d，分 2～4 次口服；头孢呋辛 1.0 g/d，分 2 次口服；复方磺胺甲噁唑 2 片，2 次 /d。能单独应用窄谱抗生素应尽量避免使用广谱抗生素，以免二重感染或产生耐药菌株。

2. 祛痰、镇咳

可改善患者症状，迁延期仍应坚持用药。可选用氯化铵合剂 10 mL，3 次 /d；也可以加用溴己新 8～16 mg，3 次 /d；盐酸氨溴索 30 mg，3 次 /d。干咳则可选用镇咳药，如右美沙芬、那可丁等，中成药镇咳也有一定效果。对年老体弱无力咳痰者或痰量较多者，更应以祛痰为主，协助排痰，畅通呼吸道。应避免应用强的镇咳药，如可待因等，以免抑制中枢，加重呼吸道阻塞和炎症，导致病情恶化。

3. 解痉、平喘

主要用于喘息明显的患者，常选用氨茶碱 0.1 g，3 次 /d，或用茶碱控释药；也可用特布他林、沙丁胺醇等 $β_2$ 激动药加糖皮质激素吸入。

4. 气雾疗法

对于痰液黏稠不易咳出的患者，雾化吸入可稀释气管内的分泌物，有利排痰。目前主要用超声雾化吸入，吸入液中可加入抗生素及痰液稀释药。

（二）缓解期治疗

（1）加强锻炼，增强体质，提高免疫功能，加强个人卫生，注意预防呼吸道感染，如感冒流行季节避免到拥挤的公共场所、出门戴口罩等。

（2）避免各种诱发因素的接触和吸入，如戒烟、脱离接触有害气体的工作岗位等。

（3）反复呼吸道感染者可试用免疫调节药或中医中药治疗，如卡介苗、多糖核酸、胸腺肽等。

七、健康指导

首先是戒烟。注意保暖，避免受凉，预防感冒。改善环境卫生，做好个人劳动保护，消除及避免烟雾、粉尘和刺激性气体对呼吸道的影响。

八、预后

慢性支气管炎如无并发症，预后良好。如病因持续存在，迁延不愈，或反复发作，易并发阻塞性肺气肿，甚至肺心病而危及生命。

九、护理诊断及合作性问题

（1）清理呼吸道无效：与分泌物增多、痰液黏稠和无效咳嗽有关。

（2）气体交换受损：与气道阻塞、通气不足、有效呼吸面积减少有关。

（3）活动无耐力：与外周组织氧供与氧耗失衡有关。

（4）有感染的危险：与清理呼吸道不足、机体抵抗力低下、长期应用抗生素而使菌群失调，导致二重感染等因素有关。

十、预期目标

患者能掌握有效的咳嗽、排痰技巧；痰液能咳出，咳嗽缓解；喘息减轻，呼吸平稳；活动耐力增加，病情稳定，复发减少。

十一、护理措施

（一）一般护理

1. 休息与活动

早期视病情安排适当的活动量，以不引起疲劳、不加重症状为宜。发热、咳喘时，应卧床休息。晚期患者体位宜采取半卧位或前倾坐位。

2. 饮食护理

给予高热量、高蛋白、高维生素和易消化饮食。多饮水，少食高糖饮食，以减少痰黏稠，但餐前和进餐时，应避免饮水过多。否则，可过早诱发饱胀感。避免进食产气的食物，如汽水、啤酒、豆类、马铃薯，以防止腹胀影响膈肌运动。餐前，至少休息 30 min。每天正餐应安排在患者最饥饿、休息最好的时间。

（二）心理护理

耐心向患者解释疾病过程，消除其紧张和焦虑情绪，并向患者讲解焦虑对疾病的影响，鼓励其树立战胜疾病信心。多与患者沟通，了解患者及家属对疾病的态度，培养患者的生活情趣，指导患者参加适当的社交活动，如参与病友的活动、看书、看报、聊天、听音乐等，以分散注意力，减轻焦虑。

（三）病情观察

观察患者咳嗽、咳痰情况；痰的性状、量、颜色和气味；呼吸频率、节律、幅度及其变化的特点；患者的营养状况、肺部体征；监测动脉血气分析，肺功能检查；观察有无并发症，如慢性呼吸衰竭、自发性气胸等的发生。

（四）对症护理

1. 咳嗽、咳痰的护理

见本书第四章第一节咳嗽相关内容。

2. 氧疗的护理

呼吸困难伴低氧血症者，遵医嘱给予氧疗，一般采用鼻导管持续吸氧，氧流量 1～2 L/min。因气道阻塞导致慢性呼吸衰竭者，提倡长期家庭氧疗法（LTOT），即每天吸入低浓度氧 15 h 以上，并持续较长时间，使 $PaO_2 > 8.0$ kPa（60 mmHg），或 SaO_2 升至 90%。睡眠时间不可间断。

（五）用药护理

遵医嘱应用抗生素、止咳、祛痰等药物，注意药物疗效及不良反应。

（六）并发症护理

1. 慢性呼吸衰竭的护理

见本书第九章呼吸衰竭相关内容。

2. 自发性气胸的护理

发现患者突然胸痛、咳嗽、呼吸困难加重，提示发生了自发性气胸。应立即安置患者卧床休息，血压稳定者取半卧位；遵医嘱给氧；协助医师做好胸腔抽气或胸腔闭式引流的操作准备和配合。

十二、健康教育

（一）疾病知识宣传

向患者及家属解释本病的发生、发展过程及诱发疾病加重的因素，嘱患者注意防寒、保暖，防治感冒等各种呼吸道感染；说明戒烟是防治本病简单易行的重要举措。加强劳动防护，改善环境卫生，避免烟雾、粉尘和刺激性气体对呼吸道的影响。

（二）健康锻炼指导和训练

指导稳定期患者进行腹式呼吸和缩唇呼吸锻炼，以加强膈肌运动，提高通气量，减少氧耗量，改善呼吸功能。

1. 腹式呼吸锻炼

患者可取立位、半卧位或平卧位，两手平放于前胸部和上腹部。用鼻缓慢吸气时，尽力挺腹，胸部不动；呼气时，用口呼出，同时腹肌收缩，膈肌松弛，膈肌随腹内压增加而上抬，推动肺部气体排出。每分钟呼吸 7~8 次，如此反复训练 10~20 min，每天两次（图 5-1）。熟练后，逐渐增加次数和时间。

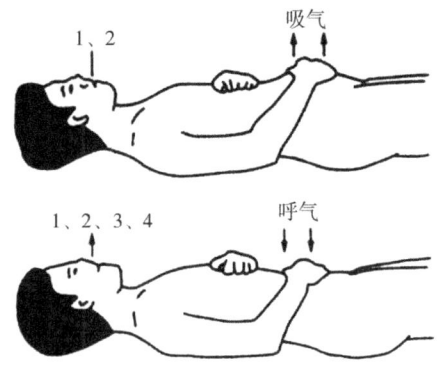

图 5-1　腹式呼吸方法

2. 缩唇呼气锻炼

用鼻吸气，用口呼气。呼气时，口唇缩拢似吹口哨状，持续缓慢呼气，同时收缩腹部。吸气与呼气时间为 1:2 或 1:3，缩唇大小程度与呼气流量，以能使距口唇 15~20 cm 处，与口唇等高水平的蜡烛火焰随气流倾斜而不熄灭为宜（图 5-2）。

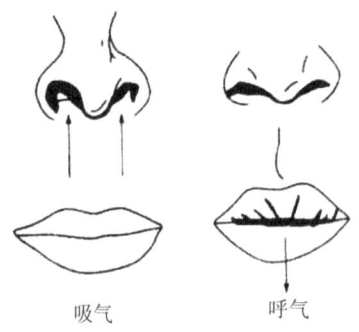

图 5-2　缩唇呼吸方法

3. 全身运动锻炼

采用与日常生活密切相关的医疗体育锻炼形式，如行走、慢跑、登梯、太极拳、家庭劳动等，锻炼时速度、距离，根据患者自觉呼吸困难和心悸程度，结合呼吸频率、心率等资料决定。每天锻炼 3~4 次。

（三）家庭氧疗

对实施家庭氧疗的患者，指导患者和家属做到以下几点。

（1）了解氧疗的目的、必要性及注意事项，注意安全，吸氧导管每天须更换，氧疗设备定期检查、清洁、消毒和更换。

（2）告诉其家庭氧疗方法。
（3）观察氧疗有效的指标：呼吸困难减轻，呼吸减慢，心率减慢，发绀减轻，活动耐力增加。

（四）生活指导

适当休息，保证足够的营养，以积极的心态对待疾病，劝告患者在发病季节前应用气管炎菌苗、酪蛋白等增强免疫功能。定期门诊复查，如呼吸道感染症状加重时，应立即来医院就诊。

第四节 流行性感冒

一、概述

流行性感冒（简称流感）是由流行性感冒病毒引起的急性呼吸道传染病，是人类面临的主要公共健康问题之一。1918年是20世纪第一次流感世界大流行，死亡人数达2 000万，比第一次世界大战死亡人数还多，以后陆续在1957年（H2N2）、1968年（H1N1）、1977年（H1N1）均有大流行。而近年来禽流感病毒H5N1连续在亚洲多个国家造成人类感染，形成了对公共卫生的严重威胁，同时也一再提醒人们，一次新的流感大流行随时可能发生。

二、病原学与致病性

流感病毒呈多形性，其中球形直径为80～120 nm，有囊膜。流感病毒属正黏病毒科，流感病毒属，基因组为分节段、单股、负链RNA。根据病毒颗粒核蛋白（NP）和基质蛋白（M_1）抗原及其基因特性的不同，流感病毒分为甲、乙、丙3型。

甲型流感病毒基因组由8个节段的单链RNA组成，负责编码病毒所有结构蛋白和非结构蛋白。甲型流感病毒囊膜上有三种突起：H、N和M_2蛋白，血凝素（H）和神经氨酸酶（N）为两种穿膜糖蛋白，它们突出于脂质包膜表面，分别与病毒吸附于敏感细胞和从受染细胞释放有关。第三种穿膜蛋白是M_2蛋白，这是一种离子通道蛋白，为病毒进入细胞后脱衣壳所必需。根据其表面H和N抗原的不同，甲型流感病毒又分成许多亚型。甲型流感病毒的血凝素共有16个亚型（H1～16）。神经氨酸酶则有9个亚型（N1～9）。所有16个亚型的血凝素和9个亚型的神经氨酸酶都在禽类中检测出，但只有H1、H2、H3、H5、H7、H9、N1、N2、N3、N7，可能还有N8亚型引起人类流感流行。

流感病毒表面抗原特别是H抗原具有高度易变性，以此逃脱机体免疫系统对它的记忆、识别和清除。流感病毒抗原性变异形式有两种：抗原性漂移和抗原性转变。抗原性漂移主要是由于编码H或N蛋白基因点突变导致H或N蛋白分子上抗原位点氨基酸的替换，并由于人群选择压力使得小变异逐步积累。抗原性转变只发生于甲型流感病毒，当两种不同的甲型流感病毒同时感染同一宿主细胞时，其基因组的各节段可能会重新分配或组合，导致新的血凝素和（或）神经氨酸酶的出现，或者是H、N之间新的组合，从而产生一种新的甲型流感的亚型。

流感病毒在进入宿主细胞之后，其血凝素蛋白需先经宿主细胞的蛋白酶消化，成为两个由二硫键相连的多肽，这一过程病毒的致病性密切相关。在人类呼吸道和禽类胃肠道中有一种胰酶样的蛋白酶能够酶切流感病毒的血凝素，因此流感病毒往往引起人类呼吸道感染和禽类胃肠道感染。宿主细胞表面对病毒血凝素的受体在人和禽类之间是不同的，因此通常多数禽流感病毒不感染人类，但是已经有越来越多的证据表明，某些禽流感病毒可越过种属界限而感染人类。当两种分别来源于人和禽的流感同时感染同一例患者时，或另一种可能的中间宿主猪（因为猪对禽流感和人流感都敏感，而且与禽类和人都可能有密切接触），两种病毒就有可能在复制自身的过程中发生基因成分的交换，产生新的"杂交"病毒。由于人类对其缺乏免疫力，因此患者往往病情严重，死亡率极高。

三、流行病学

流感传染源主要为流感患者和隐性感染者。人禽流感主要是患禽流感或携带禽流感病毒的鸡、鸭、鹅等家禽及其排泄物，特别是鸡传播。流感病毒主要是通过空气飞沫和直接接触传播。人禽流感是否还可通过消化道或伤口传播，至今尚缺乏证据。人对流感病毒普遍易感，新生儿对流感及其病毒的敏感性与成年人相同。青少年发病率高，儿童病情较重。流感流行具有一定的季节性。我国北方常发生于冬季，而南方多发生在冬夏两季，然而流感大流行可发生在任何季节。

根据发生特点不同流感发生可分为散发、暴发、流行和大流行。散发一般在非流行期间，病例在人群中呈散在零星分布，各病例在发病时间及地点上没有明显的联系。暴发是指一个集体或小地区在相当短时间内突然发生很多流感病例。流行是指在较大地区内流感发病率明显超出当地同期发病率水平，流感流行时发病率一般为5%~20%。大流行的发生是由于新亚型毒株出现，由于人群普遍地缺乏免疫力，疾病传播迅速，流行范围超出国界和洲界，发病率可超过50%。世界性流感大流行间隔10年左右，常有2~3个波，通常第一波持续时间短、发病率高，第二波持续时间长、发病率低，有时还有第三波，第一波主要发生在城市和交通便利的地方，第二波主要发生在农村及交通闭塞地区。

四、临床表现

流感的潜伏期一般为1~3 d。起病多急骤，症状变化较多，主要以全身中毒症状为主，呼吸道症状轻微或不明显。季节性流感多发于青少年，临床表现和轻重程度差异颇大，病死率通常不高，一般恢复快，不留后遗症，死者多为年迈体衰、年幼体弱或合并有慢性疾病的患者。最近在亚洲国家发生的人感染H5N1禽流感病毒有别于常见的季节性流感。感染后的临床症状往往比较严重，死亡率高达50%，并且常常累及多种器官，关于人感染高致病性禽流感具体内容详见相关章节。流感根据临床表现可分为单纯型、肺炎型、中毒型、胃肠型。

（一）单纯型

单纯型最为常见，先有畏寒或寒战，发热，继之全身不适，腰背发酸、四肢疼痛，头昏、头痛。大部分患者有轻重不同的打喷嚏、鼻塞、流涕、咽痛、干咳或伴有少量黏液痰，有时有胸骨后烧灼感、紧压感或疼痛。发热可高达39~40℃，一般持续2~3 d渐降。部分患者可出现食欲不振、恶心、便秘等消化道症状。年老体弱的患者，症状消失后体力恢复慢，常感软弱无力、多汗，咳嗽可持续1~2周或更长。体格检查：患者可呈重病容，衰弱无力，面部潮红，皮肤上偶有类似麻疹、猩红热、荨麻疹样皮疹，软腭上有时有点状红斑，鼻咽部充血水肿。本型中较轻者病情似一般感冒，全身和呼吸道症状均不显著，病程仅1~2 d，单从临床表现难以确诊。

（二）肺炎型

本型常发生在2岁以下的小儿，或原有慢性基础疾患，如二尖瓣狭窄、肺心病、免疫力低下，以及孕妇、年老体弱者。其特点是：在发病后24 h内可出现高热、烦躁、呼吸困难、咳血痰和明显发绀。全肺可有呼吸音减低、湿啰音或哮鸣音，但无肺实变体征。X线胸片可见双肺广泛小结节性浸润，近肺门较多，肺周围较少。上述症状可进行性加重，抗菌药物无效。病程1周至2月余，大部分患者可逐渐恢复，也可因呼吸循环衰竭在5~10 d内死亡。

（三）中毒型

中毒型较少见。肺部体征不明显，具有全身血管系统和神经系统损害，有时可有脑炎或脑膜炎表现。临床表现为高热不退、神志昏迷，成人常有谵妄，儿童可发生抽搐。少数患者由于血管神经系统紊乱或肾上腺出血，导致血压下降或休克。

（四）胃肠型

本型主要表现为恶心、呕吐和严重腹泻，病程2~3 d，恢复迅速。

五、诊断

流感的诊断主要依据流行病学资料,并结合典型临床表现确定,但在流行初期,散发或轻型的病例诊断比较困难,确诊往往需要实验室检查。流感常用辅助检查如下。

(一)一般辅助检查

1. 外周血象

白细胞总数不高或偏低,淋巴细胞相对增加,重症患者多有白细胞总数及淋巴细胞下降。

2. 胸部影像学检查

单纯型患者X线胸片检查可正常,但重症尤其肺炎型患者胸部X线胸片检查可显示单侧或双侧肺炎,少数可伴有胸腔积液等。

(二)流感病毒病原学检测及分型

流感病毒病原学检测及分型对确诊流感及与其他疾病如严重急性呼吸综合征(SARS)等鉴别十分重要,常用病毒学检测方法主要有以下几种。

1. 病毒培养分离

病毒培养分离是诊断流感最常用和最可靠的方法之一。目前分离流感病毒主要应用马达犬肾细胞(Madin-Darby canine kidney,MDCK)为宿主系统。培养过程中观察细胞病变效应,并可应用血清学实验来进行鉴定和分型。传统的培养方法对于流感病毒的检测因需要时间较长(一般需要4~5 d),不利于早期诊断和治疗。近年来新出现了一种快速流感病毒实验室培养技术——离心培养技术(shell vial culure,SVC),在流感病毒的快速培养分离上发挥了很大作用。离心培养法是在标本接种后进行长时间的低速离心,使标本中含病毒的颗粒在外力作用下被挤压吸附于培养细胞上,从而大大缩短了培养时间。

2. 血清学诊断

血清学诊断主要是检测患者血清中的抗体水平,即用已知的流感病毒抗原来检测血清中的抗体,此法简便易行、结果可信。血清标本应包括急性期和恢复期双份血清。急性期血样应在发病后7 d内采集,恢复期血样应在发病后2~4周采集。双份血清进行抗体测定,恢复期抗体滴度较急性期有4倍或以上升高,有助于确诊和回顾性诊断,单份血清一般不能用作诊断。

3. 病毒抗原检测

对于病毒抗原的检测的方法主要有两类:直接荧光抗体检测(direct fluorescent antibody test,DFA)和快速酶(光)免法。DFA用抗流感病毒的单克隆抗体直接检测临床标本中的病毒抗原,应用亚型特异性的单抗能够快速和直接地检测标本中的病毒抗原,并且可以进一步进行病毒的分型,不仅可用于诊断,还可以用于流行病学的调查。目前快速酶免(光)免法主要有Directigen Flu A、Directigen Flu A plus B、Binax Now Flu A and B、Biostar Flu OIA、Quidel Quick vue和Zstat Flu test等。值得注意的是,上述几种检测方法对于乙型流感病毒的检测效果不如甲型。

4. 病毒核酸检测

以聚合酶链反应(polymerase chainreaction,PCR)技术为基础发展出了各种各样的病毒核酸检测方法,在流感病毒鉴定和分型方面发挥着越来越大的作用,不仅可以快速诊断流感,并且可以根据所分离病毒核酸序列的不同对病毒进行准确分型。常用的方法有核酸杂交、逆转录-聚合酶链反应、多重逆转录-聚合酶链反应、酶联免疫PCR、实时定量PCR、依赖性核酸序列扩增,荧光PCR等方法。以上述各种检测方法为基础,很多生物制品公司开发出多种试剂盒供临床快速检测应用。近年来,应用基因芯片对流感病毒进行检测和分型是研究的一大热点,基因芯片灵敏度极高,并且可以同时检测多种病毒,尤其适用于流感多亚型、易变异的特点。目前多种基因芯片技术已应用到流感病毒的检测和分型中。

六、鉴别诊断

主要与除流感病毒的多种病毒、细菌等病原体引起的流感样疾病(influenza like illness,ILI)相鉴别。确诊需依据实验室检查，如病原体分离、血清学检查和核酸检测。

（1）普通感冒：普通感冒可由多种呼吸道病毒感染引起。除注意收集流行病学资料以外，通常流感全身症状比普通感冒重，而普通感冒呼吸道局部症状更突出。

（2）严重急性呼吸综合征（SARS）：SARS是由SARS冠状病毒引起的一种具有明显传染性，可累及多个脏器、系统的特殊肺炎，临床上以发热、乏力、头痛、肌肉关节疼痛等全身症状和干咳、胸闷、呼吸困难等呼吸道症状为主要表现。临床表现类似肺炎型流感。根据流行病学史，临床症状和体征，一般实验室检查，胸部X线影像学变化，配合SARS病原学检测阳性，排除其他疾病，可做出SARS的诊断。

（3）肺炎支原体感染：发热、头痛、肌肉疼痛等全身症状较流感轻，呛咳症状较明显，或伴少量黏痰。胸部X线胸片检查可见两肺纹理增深，并发肺炎时可见肺部斑片状阴影等间质肺炎表现。痰及咽拭子标本分离肺炎支原体可确诊。血清学检查对诊断有一定帮助，核酸探针或PCR有助于早期快速诊断。

（4）衣原体感染：发热、头痛、肌肉疼痛等全身症状较流感轻，可引起鼻窦炎、咽喉炎、中耳炎，气管-支气管炎和肺炎。实验室检查可帮助鉴别诊断，包括病原体分离、血清学检查和PCR检测。

（5）嗜肺军团菌感染：夏秋季发病较多，并常与空调系统及水源污染有关。起病较急，畏寒、发热、头痛等，全身症状较明显，呼吸道症状表现为咳嗽、黏痰、痰血、胸闷、气促，少数可发展为ARDS；呼吸道以外的症状亦常见，如腹泻、精神症状以及心功能和肾功能障碍，X线胸片检查示炎症浸润影。呼吸道分泌物、痰、血培养阳性可确定诊断，但检出率低。对呼吸道分泌物用直接荧光抗体法（DFA）检测抗原或用PCR检查核酸，对早期诊断有帮助。血清、尿间接免疫荧光抗体测定，亦具诊断意义。

七、治疗

隔离患者，流行期间对公共场所加强通风和空气消毒，避免传染他人。

合理应用对症治疗药物，可对症应用解热药、缓解鼻黏膜充血药物，止咳祛痰药物等。

及早应用抗流感病毒药物治疗：抗流感病毒药物治疗只有早期（起病1~2 d内）使用，才能取得最佳疗效。抗流感病毒化学治疗药物现有离子通道M_2阻滞剂（表5-1）和神经氨酸酶抑制剂两类，前者包括金刚烷胺和金刚乙胺，后者包括奥司他韦和扎那米韦。

表5-1 金刚烷胺和金刚乙胺的用法和计量

药名	年龄（岁）			
	1~9	10~12	13~16	≥65
金刚烷胺	5 mg/（kg·d）（最高150 mg/d）分2次	100 mg每天2次	100 mg每天2次	≤100 mg/d
金刚乙胺	不推荐使用	不推荐使用	100 mg每天2次	100 mg或200 mg/d

（一）离子通道M_2阻滞剂

金刚烷胺和金刚乙胺对甲型流感病毒有活性，抑制其在细胞内的复制；在发病24~48 h内使用，可减轻发热和全身症状，减少病毒排出，防止病毒扩散。金刚烷胺在肌酐清除率≤50 mL/min时酌情减少用量，并密切观察其不良反应，必要时停药。血透对金刚烷胺清除的影响不大。肌酐清除率<10 mL/min时金刚乙胺应减为100 mg/d，对老年和肾功能减退患者应监测不良反应。不良反应主要有中枢神经系统有神经质、焦虑、注意力不集中和轻微头痛等，其发生率金刚烷胺高于金刚乙胺；胃肠道反应主要表现为恶心和呕吐。这些不良反应一般较轻，停药后大多可迅速消失。

（二）神经氨酸酶抑制剂

神经氨酸酶抑制剂对甲、乙两型流感病毒都是有效的，目前有两个品种，即奥司他韦和扎那米韦，我国临床目前只有奥司他韦。

（1）用法和剂量：奥司他韦为成人75 mg，每天2次，连服5 d，应在症状出现2 d内开始用药。儿童用法见表 5-2，1 岁以内不推荐使用。扎那米韦为 6 岁以上儿童及成人剂量均为每次吸入 10 mg，每天 2 次，连用 5 d，应在症状出现 2 d 内开始用药。6 岁以下儿童不推荐使用。

表 5-2　儿童奥司他韦用量

药名	体重（kg）			
	≤ 15	16 ~ 23	24 ~ 40	> 40
奥司他韦（mg）	30	45	60	75

（2）不良反应：奥司他韦不良反应少，一般为恶心、呕吐等消化道症状，也有腹痛、头痛、头晕、失眠、咳嗽、乏力等不良反应的报道。扎那米韦吸入后最常见的不良反应有头痛、恶心、咽部不适、眩晕、鼻出血等。个别哮喘和慢性阻塞性肺疾病（COPD）患者使用后可出现支气管痉挛和肺功能恶化。

（3）肾功能不全的患者无须调整扎那米韦的吸入剂量。对肌酐清除率 < 30 mL/min 的患者，奥司他韦减量至 75 mg，每天 1 次。

需要注意的是：因神经氨酸酶抑制剂对甲、乙两型流感病毒均有效且耐药发生率低，不会引起支气管痉挛，而 M_2 阻滞剂都只对甲型流感病毒有效且在美国耐药率较高，因此美国目前推荐使用抗流感病毒药物仅有奥司他韦和扎那米韦，只有有证据表明流行的流感病毒对金刚烷胺或金刚乙胺敏感才用于治疗和预防流感。对于那些非卧床的流感患者，早期吸入扎那米韦或口服奥司他韦能够降低发生下呼吸道并发症的可能性。另外自 2004 年以来，绝大多数 H5N1 病毒株对神经氨酸酶抑制剂敏感，而对金刚烷胺类耐药，因此确诊为 H5N1 禽流感病毒感染的患者或疑似患者推荐用奥司他韦治疗。

（三）并发症治疗

肺炎型流感常见并且最重要的并发症为细菌的二重感染，尤其是细菌性肺炎，其治疗详见相关章节。肺炎型流感尤其重症患者往往有严重呼吸窘迫、缺氧，严重者可发生急性呼吸窘迫综合征（ARDS），应给予患者氧疗，必要时行无创或有创机械通气治疗。对于中毒型或胃肠型流感患者，应注意纠正患者水电解质平衡，维持血流动力学稳定。

八、预防

隔离患者，流行期间对公共场所加强通风和空气消毒，切断传染链，终止流感流行。流行期间减少大型集会及集体活动，接触者应戴口罩。

目前接种流感病毒疫苗是当今预防流感疾病发生、流行的最有效手段。当疫苗和流行病毒抗原匹配良好时，流感疫苗在 < 65 岁的健康人群中可预防 70% ~ 90% 的疾病发生。因为免疫系统对接种疫苗需要 6 ~ 8 周才起反应，所以疫苗必须在流感季节到来之前接种，最佳时间为 10 月中旬至 11 月中旬。因为流感病毒抗原性变异较快，所以人类无法获得持久的免疫力，进行流感疫苗接种后人体可产生免疫力，但对新的变异病毒株无保护作用。因此在每年流感疫苗生产之前，都要根据当时所流行病毒的抗原变化来调整疫苗的组成，以求最大的保护效果。

流感疫苗包括减毒活疫苗和灭活疫苗。至今对于病毒快速有效的减毒方法和准确的减毒标准仍存在许多不确定因素，因此减毒疫苗仍不能广泛应用。现在世界范围内广泛使用的流感病毒疫苗以纯化、多价的灭活疫苗为主。

美国疾病预防控制中心制定的流感疫苗和抗病毒剂使用指南推荐，每年接受一次流感疫苗接种的人员包括学龄儿童，6 个月至 4 岁的儿童，50 岁以上的成年人，6 个月至 18 岁的高危 Reye 综合征（因长期使用阿司匹林治疗）患者，将在流感季节怀孕的妇女，慢性肺炎（包括哮喘）患者，心脏血管（高血压除外）疾病患者，肾、肝、血液或代谢疾病（包括糖尿病）患者，免疫抑制人员，在某些条件下危及呼吸功能人员，居住在养老院的人员和其他慢性疾病患者的护理人员，卫生保健人员，接触年龄小于 5 岁和年龄大于 50 岁的健康人员和爱心志愿者（特别是接触小于 6 个月婴儿的人员），感染流感可引发严重并发症的人员。

流感疫苗接种的不良反应主要为注射部位疼痛，偶见发热和全身不适，大多可自行恢复。

应用抗流感病毒药物。明确或怀疑某部门流感暴发时，对所有非流感者和未进行疫苗接种的医务人员可给予金刚烷胺、金刚乙胺或奥司他韦进行预防性治疗，时间持续2周或流感暴发结束后1周。

第五节 病毒性肺炎

一、概述

病毒性肺炎（viral pneumomia，VP）是由多种不同种类的病毒侵犯肺实质而引起的肺部炎症，通常由上呼吸道病毒感染向下蔓延所致，常伴气管-支气管炎。临床表现无特异性，主要为发热、头痛、全身酸痛、干咳及肺部浸润等。目前，已知能引起呼吸道感染的病毒约有200种。自2002年11月于我国广东省首发而后波及世界许多国家和城市的严重急性呼吸综合征（SARS），系由一种新发现的病毒——SARS病毒引起的病毒性肺炎。因其具有极强的传染性和较高的病死率而受到高度重视。

二、病因

引起病毒性肺炎的病毒以呼吸道合胞病毒（RSV）、流行性感冒病毒和腺病毒为常见，其他有副流感病毒、巨细胞病毒（CMV）、鼻病毒、冠状病毒、EB病毒和某些肠道病毒，如柯萨奇病毒、埃可病毒等，以及单纯疱疹病毒（HSV）、水痘病毒、带状疱疹病毒、风疹病毒、麻疹病毒等。新发现的人类免疫缺陷病毒（HIV）、汉塔病毒、尼派病毒、高致病性禽流感病毒以及新冠状病毒（又称SARS病毒）也可引起肺炎。本病主要经飞沫和直接接触传播，但器官移植的病例可以通过多次输血，甚至供者的器官途径导致病毒感染。其一年四季均可发生，但多见于冬春季节，可散发流行或暴发流行。VP的发生除与病毒本身的毒力、感染途径及感染量有关外，宿主的年龄、呼吸道局部及全身的免疫功能状态等也是重要的影响因素。一般儿童发病率高于成人，婴幼儿高于年长儿。据统计，在非细菌性肺炎中，病毒性肺炎占25%~50%。近年来，由于免疫抑制药物广泛应用于肿瘤、器官移植，以及获得性免疫缺陷综合征（AIDS）的出现及其流行，HSV、水痘-带状疱疹病毒（VZV）、CMV等都可引起严重的VP。

三、发病机制

（一）基本发病机制

病毒感染主要表现为肺间质病变。最初累及纤毛柱状上皮细胞，然后侵及其他呼吸道细胞，包括肺泡细胞、黏液腺细胞及巨噬细胞。病毒在细胞内复制，然后释放出感染性病毒感染相邻细胞。被感染的纤毛细胞可出现退行性变包括颗粒变形、空泡形成、细胞肿胀和核固缩，继而坏死和崩解。细胞碎片聚集在气道内和阻塞小气道，并出现呼吸道肿胀。肺泡间隔有明显的炎症反应，伴淋巴细胞、巨噬细胞浸润，偶有浆细胞和中性粒细胞浸润和水肿。肺泡毛细血管内可出现坏死和出血的纤维蛋白血栓，肺泡可见嗜酸性透明膜。重症感染者可出现肺水肿、实变、出血，肺实质坏死，肺不张。

（二）非典型表现发病机制

SARS病毒通过短距离飞沫、气溶胶或接触污染的物品传播。发病机制未明，推测SARS病毒通过其表面蛋白与肺泡上皮等细胞上的相应受体结合，导致肺炎的发生。病理改变主要显示弥漫性肺泡损伤和炎症细胞浸润，早期的特征是肺水肿、纤维素渗出、透明膜形成、脱屑性肺炎及灶性肺出血等病变；机化期可见到肺泡内含细胞性的纤维黏液样渗出物及肺泡间隔的成纤维细胞增生，仅部分病例出现明显的纤维增生，导致肺纤维化甚至硬化。

人感染H5N1迄今的证据符合禽-人传播，可能存在环境-人传播，还有少数未得到证据支持的人-人传播。虽然人类广泛暴露于感染的家禽，但H5N1的发病率相对较低，表明阻碍获得禽流感病毒的物种屏障是牢固的。家族成员聚集发病可能由共同暴露所致。尸检可见高致病性人禽流感病毒肺炎有严重肺损伤伴弥漫性肺泡损害，包括肺泡腔充满纤维蛋白性渗出物和红细胞、透明膜形成、血管充血、肺间质淋巴细胞浸润和反应性成纤维细胞增生。

四、病理

病毒侵入细支气管上皮引起细支气管炎。感染可波及肺间质与肺泡而致肺炎。气道上皮广泛受损，黏膜发生溃疡，其上覆盖纤维蛋白被膜。气道防御功能降低，易招致细菌感染。单纯病毒性肺炎多为间质性肺炎，肺泡间隔有大量单核细胞浸润。肺泡水肿，被覆含蛋白及纤维蛋白的透明膜，使肺泡弥散距离加宽。肺炎多为局灶性或弥漫性，偶呈实变。肺泡细胞及巨噬细胞内可见病毒包涵体。炎性介质释出，直接作用于支气管平滑肌，致使支气管痉挛，临床上表现为支气管反应性增高。病变吸收后可留有肺纤维化。

五、临床表现

（一）症状

1. 常见症状

无特异性症状，常有上呼吸道感染的前驱症状，如咽干、咽痛，继之喷嚏、鼻塞、流涕、头痛、乏力、发热、食欲减退以及全身酸痛等。病变进一步向下发展累及肺实质发生肺炎，则表现为咳嗽，多呈阵发性干咳、气急、胸痛，持续高热，尚可咳少量白色黏液痰。部分患者可并发细菌性肺炎。

2. 非典型症状

一些病毒性肺炎在临床表现上可以出现不典型改变，如儿童、老年人或免疫损害宿主患者易发生重症病毒性肺炎，出现呼吸困难、心悸、气急、发绀、嗜睡、精神萎靡，甚至出现休克、心力衰竭、急性呼吸窘迫综合征（ARDS）和肾功能衰竭等疾病的表现。成人水痘合并水痘病毒肺炎时，可发生致命性并发症，如肺水肿、休克等。在脏器移植（如肾移植、骨髓移植等）患者，CMV肺炎可呈现为急剧进展的临床表现过程，在很短时间内（数小时或1~2d）发展为白肺状态，出现呼吸衰竭。SARS起病急骤，多以发热为首发症状，体温大于38℃，可有寒战、咳嗽、少痰，偶有血丝痰、心悸、呼吸困难或呼吸窘迫，可伴有肌肉关节酸痛、头痛、乏力和腹泻。禽流感重症患者可出现高热不退，病情发展迅速，几乎所有患者都有临床表现明显的肺炎，常出现急性肺损伤、急性呼吸窘迫综合征（ARDS）、肺出血、胸腔积液、全血细胞减少、多器官功能衰竭、休克及瑞氏（Reye）综合征等多种并发症，可继发细菌感染，发生败血症。

（二）体征

1. 常见体征

一般病毒性肺炎胸部体征不明显或无阳性体征。其临床症状较重，而肺部体征较少或出现较迟为其特征。常见肺部体征为：轻中度患者病变部位浊音，呼吸音减弱，散在的干湿性啰音。

2. 非典型体征

重症患者体检可见吸气三凹征和鼻翼扇动，呼吸浅速、心动过速、发绀，可出现休克、心力衰竭体征，肺部可闻及较为广泛的干、湿性啰音，病情极危重者可听不到呼吸音及啰音。

六、实验室检查

（一）常见表现

白细胞计数一般正常，亦有稍高或偏低，血沉大多正常。继发细菌感染时白细胞总数和中性粒细胞均增多。痰涂片可见白细胞以单核细胞为主，痰培养常无致病菌生长。但若痰白细胞核内出现包涵体，则提示病毒感染。

血清学检测是目前临床诊断病毒感染的重要方法，双份血清病毒抗体滴度4倍以上升高有诊断意义。

病原学检查：病毒分离培养和鉴定是确诊病毒性肺炎的最可靠方法，可采集咽喉和鼻拭子、咽喉漱液、痰液、经纤支镜获取的下呼吸道分泌物、支气管肺泡灌洗液或血液标本，接种于鸡胚或组织细胞进行病毒培养，或采用动物接种法进行病毒分离，然后进行病毒鉴定。但病毒的分离培养一般实验室不能常规进行，阳性率也不高。特异性诊断技术如免疫荧光法、免疫酶法、同位素免疫标记法等检测病毒抗原、聚合酶链反应（PCR）检测病毒DNA等都有助于病原学诊断。

（二）非典型表现

外周血白细胞计数一般不升高，或降低，常有淋巴细胞减少，可有血小板降低。部分患者有血清转氨酶、乳酸脱氢酶升高等多系统损害的实验室检查结果。

七、器械检查

（一）常见表现

胸部X线检查可见肺纹理增多，小片状浸润或广泛浸润，病情严重者显示双肺弥漫性结节性浸润，但大叶实变及胸腔积液者均不多见。病毒性肺炎的致病源不同，其X线征象亦有不同的特征。

（二）非典型表现

病毒性肺炎在胸部影像学上常出现：①肺体征不明显时，即可出现X线改变。②大小不等的片状阴影或融合成大病灶，可形成肺气肿。③部分病灶吸收缓慢，需数周或更长等非典型特征。

八、诊断

在病毒感染的流行季节，根据患者有关病毒感染的基本特征，肺炎的症状和体征，以及胸片有絮状阴影或间质性肺炎改变，血象不高者并排除其他病原体引起的肺炎，应考虑病毒性肺炎的可能。确诊有赖于病原学检查，包括病毒分离、血清学检查以及分子病毒学检查等。呼吸道分泌物中细胞核内的包涵体可提示病毒感染。

九、鉴别诊断

（一）常见表现鉴别诊断

主要应与细菌性肺炎、支原体性肺炎、支气管哮喘、肺结核、卡氏肺孢子虫肺炎、衣原体肺炎、真菌性肺炎等相鉴别。一般根据发病季节、流行史及临床表现等方面，结合实验室检查和X线胸片所见，有助于病毒性肺炎的诊断，并可与其他呼吸道疾病相鉴别。值得注意的是，在呼吸道病毒感染的基础上，呼吸道自身防御能力及全身抵抗力均有不同程度的削弱，故易继发肺部的细菌感染。继发细菌感染多出现在后期，病情重，病死率高。临床上难以判断，归纳以下几点可做参考：①体温降至正常后再度发热，咳嗽加重，痰白色转黄色，全身中毒症状严重。②肺部体征增多，呼吸困难加重，发绀明显。③白细胞总数及中性粒细胞百分数由少到多。④白细胞碱性磷酸酶（AKP）积分 > 200或四唑氮蓝（NBT）还原试验 > 15%。⑤血清C-反应蛋白（CRP）浓度升高。⑥胸部X线示肺部出现新阴影。⑦痰液连续2次分离到相同致病菌，或其他方法证实的致病菌。

（二）非典型表现鉴别诊断

非典型表现应与军团菌肺炎、重症肺炎、肺水肿、支原体肺炎等相鉴别。

十、治疗

病毒性肺炎治疗除首先积极抗病毒治疗外，还应采取综合治疗措施，包括一般对症处理和支持疗法等。重点应预防继发细菌感染和并发症的发生。

1. 一般治疗

加强护理，注意休息，保持室内空气流通、新鲜，环境安静整洁。

2. 保持呼吸道通畅

对有呼吸困难和发绀的患者需保持呼吸道通畅，可给予雾化或湿化气道，给予祛痰药物，并行体位引流，清除呼吸道痰液。对有喘息症状者适当给予支气管扩张剂治疗，并早期进行持续氧疗（血气分析动脉氧分压 < 60 mmHg或SpO_2 < 90%者），如出现严重低氧血症，应行面罩或气管插管、气管切开机

械通气。

3. 对症治疗

（1）退热与镇静：对于发热、烦躁不安或发生惊厥者，应及时给予降温及镇静治疗。烦躁不安或缺氧严重，有明显憋喘者可适当给予镇静剂如10%水合氯醛口服或灌肠（有心力衰竭时禁用），有呼吸衰竭者慎用镇静剂，痰黏稠者不用异丙嗪。

（2）止咳平喘：对咳嗽有痰者，一般祛痰药可以达到减少咳嗽的作用，不用镇咳药。干咳，特别是因咳嗽引起呕吐及影响睡眠者可服用右美沙芬。对咳嗽明显者可雾化吸入糖皮质激素治疗。对有憋喘者酌情应用氨茶碱、沙丁胺醇、溴化异丙托品等。对有呼吸道梗阻、憋喘严重、中毒症状严重者，可应用短暂糖皮质激素治疗。

（3）物理疗法：对肺部啰音经久不消的患者，可用光疗、电疗、超短波等以减轻肺部淤血，促进肺部渗出物的吸收。

4. 抗病毒治疗

目前对于病毒性肺炎尚缺乏理想的特异性治疗。常用于临床的抗病毒药物有以下几种。

（1）利巴韦林（RBV）：又称三氮唑核苷、病毒唑，是一种鸟苷类似物，通过干扰鸟苷酸合成而发挥抗病毒作用，为广谱抗病毒药物。临床主要可用于RSV、腺病毒、流感病毒、副流感病毒、疱疹病毒、水痘病毒、麻疹病毒肺炎治疗，也可用于汉塔病毒感染的治疗。

（2）阿昔洛韦（ACV）：又称无环鸟苷，对病毒DNA多聚酶呈强大抑制作用，阻止病毒DNA的合成，具有广谱、强效和起效快的特点，为疱疹病毒感染的首选治疗药物。临床主要用于疱疹病毒、水痘病毒性肺炎的治疗。尤其对免疫缺陷或应用免疫抑制药物者并发VP应尽早应用。

（3）阿糖腺苷：又称阿糖腺嘌呤，为嘌呤核苷类化合物，能抑制病毒DNA的合成，具有广泛抗病毒作用。临床主要用于疱疹病毒、水痘病毒及巨细胞病毒肺炎，尤其适用于免疫抑制患者并发VP的治疗。

（4）金刚烷胺和金刚乙胺：为人工合成的胺类抗病毒类药物，能阻止某些病毒进入人体细胞内，并有退热作用。临床上主要用于流感A型病毒肺炎的治疗，且在发病24～48 h内应用效果最佳，可减轻发热和全身症状，减少病毒排出，防止流感病毒的扩散。

（5）更昔洛韦：又名丙氧鸟苷，属无环鸟苷的衍生物，但比阿昔洛韦有更强更广谱的抗病毒作用。尤其对人巨细胞病毒（HCMV）有高度选择性抑制作用。主要用于治疗肾移植、骨髓移植等脏器移植患者和AIDS患者的巨细胞病毒性肺炎。

（6）膦甲酸钠：静滴治疗巨细胞病毒肺炎，并可作为免疫缺陷患者疱疹病毒耐药株VP的首选药物。静滴剂量每次9 mg/kg，2次/d，滴速为0.078 mg/（kg·min）或连续静滴每日20 mg/kg，稀释浓度低于12 mg/mL，疗程2～3周。

5. 中医中药

双黄连粉针剂及口服液，以及金银花、贯众、板蓝根、大青叶和具有抗病毒作用的中药方剂等对病毒感染有一定疗效。

6. 免疫治疗

（1）干扰素（interferon，IFN）：干扰素具有广谱抗病毒作用，可用于防治流感病毒、腺病毒、RSV等引起的VP。干扰素与阿昔洛韦或阿糖腺苷合用治疗骨髓移植后的巨细胞病毒性肺炎可取得较好的疗效。

（2）聚肌胞（Poly I：C）：是一种高效的干扰素诱导剂。主要用于预防和治疗婴幼儿病毒性肺炎。用法：2岁以下儿童1 mg/次，2岁以上儿童2 mg/次，每日或隔日肌注一次，共2～4周。

（3）其他：如白细胞介素-2（IL-2）、特异性抗病毒免疫核糖核酸（iRNA）、左旋咪唑、转移因子和胸腺肽也有一定的抗病毒作用。

（4）被动免疫治疗：包括输血和新鲜血浆、高效价特异性免疫球蛋白和抗体，以及恢复期血清等也被用于治疗病毒性肺炎。

7. 抗生素的应用

无细菌感染证据的患者，无须抗菌药物治疗。一旦并发细菌感染或不能除外细菌感染者，应选用敏感的抗生素治疗。

8. 少见症状的治疗

（1）糖皮质激素的应用：应采取谨慎态度，严格掌握使用指征，必要时短程应用，并同时应用有效抗病毒药物，以防止病毒扩散，加重病情。

（2）ARDS的治疗：对于病毒性肺炎患者发展为急性呼吸窘迫综合征（ARDS）时应将患者收入重症监护病房（ICU）进行救治。主要治疗措施包括：①氧疗，应高浓度吸氧。②机械通气，明确诊断后宜尽早机械通气，PEEP从低水平开始，5～15 cmH_2O。③合适的血容量。④维持适当的液体平衡，轻度负平衡（-500 mL/d），早期一般不宜补胶体，如有明显低蛋白血症，可考虑给予白蛋白。⑤其他如抗感染治疗，生命支持，保护器官功能，防治并发症等。

十一、预后

预后与年龄、机体免疫功能状态有密切关系。正常人获得性感染有自限性，肺内病灶可自行吸收，年龄越小、免疫力低下特别是器官移植术后、AIDS患者以及合并其他病原体感染时预后差。

第六节 支原体肺炎

一、概述

支原体肺炎是由肺炎支原体引起的呼吸道和肺部的急性炎症，常同时有咽炎、支气管炎和肺炎。秋冬季节发病较多，但季节性差异并不显著。临床主要表现为发热、咽痛、咳嗽及肺部浸润，肺部X线征象可较明显，体征相对较少。

本病占非细菌性肺炎的1/3以上，或各种原因引起的肺炎的10%，常于秋季发病。患者中儿童和青年人居多，婴儿有间质性肺炎时应考虑支原体肺炎的可能性。

本病潜伏期和呼吸道带菌时间长，但病死率较低，约为1.4%。

肺炎支原体过去称"非典型肺炎"，该名称首次应用于1938年，描述一种常见的气管-支气管炎及症状。病原体于1944年由Eaton等首先自非典型肺炎患者的痰中分离，但直到1961年才被Chanock鉴定为肺炎支原体。

二、病理生理

支原体是一组原核细胞型微生物，介于细菌和病毒之间，是能在无细胞培养基上生长的最小微生物之一；无细胞壁，仅有三层结构的细胞膜，基本形态为杆状，长1～2μm、宽0.1～0.2μm，能在含有血清蛋白和甾醇的琼脂培养基上生长，2～3周后菌落呈煎蛋状，中间较厚，周围低平。

首次感染肺炎支原体后，病原体可在呼吸道黏膜内常驻，时间可长达数月（在免疫低下患者甚至可达数年），成为正常携带者，另外肺炎支原体可进入黏膜下和血流，并播散至其他器官。

肺炎支原体吸入呼吸道后，在支气管周围可有淋巴细胞和浆细胞浸润及中性粒细胞和巨噬细胞聚集，向支气管和肺蔓延，呈间质性肺炎或斑片融合性支气管肺炎。而且支原体通常存在于纤毛上皮之间，不侵入肺实质，通过细胞膜上神经氨酸受体位点，吸附于宿主呼吸道上皮细胞表面，抑制纤毛活动与破坏上皮细胞。

肺炎支原体致病性还可能与患者对病原体或其代谢产物的过敏反应有关。肺外器官病变的发生，可能与感染后引起免疫反应、产生免疫复合物和自身抗体有关。

肺炎支原体可附着并破坏呼吸道黏膜纤毛上皮细胞。在显微镜下，可见间质性肺炎、支气管炎和细支气管炎。支气管周围有浆细胞和小淋巴细胞浸润。支气管腔内有多形核白细胞、巨噬细胞、纤维蛋白束和上皮细胞碎片。

由于大环内酯类抗生素是临床上治疗支原体感染的首选药物，此类药物的广泛使用，导致支原体对大环内酯类抗生素耐药形势严峻。日本学者 Morozumi 等发现，2002 年肺炎支原体对大环内酯类耐药为 0%，2003 年耐药为 5%，2004 年为 12.5%，2005 年为 13.5%，2006 年上升到 30.6%。而另一日本学者报道在 2000—2003 年上呼吸道感染患者分离的肺炎支原体中，有约 20% 对大环内酯类耐药。我国辛德莉等将 2004 年 1 月至 2005 年 7 月期间北京友谊医院临床确诊的肺炎支原体感染 260 例患儿留取鼻咽分泌物或咽拭子，经培养和鉴定阳性 13 例，分离的 13 例阳性株中有 9 株耐药，占 69.2%，而且耐药株同时对阿奇霉素和交沙霉素耐药。可见肺炎支原体对大环内酯类耐药的形势十分严峻。

三、流行病学

血清流行病学显示全球范围的肺炎支原体感染率较高。支原体肺炎以儿童及青年人居多，主要通过呼吸道飞沫传播。支原体肺炎冬季高发，症状持续 1~3 周。

在普通人群中，肺炎支原体感染常呈家庭内传播。在大中小学校和集体单位可引起小范围的暴发和流行。儿童支原体肺炎有一定的流行规律，一般每 3~4 年流行一次。支原体肺炎占小儿肺炎的 15%~20%，占成人肺炎的比例可高达 15%~50%。40 岁以下的人群是支原体肺炎高发人群。

支原体肺炎的传染源是支原体肺炎患者和支原体携带者，主要通过口、鼻的分泌物在空气中传播，引起散发的呼吸道感染或者小流行。

四、临床表现

1. 症状

大多数感染者仅累及上呼吸道，潜伏期 2~3 周，起病缓慢。潜伏期过后，表现为畏寒、发热，体温多在 38~39℃，伴有乏力、咽痛、头痛、咳嗽、食欲缺乏、腹泻、肌肉酸痛、全身不适、耳痛等症状。发热可持续 2~3 周，体温恢复正常后可能仍有咳嗽。偶伴有胸骨后疼痛。少数患者有关节痛和关节炎症状。

咳嗽是肺炎支原体感染的特点，咳嗽初期为干咳，后转为顽固性剧烈咳嗽，无痰或伴有少量黏痰，特别是夜间咳嗽较为明显，偶可有痰中带血。由于持续咳嗽，患者可因肌张力增加而发生胸骨旁胸腔疼痛，但真正的胸膜疼痛较少见。

病情一般较轻，有时可重，但很少死亡。发热 3d 至 2 周，咳嗽可延长至 6 周左右。可有血管内溶血，溶血往往见于退热时，或发生于受凉时。

2. 体征

体检示轻度鼻塞、流涕，咽中度充血、水肿。耳鼓膜常有充血、水肿，约 15% 有鼓膜炎。颈淋巴结可肿大。少数病例有斑丘疹、红斑或唇疱疹。胸部一般无明显异常体征，约半数可闻干性或湿性啰音，10%~15% 病例发生少量胸腔积液。

3. 并发症

可并发皮炎、鼓膜炎或中耳炎、关节炎等；中枢神经受累者，可见脑膜炎、脑炎及脊髓炎病变；可伴有血液（急性溶血、血小板减少性紫癜）或雷诺现象（受冷时四肢间歇苍白或发绀并感疼痛），此时病程延长。心包炎、心肌炎、肝炎也有发现。

五、实验室检查

1. X 线胸片

显示双肺纹理增多，肺实质可有多形态的浸润形，以下叶多见，也可呈斑点状、斑片状或均匀模糊阴影。约 1/5 有少量胸腔积液。肺部病变表现多样化，早期间质性肺炎，肺部显示纹理增加及网织状阴影，后发展为斑点片状或均匀的模糊阴影，近肺门较深，下叶较多。约半数为单叶或单肺段分布，有时浸润广泛、有实变。儿童可见肺门淋巴结肿大。少数病例有少量胸腔积液。肺炎常在2～3周内消散，偶有延长至4～6周者。

2. 血常规

血白细胞总数正常或略增高，以中性粒细胞为主。

3. 尿液分析

可有微量蛋白，肝功能检查可有转氨酶升高。

4. 病原学检查

可采集患者咽部分泌物、痰、支气管肺泡灌洗液等进行培养和分离支原体。

肺炎支原体的分离，难以广泛应用，无助于早期诊断。痰、鼻和咽拭子培养可获肺炎支原体，但需时约3周，同时可用抗血清抑制其生长，也可借红细胞的溶血来证实阴性培养。此项检查诊断可靠，但培养技术难度大，烦琐费时，无助于本病的早期诊断。

5. 血清学检查

血清学检查是确诊肺炎支原体感染最常用的检测手段，如补体结合试验、间接荧光抗体测定、间接血凝试验、酶联免疫吸附试验（EIISA）及生长抑制试验等。酶联免疫吸附试验最敏感，免疫荧光法特异性强。血清学方法可直接检测标本中肺炎支原体抗原，用于临床早期快速诊断。肺炎支原体IgM抗体阳性可作为急性感染的指标，尤其是在儿科患者。在成人，IgM抗体阳性是急性感染的指标，但阴性时不能排除肺炎支原体感染，因为再次感染时IgM抗体可能缺如。

6. 冷凝集试验

冷凝集试验是临床上沿用多年的一种非特异性血清学诊断方法，由于冷凝集抗体出现较早，阳性率较高，下降也快，故在目前仍不失为一项简便、快速、实用和较早期的诊断方法，但其他微生物也可诱导产生冷凝素，故该试验不推荐用于肺炎支原体感染的诊断，必须结合临床及其他血清学检测进行判断。

如果血清病原抗体效价＞1∶32；链球菌MG凝集试验，效价≥1∶40为阳性，连续两次4倍以上增高有诊断价值。

7. 单克隆抗体免疫印迹法、多克隆抗体间接免疫荧光测定、同相酶免疫技术ELISA法等

可直接从患者鼻咽分泌物或痰标本中检测支原体抗原而确立诊断。此法快速、简便，但敏感性、特异性和稳定性尚待进一步提高。

8. 核酸杂交技术及PCR技术等

具有高效、特异而敏感等优点，易于推广，对早期诊断肺炎支原体感染有重要价值。

六、诊断

（1）好发于儿童及青少年，常有家庭或学校的小流行发生，有本病接触史者有助于诊断。

（2）发病缓慢，早期有乏力、头痛、咽痛等症状。多为中等度发热，突出症状为阵发性刺激性咳嗽，可有少量黏痰或脓性痰，也可有血痰，部分患者无明显症状。

（3）肺部检查多数无阳性体征，部分患者可有干、湿啰音。

（4）周围血白细胞总数正常或稍增多，以中性粒细胞为主。

（5）血清免疫学检查：①红细胞冷凝集试验阳性（滴定效价1∶32以上）持续升高者诊断意义更大。一般起病后2周，约2/3患者冷凝集试验阳性，滴定效价大于1∶32，特别是当滴度逐步升高时，有诊断价值。②链球菌MG凝集试验阳性（滴定效价1∶40或以上），后一次标本滴度较前次增高达4倍或以上诊断意义更大；约半数患者对链球菌MG凝集试验阳性。③血清特异性补体结合试验阳性[滴定效价（1∶40）～（1∶80）]，2周后滴度增高4倍，有重要诊断价值。

（6）痰液尤其是支气管吸出分泌物培养分离出肺炎支原体可确诊。

（7）X线检查：肺部有形态多样化的浸润阴影，以肺下野斑片状淡薄阴影多见，肺门处密度较深。部分呈叶段性分布。

七、鉴别诊断

1. 气管-支气管炎

大多数感染肺炎支原体的患者症状很轻，起始时主要表现为上呼吸道症状，肺部也没有体征，白细胞通常是正常的，此种情况下容易误诊为急性气管和支气管炎，但通过胸部影像学的检查一般不难鉴别。对于不易诊断的可做胸部CT确诊。

2. 传染性非典型肺炎（SARS）

本病主要表现为发热等病毒感染的非特异性症状，实验室检查白细胞不升高或降低，特别表现为淋巴细胞数量的下降。由于SARS是新出现的一个疾病，易与支原体肺炎混淆。但SARS有很强的传染性，重症发生率高，对抗生素治疗无效，病情进展快。对于鉴别有困难的，可通过实验室检查进行鉴别。

3. 肺嗜酸粒细胞浸润症

多数支原体肺炎感染特征不是很明显，影像学特征也不具特异性，很容易与肺嗜酸粒细胞浸润症、过敏性肺炎等混淆，但非感染性肺疾病一般在病理学上有其相应特征，及时进行检查有助于鉴别。

4. 细菌性肺炎

临床表现较肺炎支原体肺炎重，X线的肺部浸润阴影也更明显，且白细胞计数明显高于参考值上限。

5. 流感病毒性肺炎或流感后并发细菌性肺炎

发生于流行季节，起病较急，肌肉酸痛明显，可能伴胃肠道症状。

6. 腺病毒肺炎

尤其多见于军营，常伴腹泻。

7. 军团菌肺炎和衣原体肺炎

临床不易鉴别，明确诊断必须借助于病原的分离鉴定培养和血清学检查。

八、治疗

（1）早期使用适当抗生素可减轻症状，缩短病程至7~10d。大环内酯类抗生素是肺炎支原体感染的首选药物，红霉素、克拉霉素、多西环素治疗有效，可缩短病程。喹诺酮类（如左氧氟沙星、莫昔沙星等）、四环素类也用于肺炎支原体肺炎的治疗。疗程一般2~3周。因肺炎支原体无细胞壁，青霉素或头孢菌素类等抗生素无效。若继发细菌感染，可根据痰病原学检查结果，选用针对性的抗生素治疗。

推荐剂量：红霉素每次0.5g，每6h 1次；克拉霉素的胃肠道反应轻，其他副作用少，效果与红霉素相仿，用量0.5g/d，口服；四环素0.25g，每6h 1次；多西环素0.1g/d，口服。治疗须继续2~3周，以免复发。罗红霉素、阿奇霉素的效果亦佳，且不良反应少。如果不能排除军团菌肺炎，应选用红霉素。如果不能排除衣原体肺炎，推荐四环素和多西环素。

对于耐药的肺炎支原体，可选用他利霉素和利福霉素。他利霉素属于酮内酯类，是新一代大环内酯类抗生素，该类抗生素由14元环大环内酯衍生而成，因在菌体内有更广泛的结合位点，具有更强的抗菌活性。

利福霉素具有抗菌谱广、作用强、吸收快、局部浓度高、副作用小、耐药率较低等优点，对于耐阿奇霉素肺炎支原体引起的下呼吸道感染选用联合利福霉素治疗，有明显的疗效。

支原体耐药与抗生素的使用密切相关，在临床治疗支原体感染时，应结合药敏试验足量使用敏感药物，并使疗程尽可能短，避免低浓度药物与支原体长期接触，人为造成"抗生素压力"，使原来占优势的敏感株被抑制或杀灭，诱导或选择出耐药菌株并使之繁衍成抗菌药物主要作用对象，造成治疗失败。

（2）对剧烈呛咳者，应适当给予镇咳药。

九、预后

本病预后良好。但在老年患者和已有慢性病，如COPD的患者，或继发其他细菌性肺炎患者，预后较差。

本病有自限性,部分病例不经治疗可自愈。注意事项:家庭中发病应注意隔离,避免密切接触。抗生素预防无效。支原体肺炎疫苗的预防效果尚无定论。鼻内接种减毒活疫苗的预防尚在研究中。

十、预防

预防支原体肺炎,一定要多到户外活动,以增强体质;外出回来及用餐前一定要用洗手液或肥皂洗手;咳嗽或打喷嚏时用手绢或纸掩住口鼻,尽量减少飞沫向周围喷射,以免传染他人。

第七节 衣原体肺炎

一、概述

衣原体肺炎是由衣原体感染引起的肺部炎症,衣原体有沙眼衣原体(CT)、肺炎衣原体(CP)、鹦鹉热衣原体和家畜衣原体。与人类关系密切的为 CT 和 CP,偶见鹦鹉热衣原体肺炎。

二、流行病学

血清流行病学显示人类的衣原体感染是世界普遍性的,但具体的流行病学资料尚缺乏。

三、临床表现

轻症可无明显症状。青少年常有声音嘶哑、干咳,有时发热,咽痛等咽炎、喉炎、鼻窦炎、中耳炎和支气管炎等症状,且可持续数周之久,发生肺炎通常为轻型,与肺炎支原体感染的临床表现极为相似,并可能伴随肺外表现如红斑结节、甲状腺炎、脑炎和吉兰-巴雷(格林-巴利)综合征。成年人肺炎多较严重,特别是老年人往往必须住院和呼吸支持治疗。

四、实验室检查

1. 肺部 X 线

显示肺亚段少量片状浸润灶,广泛实变仅见于病情严重者。X 线也可显示双侧间质性或小片状浸润,双肺过度充气,CT 肺炎也可急性发病,迅速加重,造成死亡。

2. 血常规检查

大部分患者血白细胞在正常范围。

五、诊断及鉴别诊断

1. 沙眼衣原体肺炎

1975 年有人开始报告新生儿衣原体肺炎,继发于包涵体脓性卡他之后。本病多由受感染的母亲传染,可眼部感染经鼻泪管传入呼吸道。症状多在出生后 2~12 周出现,起病缓慢,可先有上呼吸道感染表现,多不发热或偶有低热,然后出现咳嗽和气促,吸气时常有细湿啰音或捻发音,少有呼气性喘鸣。胸片显示双侧广泛间质和肺泡浸润,过度充气征比较常见,偶见大叶实变。周围血白细胞计数一般正常,嗜酸粒细胞增多。鼻咽拭子一定要刮取到上皮细胞,也可用直接荧光抗体试验(DFA)、酶免疫试验(EIA)检测鼻咽标本沙眼衣原体抗原。血清学检查特异性抗体诊断标准为双份血清抗体滴度 4 倍以上升高,或 IgM > 1 : 32,IgG > 1 : 512。也可应用 PCR 技术直接检测衣原体 DNA。

2. 鹦鹉热衣原体肺炎

来源于家禽接触或受染于鸟粪,是禽类饲养、贩卖和屠宰者的职业病。人与人的感染少见。病原体自分泌物及排泄物排出,可带菌很久。鹦鹉热衣原体通过呼吸道进入人体,在单核细胞内繁殖并释放毒素,经血流播散至肺及全身组织,引起肺实质及血管周围细胞浸润,肺门淋巴结肿大。潜伏期 6~14 d,

发病呈感冒样症状，常有 38 ～ 40.5℃的发热，咳嗽初期为干咳，以后有痰，呼吸困难或轻或重。有相对缓脉、肌痛、胸痛、食欲不振，偶有恶心、呕吐。如为全身感染，可有中枢神经系统感染症状或心肌炎表现，偶见黄疸。多有肝、脾肿大，需与伤寒、败血症鉴别。胸部 X 线检查，从肺门向周边，特别在下肺野可见毛玻璃样阴影中间有点状影。周围血白细胞数正常，血沉在患病早期稍增快。肺泡渗出液的吞噬细胞内可查见衣原体包涵体。轻症患儿 3 ～ 7 d 发热渐退，中症 8 ～ 14 d，重症 20 ～ 25 d 退热。病后免疫力减弱，可复发，有报道复发率达 21%，再感染率 10% 左右。

3. 肺炎衣原体肺炎

本症临床表现无特异性，与支原体肺炎相似。起病缓，病程长，一般症状轻，常伴咽、喉炎及鼻窦炎为其特点。上呼吸道感染症状消退后，出现干湿啰音等支气管炎、肺炎表现。咳嗽症状可持续 3 周以上。白细胞计数正常，胸片无特异性，多为单侧下叶浸润，表现为节段性肺炎，严重者呈广泛双侧肺炎。病原学检查与沙眼衣原体肺炎一样，以气管或鼻咽吸取物做细胞培养，肺炎衣原体阳性。或用荧光结合的肺炎衣原体特异性单克隆抗体来鉴定细胞培养中的肺炎衣原体。PCR 检测肺炎衣原体 DNA 较培养更敏感，但用咽拭子标本检测似不够理想，不如血清学检测肺炎衣原体特异性抗体。微量免疫荧光（MIF）试验检测肺炎衣原体仍最敏感。特异性 IgM 抗体 ≥ 1 : 16 或 IgM 抗体 ≥ 1 : 512 或抗体滴度 4 倍以上增高，有诊断价值。

六、治疗

衣原体肺炎的治疗原则与一般肺炎的治疗原则大致相同。

1. 一般治疗

注意加强护理和休息，保持室内空气新鲜，并保持适当室温及湿度。保持呼吸道通畅，经常翻身更换体位。烦躁不安可加重缺氧，故可给适量的镇静药物。供给热量丰富并含有丰富维生素、易于消化吸收的食物及充足水分。

2. 抗生素治疗

（1）大环内酯类抗生素。

①红霉素：衣原体肺炎的抗生素应首选红霉素，用量为 50 mg/（kg·d），分 3 ～ 4 次口服连用 2 周。重症或不能口服者，可静脉给药。眼泪中红霉素可达有效浓度，还可清除鼻咽部沙眼衣原体，可预防沙眼衣原体肺炎的发生。

②罗红霉素：用量为 5 ～ 8 mg/（kg·d），分 2 次于早晚餐前服用，连用 2 周。如在第 1 疗程后仍有咳嗽和疲乏，可用第 2 疗程。

③阿奇霉素：口服吸收很好，最高血清浓度为 0.4 mg/L，能迅速分布于各组织和器官。对衣原体作用强。治疗结束后，药物可维持在治疗水平 5 ～ 7 d。$t_{1/2}$ 为 12 ～ 14 h，每日口服 1 次，疗程短。以药物原型经胆汁排泄。与抗酸药物的给药时间至少间隔 2 h。尚未发现与茶碱类、口服抗凝血药、卡马西平、苯妥英钠、地高辛等有相互作用。儿童（体重 10 kg 以上）第一天每次 10 mg/kg，以后 4 d 每天每次 5 mg/kg，1 次顿服，其抗菌作用至少维持 10 d。

（2）磺胺异噁唑：用量为 50 ～ 70 mg/（kg·d），分 2 ～ 4 次口服，可用于治疗沙眼衣原体肺炎。

（3）支持治疗：对病情较重、病程较长、体弱或营养不良者应输鲜血或血浆，或应用丙种球蛋白治疗，以提高机体抵抗力。

七、预后

衣原体肺炎治疗反应比支原体肺炎慢，如治疗过早停止，症状有复发趋势。年轻人一般治疗效果好，老年人病死率为 5% ～ 10%。

八、预防

隔离，避免与病原体接触，锻炼身体。

第八节 肺炎链球菌肺炎

一、概述

肺炎链球菌肺炎是肺炎链球菌感染引起的急性肺组织炎症，为社区获得性细菌性肺炎中最常见的一种，约占社区获得性细菌性肺炎的半数，医院内肺炎中仅占3%～10%。肺炎链球菌肺炎通常以上呼吸道急性感染起病，临床表现为高热、畏寒、咳嗽、血痰及胸痛，并有肺实变体征等。自从抗菌药物广泛应用，临床表现趋于不典型。国内肺炎链球菌肺炎缺乏确切的发病率，在美国其每年发患者数约为50万。近来虽然在诊断、治疗和预防等方面有了很大进步，但此病在全世界仍有较高的发病率和病死率。

二、病因

肺炎链球菌为革兰阳性双球菌，有荚膜，属链球菌科的链球菌属。肺炎链球菌在人体内能形成荚膜，系多糖多聚体，可保护细菌免受吞噬细胞吞噬。在普通染色标本中，菌体外围的荚膜区呈不着色的半透明环。根据荚膜多糖抗原特性，肺炎链球菌可分近90个血清型，大多数菌株不致病或致病力很弱，仅部分菌株有致病力，荚膜多糖抗原与肺炎球菌的致病力有密切关系。成人致病菌多为1～9型，以第3型毒力最强，常致严重肺炎。

三、发病机制

1. 基本发病机制

肺炎链球菌为口咽部定植菌，主要靠荚膜对组织的侵袭作用引起组织的炎性反应，通常在机体免疫功能低下时致病。在全身及呼吸道防御功能受损时，如上呼吸道病毒感染、受凉、淋雨、劳累、糖尿病、醉酒或全身麻醉均可使机体对肺炎链球菌易感。肺炎链球菌经上呼吸道吸入肺泡并在局部繁殖。细菌不产生毒素，不引起原发性组织坏死或形成空洞，其致病力是由于含有高分子多糖体的荚膜对组织的侵袭作用。细菌能躲避机体吞噬细胞的吞噬过程，并主要在肺泡内的富含蛋白质的渗液中繁殖。首先引起肺泡壁水肿，然后迅速出现白细胞和红细胞渗出，含菌的渗出液经Cohn孔向邻近肺泡扩散，甚至蔓及几个肺段或整个肺叶，典型的结果是导致大叶性肺炎。

2. 非典型表现发病机制

患有黏液、纤毛运动障碍的患者，如慢性阻塞性肺病（COPD），或肺水肿及心力衰竭，特别容易感染本菌，老年及婴幼儿感染可沿支气管分布，即支气管肺炎。

四、病理

病理改变有充血水肿期、红色肝变期、灰色肝变期和消散期。整个过程包括肺组织充血水肿，肺泡内浆液性渗出和红、白细胞浸润，吞噬细菌，继而纤维蛋白渗出物溶解、吸收，肺泡重新充气。初阶段是充血，特点是大量浆液性渗出物，血管扩张及细菌迅速增殖，持续12 d。下一阶段称为"红色肝样变"，即实变的肺脏呈肝样外观，一般从第3天开始，肺泡腔内充满多形核细胞，血管充血及红细胞外渗，因此肉眼检查呈淡红色。接着是"灰色肝样变"期，第4～6天达到高峰，该期的纤维蛋白集聚与处于不同阶段的白细胞和红细胞有关，肺泡腔充满炎症渗出物。最后阶段是以渗出物吸收为特征的消散期，常在病程第7～10天出现。实际上四个病理阶段很难绝对分开，往往相互重叠，而且在使用抗生素的情况下，这种典型的病理分期已很少见。病变消散后肺组织结构多无损坏，不留纤维瘢痕。

极个别患者由于机体反应性差，肺泡内白细胞不多，白细胞溶解酶少，纤维蛋白吸收不完全，甚至有成纤维细胞形成，发生机化性肺炎。如细菌毒力强且未及时使用有效抗生素，15%～20%细菌经胸淋巴导管进入血循环，形成肺外感染包括胸膜炎、关节炎、心包炎、心内膜炎、腹膜炎、中耳炎，5%～10%可并发脓胸，少数可发生败血症或感染性休克，侵犯脑膜可引起化脓性脑膜炎。

五、临床表现

（一）症状

1. 常见症状

本病以冬季和初春为多，这与呼吸道病毒感染流行有一定关系。青壮年男性或老幼多见。本病发病随年龄增大，发病率不断增高，春、冬季节因带菌率较高为本病多发季节。

（1）诱因：常有受凉、淋雨、疲劳、醉酒、精神刺激、上呼吸道病毒感染史，半数左右的病例有上呼吸道感染的先驱症状。

（2）全身感染中毒症状：起病多急骤，

有高热，体温在数小时内可升到 39～40℃，高峰在下午或傍晚，亦可呈稽留热型，与脉率相平行。常伴有畏寒，半数有寒战。可有全身肌肉酸痛，口角或鼻周出现单纯疱疹。

（3）呼吸系统症状：咳嗽，初起无痰或痰量不多，后逐渐变成带脓性、血丝或"铁锈"痰液。

2. 非典型症状

仅表现为高热性胸痛，而呼吸道症状不明显，可有食欲锐减、恶心、呕吐、腹痛、腹泻；患侧胸痛，可放射至肩部、腹部，咳嗽或深呼吸时加重，有时被误诊为急腹症、心绞痛或心肌梗死。累及脑膜时可表现意识模糊、烦躁不安、嗜睡、谵妄等。但在很多情况下，特别是婴幼儿和老年患者，本病较为隐袭，症状可不典型。少数年老体弱者起病后不久便表现为休克。

（二）体征

1. 常见体征

（1）急性热病容：面颊绯红、鼻翼扇动、皮肤灼热、干燥、口角及鼻周有疱疹；病变广泛、低氧血症时，可出现气急、发绀。

（2）肺部体征：典型的肺部实变体征受累侧胸部呼吸运动减弱，呼吸音减低，可闻及少许湿性啰音。大片肺叶实变时才有典型的实变体征，如叩诊呈浊音，语颤增强，管状呼吸音和湿性啰音。病变累及胸膜时可引起局部胸壁压痛，听诊有胸膜摩擦音；并发大量胸腔积液时，气管可偏移，叩诊实音，呼吸音减低或消失。

2. 非典型体征

（1）在年幼、体弱和老年人以及感染早期，临床表现可不明显，仅表现出疲乏、精神恍惚或体温升高。

（2）由于早期诊断及治疗，近年来一般肺炎链球菌肺炎可能在未完全实变时已开始消散，部分可不出现明显的异常体征，仅有高热，无干、湿性啰音。

（3）少数有脓毒血症者，可出现皮肤、黏膜出血点，巩膜轻度黄染。发现头痛特别是颈部疼痛或有僵硬感，颈有阻力提示可能累及脑膜。心率增快、心界的扩大，提示心力衰竭。炎症延及膈胸膜外围可引起上腹部压痛，炎症严重者可引起腹部胀气及肠梗阻。严重感染可并发休克，血压下降或测不出。

六、实验室检查

（一）常见表现

1. 血常规检查

血白细胞计数多数在 $(10 \times 10^9 \sim 30 \times 10^9)$/L，中性粒细胞常超过 80%，并有核左移或见胞质内毒性颗粒。

2. 病原学检查

合格痰标本涂片检查有大量中性粒细胞和革兰阳性成对或短链状球菌，尤其在细胞内者，具有诊断参考意义。痰培养分离出肺炎链球菌是诊断本病的主要依据，可利用型特异抗血清确定出分离菌株的型别，但国内临床细菌室没有常规做菌型测试。为减少污染，应在漱口后采集深咳痰液，微生物标本必须在抗菌药物使用前留取，否则明显影响培养阳性率。

3. 血气分析

可出现动脉血氧分压（PaO_2）降低、二氧化碳分压（$PaCO_2$）正常或降低，因原有基础病不同可有代谢性酸中毒改变。

（二）非典型表现

年老体弱、酗酒、免疫力低下者的白细胞计数常不增高，但中性粒细胞百分比仍升高。10%~20%合并菌血症，重症感染不应忽视血培养的临床意义。也可经支气管镜防污染毛刷或支气管肺泡灌洗采样，因系侵袭性检查，仅限于少数重症感染。如合并胸腔积液，应积极抽胸液进行细菌培养。血培养阳性率不高，只有在病程早期的短暂菌血症期或并发脓毒血症时血培养才会出现阳性。

七、器械检查

（一）常见表现

病变早期肺部仅见纹理增多，或局限于肺段的淡薄、均匀阴影；随着病情进展，典型表现为肺叶或肺段分布的大片呈均匀致密阴影，在实变阴影中可见支气管充气征。也可表现为一个肺段中单一区域或几个区域的浸润影。在有效抗生素治疗数日后开始消散，一般3周后完全消散。

（二）不典型表现

由于抗生素的应用，典型的大叶实变已少见。肋膈角可有少量胸腔积液征。在肺炎消散期，X线显示炎性浸润逐渐吸收，部分区域吸收较早，可呈现"假空洞"征。老年人病灶消散较慢，容易出现吸收不完全而发展为机化性肺炎。少数患者可伴有胸膜增厚，并发胸膜或心包积液时可出现相应改变。

八、诊断

凡急性发热伴咳嗽、胸痛和呼吸困难都应怀疑为肺炎链球菌肺炎。根据病史、体征、胸部X线改变，痰涂片、痰培养或血培养，涂片革兰染色可见成对或短链状排列的阳性球菌、荚膜肿胀反应而缺乏其他优势菌群，并有大量的中性粒细胞，可做出初步诊断。痰培养分离出肺炎链球菌是诊断本病的主要依据，但如能在胸液、血液、肺组织或经气管吸出物中检出肺炎链球菌，则具有确诊价值。严重的患者病情变化急骤，开始表现轻微，但在数小时内发生唇绀、呼吸急促、鼻翼扇动和末梢循环衰竭引起休克等。无发热，特别是低体温往往与病情恶化相关。

九、鉴别诊断

（一）常见表现鉴别诊断

1. 干酪性肺炎

急性结核性肺炎临床表现与肺炎链球菌肺炎相似，X线亦有肺实变，但结核病常有低热、乏力，痰中容易找到结核菌。X线显示病变多在肺尖或锁骨上、下，密度不均，久不消散，且可形成空洞和肺内播散。典型肺炎多发生于中下叶，阴影密度均匀。而肺炎链球菌肺炎经青霉素等治疗3~5 d，体温多能恢复正常，肺内炎症也较快吸收。

2. 肺癌

少数周围型肺癌X线影像颇似肺部炎症。但一般不发热或仅有低热，周围血白细胞计数不高，痰中找到癌细胞可以确诊。中央型肺癌可伴阻塞性肺炎，经抗生素治疗后炎症消退，肿瘤阴影渐趋明显；或者伴发肺门淋巴结肿大、肺不张。对于有效抗生素治疗下炎症久不消散或者消散后又重出现者，尤其在年龄较大者，要注意分析，必要时做CT、痰脱落细胞和纤支镜检查等，以确定诊断。

3. 急性肺脓肿

早期临床表现与肺炎链球菌肺炎相似。但随着病程的发展，出现大量特征性的脓臭痰。致病菌有金黄色葡萄球菌、克雷白杆菌及其他革兰阴性杆菌和厌氧菌等。葡萄球菌肺炎病情往往较重，咳脓痰。X线胸片表现为大片炎症，伴空洞及液平。克雷白杆菌肺炎常引起坏死性肺叶炎症，累及上叶多见，痰呈红棕色胶冻样。肺脓肿X线显示脓腔和液平，较易鉴别。但须警惕肺脓肿与肺结核可同时存在。

4. 其他病菌引起的肺炎

葡萄球菌肺炎和革兰阴性杆菌肺炎，临床表现较严重。克雷白杆菌肺炎等常见于体弱、心肺慢性疾病或免疫受损患者，多为院内继发感染；痰液、血或胸液细菌阳性培养是诊断不可缺少的依据。病毒和支原体肺炎一般病情较轻，支原体肺炎和衣原体肺炎较少引起整个肺叶实变，可常年发作无明显季节特征；白细胞常无明显增加，临床过程、痰液病原体分离和血液免疫学试验对诊断有重要意义。

（二）非典型表现鉴别诊断

1. 渗出性胸膜炎

可与下叶肺炎相混淆，有类似肺炎的表现，如胸痛、发热、气急等症，但咳嗽较轻，一般无血痰，胸液量多时可用X线检查、B超定位进行胸腔穿刺抽液，以明确诊断，须注意肺炎旁积液的发生。

2. 肺栓塞

常发生于手术、长期卧床或下肢血栓性静脉炎患者，表现为突然气急、咳嗽、咯血、胸痛甚至昏迷，一般无寒战和高热，白细胞中等度增加，咯血较多见，很少出现口角疱疹。肺动脉增强螺旋CT或肺血管造影可以明确诊断，但须警惕肺炎与肺栓塞可同时存在。

3. 腹部疾病

肺炎的脓毒血症可发生腹部症状，病变位于下叶者可累及膈胸膜，出现上腹痛，应注意与膈下脓肿、胆囊炎、胰腺炎、胃肠炎等进行鉴别。

十、治疗

（一）药物治疗

一经疑似诊断应立即开始抗生素治疗，不必等待细菌培养结果。青霉素可作为肺炎链球菌肺炎的首选药物，对无并发症的肺炎链球菌肺炎经验性治疗推荐青霉素，给青霉素G 80万~240万单位静脉注射，每4~6h 1次。青霉素自问世以来一直被认为是治疗肺炎链球菌感染的常规敏感药物。但自从20世纪60年代—20世纪70年代在澳大利亚和南非首次报道发现耐青霉素肺炎链球菌（PRSP）以来，PRSP流行呈上升趋势；对PRSP引起的各种感染均应选择青霉素以外的抗生素治疗，但对低度耐药株可用大剂量的青霉素G，使血药浓度远高于MIC以取得较好的抗菌效果。对于严重肺炎链球菌感染伴发原发疾病患者，也可选用青霉素G，须在治疗过程中注意观察疗效，并根据药敏结果及时调整给药方案。医源性感染患者对青霉素低度耐药者可选用大剂量青霉素G治疗，β-内酰胺类抗生素中以阿莫西林为最有效的药物，其他有效药物包括青霉素类如氨苄西林、阿莫西林，头孢菌素中的头孢唑啉、头孢丙烯、头孢克洛、头孢噻肟、头孢曲松也有效。万古霉素对PRSP感染有极强的抗菌活性，替考拉宁作用与万古霉素相似，不良反应减轻，半衰期延长。对青霉素过敏者，可静脉滴注红霉素，或口服克拉霉素或阿奇霉素。大环内酯类抗生素的抗菌活性，以红霉素最强，但国内耐红霉素肺炎链球菌的比例高达50%。阿奇霉素与红霉素等沿用品种相比，其对流感嗜血杆菌和非典型病原的抗微生物活性明显增强；与头孢呋辛等β-内酰胺类抗生素相比，对呼吸道非典型病原有良好活性。由于阿奇霉素血浓度较低，国内外不推荐用于治疗伴有菌血症的肺炎链球菌肺炎。大环内酯类新品种，如罗红霉素、阿奇霉素、克拉霉素抗菌谱没有明显扩大，常用于社区获得性感染，不宜作为重症感染的主要药物，除非有病原体检查结果支持或临床高度疑似为军团菌感染。在体外和动物实验中，许多药物的联合用药表现出了很大的抗菌活性，如头孢曲松与万古霉素，氨苄西林与利福平，阿莫西林与头孢噻肟，氯苯吩嗪与头孢噻肟，对PRSP表现出协同作用，可能在将来针对PRSP感染的治疗中是一种较好的方案。PRSP感染危及患者的生命，病死率高，更为严重的是PRSP菌株在患者之间的传播，控制感染方案失败，抗生素使用不合理，均可引起医院感染，因此对PRSP进行预防控制是很有必要的。新一代氟喹诺酮类组织渗透性好，痰液中药物浓度多达血药浓度的50%以上，肺组织浓度可达血浓度的3~4倍。如左氧氟沙星、莫西沙星、加替沙星对大多数中度耐药菌株有效。在第三代头孢菌素耐药比较高的某些地区，尽管经验性选用万古霉素治疗的方案有争议，但临床医生根据经验将氟喹诺酮或万古霉素作为首选。如对青霉素高度耐药，可用第三代头孢菌素，如头孢曲松或头孢噻肟，或伊米配能等。抗菌药物疗程一般为5~7d，或在退热后 3 d 停药。对衰弱患者疗程应适当延长。除抗生素治疗外，还应予以适当的对症治疗和支持治疗，包括卧床休息、补充液体及针对胸膜疼痛使用止痛药。

（二）治疗矛盾及对策

近 20 年来，肺炎链球菌对抗生素的耐药性日益流行，给临床治疗带来困难。国外已有 20%～40% 的肺炎链球菌对青霉素中度耐药或高度耐药（PRSP），我国肺炎链球菌的耐药率尚低，中度耐药可采取加大青霉素剂量而获得有效治疗的方法，青霉素高度耐药菌株在我国其少为 0%～5%，但有逐年上升的趋势。国内已有资料显示肺炎链球菌对大环内酯类、磺胺类等抗生素耐药率很高，疑诊或明确为该菌感染时不宜选用。而肺炎链球菌多重耐药株（MDRP）也逐渐增多，引起医院内暴发流行。北京地区多重耐药肺炎链球菌上升到 2001—2002 年的 6.9%。上海地区部分医院研究发现肺炎链球菌对除万古霉素以外抗菌药有不同程度的耐药性，同时存在交叉耐药现象。在某些地区肺炎链球菌对青霉素、头孢克洛、头孢呋辛等不敏感率也较高，应根据当地实际情况决定是否选用。肺炎链球菌对新型氟喹诺酮类敏感，但近来报告出现的耐药菌株已引起了人们的高度重视。万古霉素对所有肺炎链球菌均有抗菌活性，可作为伴有青霉素高耐药菌株易感因素的重症患者的首选药物。

（三）并发症的处理

1. 肺外感染

经适当抗生素治疗以后，高热一般在 24 h 内消退，或在数天内呈分离性下降，如体温再升或 3 d 后仍不退者，应考虑肺炎链球菌的肺外感染，如脓胸、心包炎或关节炎等。持续发热的其他原因还有混杂细菌感染，药物热或存在其他并存的疾患。肺炎治疗不当，可有 5% 并发脓胸，对于脓胸患者应予置管引流冲洗，慢性包裹性脓胸应考虑外科肋间切开引流。

2. 脑膜炎

如疑有脑膜炎时，给予头孢噻肟 2 g 静脉注射，1 次 /4～6 h 或头孢曲松 1～2 g 静脉注射，1 次 /12 h，同时给予万古霉素 1 g 静脉注射，1 次 /12 h，可加用利福平 600 mg/d 口服，直至取得药敏结果。除静脉滴注有效抗生素外，应行腰穿明确诊断，并积极脱水，吸氧并给予脑保护。

3. 感染性休克

强有效的控制感染是关键，有并发症如脓胸而需要引流或有转移感染灶如脑膜炎、心内膜炎、脓毒性关节炎需加大青霉素剂量。补充血容量，对老年发热患者慎用解热镇痛药，特别合并低血压者注意防止虚脱，补足液体量。可加用血管活性药物以维持休克患者的血压，保证重要脏器的血液灌流，并维持血压不低于 100/60 mmHg，现临床上常用以下方法。

（1）多巴胺以微量泵入，严重时加阿拉明静脉滴注。

（2）给氧：一般鼻导管给氧，呼吸衰竭可考虑气管插管、气管切开和呼吸机辅助通气。

（3）纠正水、电解质和酸碱失衡：监护期间要密切随访血电解质、动脉血气，尤其是对 COPD 患者。

4. 其他

临床表现腹痛又合并高热患者，排除外科急腹症可应用解热镇痛药；因基础病不同酌情予以解痉止痛药。如果临床症状逐步改善，而且病因明确，不应改变治疗方案。当患者仍无好转时，需考虑以下因素：病因诊断错误，药物选用不当，疾病已属晚期或重复感染，合并症使患者抵抗力低下，用药方法错误，肺炎链球菌属耐药菌株。青霉素的发现使肺炎链球菌性肺炎的病死率大大降低，本病总病死率为 10%，但在已知病原菌的社区获得性肺炎死亡病例中，肺炎链球菌肺炎仍占较大比例。一般主张对 35 岁以上的患者要随访 X 线检查。胸部 X 线检查可能要在几周之后才能看到浸润消散，病情严重及有菌血症或原先已有慢性肺病的患者尤其如此。有肿瘤或异物阻塞支气管时，肺炎虽在治疗后消散，但阻塞因素未除，仍可再度出现肺炎。治疗开始 6 周或 6 周以上仍然有浸润，应怀疑其他疾病如原发性支气管癌或结核的可能。

十一、预后

本病自然病程 1~2 周。发病第 5~10 天时，发热可以自行骤降或逐渐减退。使用有效的抗菌药物可使体温在 2~3 d 内恢复正常，患者顿觉症状消失，逐渐恢复健康。接受治疗较早的轻型患者，一般在 24~48 h 内体温下降，但病情严重的患者，特别是具有预后不良因素的患者，往往需 4 d 或 4 d 以上才能退热。预后不佳的因素为：幼儿或老年，特别是 1 岁以下及 60 岁以上，血培养阳性，病变广泛、多叶受累者，周围血白细胞计数 < 4 000/mm^3，合并其他疾病如肝硬化、心力衰竭、免疫抑制、血液丙种球蛋白缺乏、脾切除或脾功能丧失、尿毒症等，某些血清型尤其是第 3 和第 8 型的病原体，发生肺外并发症如脑膜炎或心内膜炎。在已知病原菌的社区获得性肺炎死亡病例中，肺炎链球菌肺炎仍占较大比例。

十二、预防

避免淋雨受寒、疲劳、醉酒等诱发因素。对于易感人群可注射肺炎链球菌多糖疫苗。目前多采用多型组合的纯化荚膜抗原疫苗，有商品供应的疫苗含肺炎链球菌型特异多糖抗原中的 23 种抗原，覆盖 85%~90% 引起感染的肺炎链球菌菌型。有研究表明，哮喘人群中侵袭性肺炎球菌病的发生率增加，接种肺炎链球菌多价荚膜多糖疫苗可减少其感染和携带率。虽然对精确的保护水平尚不甚了解，因为通常不能作抗体效价测定，一般认为健康人注射肺炎链球菌疫苗后 2~3 周，血清内出现抗体，4~8 周抗体效价持续增高，可降低肺炎链球菌肺炎的发病率，有效率超过 50%，保护的期限至少 1 年以上。对于高危人群，5~10 年后需重复接种。

第九节　葡萄球菌肺炎

一、概述

葡萄球菌肺炎是由葡萄球菌引起的急性化脓性炎症，近年来有增多的趋势。金黄色葡萄球菌占社区获得性肺炎的比例为 0%~5%，重症肺炎中最高报道为 11.1%。葡萄球菌肺炎也是医院获得性肺炎的主要病原菌之一，许多研究估计占所有医院获得性肺炎的 15%~35%。与甲氧西林敏感的金黄色葡萄球菌（MSSA）相比，耐甲氧西林的金黄色葡萄球菌（MRSA）所致的社区和医院获得性感染的病死率明显增高，故更加引起了医学界的广泛关注。

二、病因和发病机制

葡萄球菌属含 32 种细菌，仅有一些对人体致病。为革兰阳性球菌，可分为凝固酶阳性的葡萄球菌（主要为金黄色葡萄球菌）及凝固酶阴性的葡萄球菌（如表皮葡萄球菌和腐生葡萄球菌）。葡萄球菌的致病物质主要是毒素与酶，如溶血毒素、杀白细胞素、肠毒素等，具有溶血、坏死、杀白细胞及血管痉挛等作用。凝固酶阳性的葡萄球菌致病力较强，随着医院感染的增多，由凝固酶阴性葡萄球菌引起的肺炎也不断增多。

金黄色葡萄球菌是毒力最强的葡萄球菌，广泛存在于自然界及人体，对外界有较强的适应能力，干燥环境下可存活几个月，常定植在健康人鼻前庭，带菌可达 15%~50%，细菌胞壁上的部分胞壁酸有助于细菌在鼻前庭的细胞附着。除气管切开或烧伤患者外，虽然人群间的传播是否是通过直接接触和空气传播尚不清楚，但金黄色葡萄球菌很容易通过直接接触和空气产生播散。动物可以通过直接接触、环境污染或食物的作用，在人类 MRSA 感染中起到重要作用。

三、病理和病理生理

经呼吸道吸入途径所致肺炎呈大叶性或呈广泛的、融合性的支气管肺炎。支气管及肺泡破溃可使气体进入肺间质,并与支气管相通。当坏死组织或脓液阻塞细支气管,形成单向活瓣作用,产生张力性肺气囊肿。浅表的肺气囊若张力过高,可破溃形成气胸或脓气胸,并可形成支气管胸膜瘘。血源性金黄色葡萄球菌肺炎多发生于葡萄球菌菌血症患者。细菌栓子引起肺部多发的化脓性炎症病灶,进而发展成多发性肺脓肿,可侵及胸腔、心包,也可伴其他葡萄球菌引起的炎症,如脑膜炎、关节炎等。

四、典型表现和非典型表现

金黄色葡萄球菌的临床表现随患者感染途径而异,经呼吸道吸入感染者较少见,大多发生于流感后。血源性途径感染者常以原发病灶表现和毒血症状为主。院内获得性肺炎多发于体质严重虚弱、气管切开、气管插管、使用免疫抑制药或近期做过手术的患者。

(一)典型表现

(1)急骤发病,全身中毒症状严重,可出现寒战、高热、咳嗽、脓痰、脓血痰、呼吸困难、发绀等。

(2)病情发展迅速,神志改变、谵妄、昏迷甚至休克,多见于由肺外感染至血行播散者。

(3)院内感染出现在手术后监护病房及长期住院者,起病隐匿。呼吸道症状较轻、低热、咳嗽少量脓痰。病情变化快。

(4)血源性葡萄球菌肺炎继发于肺外感染的血行播散,全身中毒症状重,可找到原发病灶和其他部位感染的症状和体征。累及胸膜则发生脓胸。

(5)体征:早期局部呼吸音减低,可闻及干湿性啰音。并发脓胸则有叩诊浊音,呼吸音减弱或消失。有气胸则叩诊鼓音,呼吸音减弱或消失。

(6)实验室检查:外周血白细胞在 $20 \times 10^9/L$ 左右,有些病例可高达 $50 \times 10^9/L$,中性粒细胞明显升高,有中毒颗粒、核左移现象。重症病例由于细菌分泌杀白细胞数导致白细胞计数减少。痰涂片革兰染色可见大量成堆葡萄球菌与脓细胞、白细胞发现球菌有诊断价值。痰、血及胸液培养葡萄球菌生长。血清胞壁酸抗体测定对早期诊断有帮助,血清抗体≥1:4为阳性,特异性较高。

(7)X线表现:肺浸润、肺脓肿、肺气囊肿和脓胸、脓气胸为金黄色葡萄球菌肺炎的四大X线征象,在不同类型和不同病期以不同的组合表现。多发性小脓肿、肺气囊肿和脓胸、脓气胸为婴幼儿金黄色葡萄球菌肺炎的特征,且早期临床表现常与胸部X线表现不一致,即临床症状很重,而胸片表现不明显。但病变发展快,可于数小时发展成为多发性肺脓肿、肺气囊肿、脓胸,并可产生张力性气胸、纵隔气肿。

原发性感染者早期胸部X线表现为大片絮状、密度不均的阴影。可成节段或大叶分布,亦有成小叶样浸润,病变短期内变化大,可出现空洞或蜂窝状透亮区,或在阴影周围出现大小不等的气肿性大泡。栓塞性葡萄球菌肺炎的特征是在不相邻的部位有多发性浸润,浸润易形成空洞,这些现象表示感染源来源于血管内(如右侧心内膜炎或脓毒性血栓性静脉炎)。通常,血源性感染者胸部X线表现呈两肺多发斑片状或团块状阴影或多发性小液平空洞。血源性葡萄球菌肺炎早期在两肺的周边部出现大小不等的斑片状或团块状阴影,边缘清楚,有时类似转移癌,但随病情发展,病灶周边出现肺气囊肿,并迅速发展成肺脓肿。

(二)非典型表现

(1)一些经血行感染者找不到原发病灶。

(2)部分患者亚急性起病,肺炎症状不典型。

(3)老年患者及有慢性基础疾病患者及某些不典型病例,呈亚急性经过,起病较缓慢,症状较轻,低热,咳少量脓性痰,有时甚至无临床症状,仅在摄胸片时发现肺部点状或边缘模糊的片状阴影。有时虽无呼吸系统症状及高热,而患者已发生中毒性休克,出现少尿、血压下降。

(4)有些金黄色葡萄球菌肺炎还可出现类似吉兰-巴雷综合征和多发性肌炎的肺外并发症表现。少数病例因出现腹痛被误诊为阑尾炎。

(5)影像学上有些肺上叶的病变易误诊为结核。

五、诊断和鉴别诊断

根据典型临床表现、X 线征象、呼吸道分泌物涂片及培养,加上患者有金黄色葡萄球菌肺炎的易感因素,可做出诊断。但本病早期临床表现与 X 线改变不符合,病原学检查虽是确诊的依据,但需要一定的时间,也存在着敏感性和特异性的问题,早期诊断常有困难。X 线检查随访追踪肺部病变动态变化对诊断有帮助。临床上应与其他疾病相鉴别。

1. 其他细菌性肺炎

如流感杆菌、肺炎克雷伯菌、肺炎链球菌引起的肺炎。根据病史、症状、体征、胸部 X 线等检查可做出初步判断,但最终鉴别需病原学检查。

2. 肺结核

上叶金黄色葡萄球菌易与肺结核混淆,尤其是干酪性肺炎,二者无论是症状体征及影像学检查均相似。此外,发生于下叶的不典型肺结核也易误诊为金黄色葡萄球菌肺炎。应通过仔细询问病史、相关实验室检查以及对治疗的反应进行鉴别。

3. 真菌性肺炎

医院内获得性真菌性肺炎与金黄色葡萄球菌肺炎患者有相似的易感因素,症状体征及影像学改变区别不大,临床上判别有困难。确诊依赖于病原学诊断。

4. 其他非感染性疾病

发生于肺的其他非感染性疾病如肺肿瘤、肺栓塞、肺血管炎等疾病也可出现发热、外周血白细胞升高、胸部 X 线见肺浸润影,需通过病史及相关辅助检查进行鉴别。

六、治疗

(一)抗菌药物治疗

应根据痰培养及药物敏感试验结果选用抗生素。用药方法如下。

(1)甲氧西林敏感的金黄色葡萄球菌(MSSA)治疗:可选用耐青霉素酶的半合成青霉素或头孢菌素,如苯唑西林、氯唑西林、头孢唑啉、头孢呋辛,也可选用克林霉素、复方磺胺甲噁唑(SMZco),联合使用阿米卡星、磷霉素、夫西地酸钠、利福平、氟喹诺酮类等药物。由于医院获得性感染多为耐多药菌株,治疗时不宜选用 β-内酰胺类、林可霉素类、氟喹诺酮类及 SMZco。

(2)MRSA 的治疗。

①糖肽类药物:可选用万古霉素,成人剂量为 1.0 g/ 次,1 次 /12 h 缓慢静脉滴注;也可选去甲万古霉素,成人 0.8 ~ 1.6 g/d,分 2 ~ 3 次缓慢静脉滴注;或替考拉宁 0.4 g/ 次,首 3 次剂量每 12 h 静脉给药 1 次,以后则 0.4 g/d。两种药物的作用机制相似,在体外替考拉宁较万古霉素容易产生诱导耐药。常用剂量下替考拉宁的肾毒性低于万古霉素,其半衰期为 40 ~ 70 h,每天一次给药方案为门诊治疗提供了方便。

②噁唑烷酮类:利奈唑胺,成人 0.6 g/ 次,1 次 /12 h,静脉或口服。最常见的不良反应为腹泻、头痛、恶心。

③甘氨酰四环素类:替加环素,起始剂量为 0.1 g,以后 50 mg,1 次 /12 h。

(二)体位引流

脓气胸应尽早胸腔置管引流。肺脓肿应嘱患者按病变部位和全身情况做适当体位引流。

(三)其他

营养支持等均十分重要。伴随葡萄球菌心内膜炎患者在抗菌治疗症状改善后应尽早进行心脏赘生物的手术治疗。

1. 治疗矛盾

(1)临床上有 50% 以上的肺炎患者找不到病原体,许多葡萄球菌肺炎患者早期临床表现并无特异性,因此在病原学诊断前或药敏结果未获得前决定是否要选用针对葡萄球菌的经验性抗菌治疗有一定困难，尤其是否选用针对MRSA的治疗药物更难下决心。不选怕耽误治疗，影响疾病预后；轻易用药又造成抗生素滥用，且增加了医疗费用。

（2）对于MRSA肺炎尤其是伴有心内膜炎的重症患者，宜选用杀菌剂如万古霉素治疗。但如这些患者同时伴有肾功能不全时，则使用这种药物有风险。

（3）h-VISA与万古霉素耐药菌的出现，会导致万古霉素治疗失败。但临床常规病原学检测很少进行h-VISA及MBC的测定。

2. 对策

（1）MRSA不是社区获得性肺炎（CAP）的常见病原体，对CAP的患者应采用常规的方案进行治疗。只有对于那些有葡萄球菌感染的高危因素、治疗反应差或从血液、痰或胸腔积液中培养出MRSA的患者才改用万古霉素进行治疗。同时应该记住，痰培养出的MRSA，可能是定植菌而非致病菌。

（2）对于肾功能不全的患者，使用万古霉素、替考拉宁均需调整剂量，或改用其他对肾损害小的药物如利奈唑胺等。

（3）万古霉素MIC在敏感范围上界（1～2μg/mL），如果仍选用万古霉素，可考虑联合应用利福平、夫西地酸或磷霉素等，也可改用其他种类的药物。还应掌握万古霉素应用的指征，积极预防耐药性的产生。美国疾病预防控制中心建议万古霉素应用的指征为：

①耐β-内酰胺类革兰阳性菌引起的严重感染。

②革兰阳性菌感染，但对β-内酰胺类抗生素严重过敏者。

③甲硝唑治疗失败或严重的抗生素相关性结肠炎。

④美国心脏协会推荐在某些特定的阶段，用于心脏病的预防。

⑤假体材料或装置的植入手术中，MRSA或MRSE（耐甲氧西林表皮葡萄球菌）感染的发生率较高，在操作过程中的预防用药。

七、预后

葡萄球菌肺炎的预后通常与感染菌株的致病力、患者的基础状态、肺部病变范围、诊断和治疗是否及时和正确，以及有无并发症如菌血症、心内膜炎、脑膜炎等均有密切关系。其病死率为10%～30%，年龄大于70岁的患者病死率为75%。痊愈患者中少数可遗留支气管扩张等。

第十节 军团菌肺炎

一、概述

军团菌肺炎是指由军团杆菌引起的细菌性肺炎。军团菌属由40多种组成，但只有不到一半可引起人类疾病，最常见的致病菌是嗜肺军团菌。我国自1982年在南京发现首例患者以来，发病例数日益增多，已受到普遍关注。军团菌肺炎在非典型肺炎中是病情最重的一种，未经有效治疗者的病死率可高达45%。军团菌致病几乎遍及全球，夏末秋初为高发季节，男性多于女性，任何年龄人群均可发病。孕妇、老年人、器官移植、免疫抑制药治疗、长期住院，以及免疫功能低下的慢性阻塞性肺疾病患者为好发人群。军团菌为水源中常见的微生物，并可以气溶胶的方式传播和感染人群。超声雾化设备、空调系统、冷却和暖水管道是该菌极易繁殖的场所。因此，暴发流行多见于医院和旅馆等公共场所。本病病死率为5%，免疫缺陷者为20%。军团菌肺炎的散发病例占社区获得性肺炎（CAP）的2%～15%，医院内感染性肺炎的1%～40%。

二、病因

军团菌属水生菌群，存在于天然淡水、人工管道水及泥浆水中，在蒸馏水、河水、自来水中的存活时间分别是 3 ~ 12 个月、3 个月、1 年。军团菌至今已分离出 40 多种，其中至少 19 种可致肺炎，并有 60 余种血清型，但可引起人类肺炎的军团菌最多见的为嗜肺军团菌、米克戴德军团菌和博杰曼军团菌，其中嗜肺军团菌有 15 个型，以 1、6、4、12 等血清型致病最多见。吸烟、原有慢性肺部疾病和免疫功能低下者（尤其是使用糖皮质激素）是产生军团菌肺炎的三大危险因素。

三、发病机制

（一）基本发病机制

军团杆菌在分类学上是一种独特的需氧革兰染色阴性杆菌，无荚膜，在普通培养基上不生长，属于细胞内寄生菌。当人吸入污染有嗜肺军团菌的气溶胶后，细菌可直接穿入呼吸系统细支气管和肺泡，先附着于吞噬细胞或中性粒细胞，然后进入细胞内形成吞噬小体，进行繁衍，直到细胞破裂，产生一些淋巴与细胞毒性因子，引起肺损害。另外，军团菌还可直接产生和释放各种毒素和酶，引起肺的持续性损害。如外毒素可溶解细胞；内毒素如脂多糖能阻止吞噬体与溶酶体的融合；毒素类物质可损害单核－巨噬细胞的杀菌功能；磷脂酶可影响细胞内第二信使的形成，从而抑制吞噬细胞的活化；蛋白激酶能影响吞噬细胞的活化和杀菌功能；蛋白酶能灭活白细胞介素 -2 和裂解人 T 细胞表面 CD_4，从而干扰 T 细胞活化和功能的发挥。本病的病变分布范围、破坏程度取决于宿主的抵抗力、病原菌的毒力及感染的剂量，可表现为支气管肺炎、大叶性肺炎，空洞形成。军团菌感染也可表现为无肺炎特征的急性自限性流感样疾病——庞蒂亚克热。

（二）非典型表现发病机制

由嗜肺军团菌引起的肺炎，以肺部感染为主，还可合并肺外多系统受损。军团菌进入肺终末细支气管和肺泡后产生炎症反应，细菌可逆行至较大的细支气管及大气道，也可扩展至肺间质、胸膜、淋巴管，还可能随淋巴管进入循环而形成全身感染。经菌血症播散军团菌可侵入肝、脑、甲状腺、胰、周围肌肉、睾丸、前列腺与心脏。多表现在胃肠道、肾脏、神经系统，少数病例可发生肝脏损害、心包炎、局灶性心肌炎、肛周脓肿、皮肤黏膜改变等。

四、病理

（一）肺内病理改变

急性期为纤维素性化脓性肺炎，急性后期表现为机化性肺炎。肺急性期病变主要分为两型，Ⅰ型为急性纤维素性化脓性肺炎（95%），以大量纤维素渗出、嗜中性白细胞崩解、细胞碎片及巨噬细胞为主；Ⅱ型为急性弥漫性肺泡损伤，病变中可见肺泡上皮增生、脱屑及透明膜形成。与一般大叶性肺炎不同的是，同时出现的纤维素性化脓性支气管炎以及炎性渗出物中单核细胞及巨噬细胞明显。病变分布常为大叶和小叶病变混合存在。肺后期病变表现为，渗出物和透明膜机化及间质纤维化严重者可导致蜂窝肺。肺血管病变主要侵犯肺肌性动脉，病变呈灶状分布，为浆细胞、淋巴细胞和组织细胞浸润的非坏死性血管炎，可有内膜纤维化，也可形成动脉瘤。

（二）肺外病理改变

肺外病理改变分为炎症性病变、感染中毒性病变及继发性病变，包括多器官脓肿形成、间质性肾炎、肾小球肾炎、肌溶解、肌炎以及化脓性纤维素性心包炎等。但军团菌肺炎病理组织学改变没有绝对特异性，因此必须结合病原学检查或其他有肯定意义的检测，才能做出正确诊断。

五、临床表现

（一）症状

1. 常见症状

军团菌感染系全身性疾病，临床表现多样，轻者仅有流感样症状，重者则表现为以肺部感染为主的全身多器官损害。军团菌肺炎的潜伏期为 2 ~ 10 d，有前驱症状，如乏力、嗜睡、发热，1 ~ 2 d 后症状加重，出现高热、寒战、头痛、胸痛、咳嗽（干咳为主），可伴少量血性痰，重者可有呼吸困难。

2. 非典型症状

非典型症状主要是累及肺外器官所造成的肺外表现，如累及消化道可出现腹泻，呈水样便，无血及黏液，偶有剧烈腹泻伴腹痛、恶心、呕吐，重症者出现胃肠功能衰竭，甚至胃穿孔，偶有肝大、腹膜炎、肛周脓肿及阑尾脓肿。如累及神经系统可出现精神错乱、谵妄、幻觉、定向力障碍、震颤及昏迷，头痛多较重，常见于前额，罕有癫痫发作。此外，部分患者出现血尿、急性肾功能衰竭、关节痛、感染性心内膜炎、心包炎、血小板减少性紫癜，偶有溶血性贫血，皮肤损害表现为多形性红斑、弥漫性丘疹、皮下组织感染等。

（二）体征

1. 常见体征

急性面容，高热，相对缓脉，早期患者胸部体征有湿啰音，部分病例可闻及哮鸣音，而仅有部分患者叩诊出现异常浊音界，但实变体征少见。呼吸频率增快，严重者可出现呼吸困难和发绀。

2. 非典型体征

有肺外损害的患者可出现相应受损脏器的体征：有胃肠道损害者可有腹部压痛甚至反跳痛，出现胃肠道穿孔者可有板状腹，腹部压痛反跳痛明显等；有肝损伤者可发现肝大甚至皮肤黏膜黄染，出现血尿或急性肾衰竭者可出现肾区叩压痛；神经系统受损者可有生理反射异常，并出现阳性的病理反射等。

六、实验室检查

（一）常见表现

（1）外周血白细胞明显升高，血沉增快，低钠血症常见。

（2）临床标本中分离培养出军团杆菌可获得可靠的诊断，目前标准培养基为活性炭酵母浸膏琼脂培养基（BCYE）；但由于军团菌生长条件要求严格，目前培养的阳性率较低。

（3）细菌抗原及 DNA 检测，对早期快速诊断有重要意义，如应用直接荧光抗体对痰、胸腔积液、气管抽吸物等临床标本直接进行染色，具有高度特异性，但阳性率不高；尿抗原测定是最重要的早期诊断方法之一，国外报告发病 3 d 后 80% 的军团菌肺炎患者可以用放射免疫法或酶联免疫法检测出尿军团菌抗原，特异性 100%，取浓缩尿可提高敏感性。应用 PCR 技术检测军团菌 DNA，其敏感性和特异性均很高，但应注意假阳性问题，目前主要用于流行病学研究。

（4）血清特异性抗体检测，为目前应用最广的诊断方法，IgM 抗体通常在感染后 1 周左右出现，而 IgG 抗体在发病 2 周后开始上升，1 个月左右达到高峰。诊断标准为双份血清抗体滴度呈 4 倍或以上增高，或间接荧光抗体（IFA）≥ 1∶128，或试管凝集试验（TAT）抗体 ≥ 1∶160，或微量凝集试验（MAA）抗体 ≥ 1∶64。

（二）非典型表现

部分严重患者可出现肝肾功能损害的实验实异常改变，如蛋白尿、转氨酶升高等，少数病例有黄疸。

七、器械检查

（一）常见表现

X 线胸片改变缺乏特异性，主要为肺实质性浸润阴影，少数病例在早期呈间质性浸润阴影。通常为弥漫性斑片状阴影，亦可为结节状、索条状或网状阴影，见于单侧肺段或肺叶，重症可出现多叶受累，少数有空洞形成。部分患者（约 1/3）有胸液，单侧多见。个别病例伴少量心包积液。

（二）非典型表现

X 线异常改变迟于临床症状表现，且肺部病灶吸收较一般肺炎缓慢，达 1~2 个月，其特征之一为临床治疗有效时 X 线病变常继续进展。少数病例有肺纤维化的表现。

八、诊断

军团菌肺炎临床表现复杂多样、缺乏特异性，而一般细菌培养基中军团菌又不生长，因此应结合患者的综合情况进行诊断。特异性实验室检查是诊断军团菌肺炎的重要依据，但如遇到以下肺炎情况时应考虑由军团菌引起的可能：①用青霉素、头孢菌素、氨基糖苷类抗生素治疗无效时。②痰革兰涂片仅见大量白细胞，罕见细菌时。③腹泻与精神神经症状一并出现时。④低钠血症（排除其他原因）。⑤在肺部阴影多变情况下伴有少量胸腔积液者。

1992年4月，中华医学会呼吸病分会制定了军团肺炎的试行诊断标准。军团菌肺炎是一种革兰阴性杆菌-军团杆菌引起的肺部炎症。诊断军团菌肺炎的主要依据如下。

（1）临床表现：发热、寒战、咳嗽、胸痛等呼吸道症状。

（2）X线胸片具有炎症性阴影。

（3）呼吸道分泌物、痰、血或胸腔积液在活性酵母浸膏琼脂培养基（BCYE）或其他特殊培养基培养，军团菌生长。

（4）呼吸道分泌物直接免疫荧光法检查阳性。

（5）血间接荧光法（IFA）检查前后两次抗体滴度呈4倍或以上增高，达1∶128或以上；血试管凝集试验（TAT）检测前后两次抗体滴度呈4倍或以上增高，达1∶160或以上；血微量凝集试验检测前后两次抗体滴度呈4倍或以上增高，达1∶64或以上。

凡具有（1）（2），同时又具有（3）（4）（5）项中任何一项者诊断为军团菌肺炎。

注：对于间接荧光抗体试验或试管凝集试验效价仅一次增高（IFA > 1∶256，TAT > 1∶320），同时有临床及X线胸片炎症表现的病例可考虑为可疑军团菌肺炎。

九、鉴别诊断

（一）常见表现鉴别诊断

应排除其他原因的肺炎，如其他细菌引起的肺炎、支原体肺炎、鹦鹉热、肺炎衣原体肺炎、Q热、流行性感冒、病毒性肺炎、肺结核、结核性胸膜炎等。

（二）非典型表现鉴别诊断

有明显神经精神症状和严重呕吐、腹泻者，应与中枢神经系统感染及急性胃肠炎相鉴别。

十、治疗

（一）药物治疗

军团菌肺炎为胞内感染，因此，治疗以红霉素为首选，疗效可靠，视病情0.5~1.0 g/次，1次/6~8 h，总剂量2~4 g/d（儿童每日50 mg/kg）。其他可供替换的药物有四环素（每次500 mg，1次/6 h）、米诺环素或多西环素（每次100 mg，1次/12 h）；利福平可作为重症肺炎的联合治疗药物（每次600 mg，1次/12 h），此药因易产生耐药性而不应单独使用。近年来，国外应用氟喹诺酮类抗菌药物治疗军团菌肺炎获得良好疗效，如环丙沙星（每次400 mg，1次/8 h）、氧氟沙星（每次400 mg，1次/12 h）、培氟沙星、左氧氟沙星（500 mg/d）等。新型大环内酯类抗生素有更强的抗菌活性和更好的药代动力学特性，今后有望替代红霉素，如克拉霉素（每次500 mg，1次/12 h）、阿奇霉素（每次500 mg，1次/24 h）和罗红霉素（每次300 mg，1次/12 h）。也有作者应用亚胺培南（每日1~2 g）、复方新诺明（每日2~3 g）和克林霉素治疗成功的报道。抗生素治疗在开始5~7 d宜静脉给药（红霉素易引起静脉炎，静脉给药时为每日1.0~1.5 g），以后改为口服，疗程10~14 d，对免疫功能低下者不少于3周，有肺脓肿或空洞者需3~4周或更长。

（二）其他治疗

诸如降低体温、止咳、化痰，以及加强呼吸道引流等措施。

(三)少见症状的治疗

由于部分军团菌病患者病程中可出现神经、精神症状及腹泻，低钠血症等症状，因此针对这些临床症状应积极给予恰当治疗，如纠正低氧血症、纠正低钠血症等电解质和酸碱平衡紊乱，积极抢救休克、呼吸衰竭、DIC 等；胸腔积液量多时，可穿刺或插管引流。急性肾衰竭时，应做血液透析治疗。一般不提倡使用肾上腺皮质激素。

十一、预后

免疫功能正常者病死率为 5%～30%，免疫功能低下者达 80%，多死于呼吸衰竭、多器官功能衰竭。早期诊断和治疗者病死率可下降 3～4 倍，因此早期诊断和治疗十分重要，早期正确治疗者肺功能可完全恢复正常，少数遗留肺纤维化。

第六章 慢性阻塞性肺疾病

慢性阻塞性肺疾病（COPD）是一种重要的慢性呼吸系统疾病，病人数多，病死率高。由于 COPD 呈缓慢进行性发展，严重影响患者的劳动能力和生活质量。目前，COPD 在全球已成为第四位的致死原因，现引起了世界各国的重视。在我国 COPD 同样也是一种常见病，严重影响广大人民的身体健康。20 世纪 90 年代对我国北部及中部地区 102 230 成年人调查，COPD 约占 15 岁以上人群 3%。近年来，COPD 流行病学调查表明，我国 40 岁以上人群中 COPD 的患病率为 8.2%，其患病率之高是十分惊人的，在世界上处于较高的发病率。据统计，在我国死因顺位中，COPD 占据第三位，而在农村中，COPD 则占死因的首位。由于我国是农业大国，农村人口占 80%，故对 COPD 预防和治疗更具有十分重要的意义。

第一节 慢性阻塞性肺疾病的定义、病因和发病机制

一、定义

1. COPD 的定义

COPD 是一种可以预防、可以治疗的疾病，伴有一些显著的肺外效应，这些肺外效应与患者疾病的严重性相关。肺部病变的特点为不完全可逆性气流受限，这种气流受限通常进行性发展，与肺部对有害颗粒或气体的异常炎症反应有关。

COPD 的定义强调了 COPD 是可以预防和可以治疗的，其目的是给患者呈现出一个积极的前景，并鼓励医疗卫生工作者在 COPD 防治中勇于探索，克服对 COPD 的消极、悲观情绪，提倡采取乐观的应对态度。当患者有咳嗽、咳痰或呼吸困难症状，及（或）疾病危险因素接触史时，应考虑 COPD。慢性咳嗽、咳痰常先于气流受限许多年存在，但不是所有有咳嗽、咳痰症状的患者均会发展为 COPD。

肺功能检查可明确诊断 COPD，即在应用支气管扩张剂后，FEV_1 占预计值 % < 80%，同时 FEV_1/FVC < 70% 表明存在气流受限，并且不能完全逆转。为改进 COPD 的诊断，应努力提供标准化的肺功能检查。

在 COPD 的定义中采用了"气流受限"这一概念，而未用"气道阻塞"这一旧名称，是因为单纯肺气肿时，气道并无器质性阻塞性病变，但由于肺泡组织的弹性降低，因而肺泡压降低，使气流流速减慢、受阻。此外，细支气管上均附着有肺泡组织，当其弹性降低时，作用在细支气管壁上的牵拉力量也降低，使细支气管变窄，因而使流速减慢。在这种情况下，如果仍然称作"气道阻塞"，显然易误解为气道内存在器质性阻塞性病变，故使用"气流受限"这一名称较为合理。

2. 慢性支气管炎

慢性支气管炎是指除外慢性咳嗽的其他各种原因后，患者每年慢性咳嗽、咳痰 3 个月以上，并连续 2 年，不一定伴有气流受限。由此可见，慢性支气管炎的定义是以症状学为基础的，具有这些症状的患者，其中一部分伴有气流受限，或者暂时没有出现气流受限，但是经过若干年后病情可以发展，从而出

现气流受限。然而，另外一部分患者虽具有慢性咳嗽、咳痰症状，但始终不出现气流受限，此时，只能诊断为慢性支气管炎，而不能诊断为 COPD。与 COPD 有关的慢性支气管炎，只是指伴有气流受限的慢性支气管炎。

3. 肺气肿

肺部远端的气室到末端的细支气管出现异常持久的扩张，并伴有肺泡壁和细支气管的破坏而无明显的纤维化。"破坏"是指呼吸性气室扩大且形态缺乏均匀一致，肺泡及其组成部分的正常形态被破坏和丧失。

这里需指出：慢性支气管炎的定义属于临床范畴，而肺气肿的定义为病理解剖术语。

4. COPD 与慢性支气管炎、肺气肿、支气管哮喘等之间的关系

COPD 与慢性支气管炎和肺气肿关系密切，但临床上患者有咳嗽、咯痰等症状时，并不能立即可诊断 COPD。如患者只有"慢性支气管炎"和（或）"肺气肿"，而无气流受限，则不能诊断为 COPD，患者仅可诊断为单纯的"慢性支气管炎"和（或）"肺气肿"。虽然在各种类型的支气管哮喘中，许多特殊因素均可造成气流受限。但是根据支气管哮喘的定义，这种气流受限是可逆性的。所以，若支气管哮喘患者的气流受限能完全逆转，则患者没有合并 COPD。实际上在许多病例中，某些支气管哮喘患者并发的气流受限并不能完全逆转；而某些 COPD 患者却伴有气流受限的部分逆转，且合并气道高反应性，此时很难将这两类患者区分开。慢性支气管炎和肺气肿合并气流受限常同时存在，某些患者在患支气管哮喘的同时也可以并发这两种疾病，即慢性支气管炎和肺气肿。如果支气管哮喘患者经常暴露在刺激性物质中，如抽烟，也会发生咳嗽和咳痰，而咳嗽和咳痰是慢性支气管炎的一项重要特征。这类患者可诊断为"哮喘型支气管炎"或"COPD 的哮喘类型"。此外，已知病因或具有特异病理表现并有气流受限的一些疾病，如囊性纤维化、弥漫性泛细支气管炎或闭塞性细支气管炎等不包括在 COPD 内。

二、病因

COPD 的发病因素很多，迄今尚有许多发病因素还不够明了，尚待研究。近年来认为，COPD 有关发病因素包括个体易感因素以及环境因素两个方面，这两者相互影响。现在认为比较明确的个体易感因素为 α_1- 抗胰蛋白酶缺乏，最主要的环境因素是吸烟，以及接触职业粉尘和化学物质（烟雾、变应原、工业废气和室内空气污染等）。在我国农村，COPD 的危险因素还与烹调时产生的大量油烟和燃料产生的烟尘有关。

（一）个体因素

1. 遗传因素

某些遗传因素可增加 COPD 发病的危险性。常见遗传危险因素是 α_1- 抗胰蛋白酶的缺乏。目前认为 α_1- 抗胰蛋白酶的重度缺乏与非吸烟者的肺气肿形成有关。

2. 气道高反应性

支气管哮喘和气道高反应性被认为是发展成为 COPD 的重要危险因素，与某些基因因素和环境因素等相关的复杂发病因素有关。气道高反应性可能与吸烟或暴露于其他的环境因素相关。

（二）环境因素

1. 吸烟

现今公认吸烟为 COPD 重要发病因素，吸烟能使支气管上皮纤毛变短，不规则，纤毛运动发生障碍，降低局部抵抗力，削弱肺泡吞噬细胞的吞噬、灭菌作用，又能引起支气管痉挛，增加气道阻力。吸烟者肺功能的异常率较高，并多有呼吸道症状，FEV_1 的年下降率较快，吸烟者死于 COPD 的人数较非吸烟者为多。但并不是所有的吸烟者都可能发展为 COPD，这表明遗传因素可能起了一定的作用。被动吸烟也可能导致呼吸道症状以及 COPD 的发生。

2. 职业粉尘和化学物质

当职业粉尘及化学物质（烟雾、变应原、工业废气及室内空气污染等）的浓度过大或接触职业粉尘以及化学物质中的时间过久，均可导致与吸烟无关的 COPD 的发生。接触某些特殊的物质、刺激性物

质、有机粉尘及变应原能够使气道反应性增加,尤其当气道已接触其他的有害物质、吸烟或合并哮喘时更易并发 COPD。

3. 大气污染

化学气体如氯、氧化氮、二氧化硫等烟雾,对支气管黏膜有刺激和细胞毒性作用。空气中的烟尘或二氧化硫明显增加时,慢性支气管炎的急性发作就显著增多。其他粉尘如二氧化硅、煤尘、棉屑、蔗尘等也刺激支气管黏膜,使气道清除功能遭受损害,为细菌入侵创造条件。城市重度的空气污染对于存在心肺疾患的患者来说极其有害。燃料燃烧不完全及烹调时的油烟而引起的室内空气污染也是 COPD 的危险因素。

4. 感染

呼吸道感染是 COPD 发病和加剧的另一个重要因素,目前认为肺炎球菌和流感嗜血杆菌,可能为 COPD 急性发作的最主要病原菌。病毒也对 COPD 的发生和发展起重要作用,肺炎衣原体和肺炎支原体与 COPD 发病的直接关系仍有待于进一步阐明。儿童期的重度呼吸道感染和成年时的肺功能降低及呼吸系统症状的发生有关。此外,低出生体重也与 COPD 的发生有关。

5. 社会经济地位

COPD 的发病与患者社会经济地位相关。这也许与室内外空气污染的不同程度、营养状况或其他和社会经济地位有关的因素等有一定的内在联系。

6. 其他

除上述因素外,气候变化,特别是寒冷空气能引起黏液分泌物增加,支气管纤毛运动减弱。在冬季,COPD 患者的病情波动与温度和温差有明显关系。迷走神经功能失调,也可能是本病的一个内因,大多数患者有迷走神经功能失调现象。部分患者的副交感神经功能亢进,气道反应性较正常人增强。

三、发病机制

当前 COPD 的发病学研究也有很大进展,现在比较流行的发病机制如下。

(一)细胞机制

吸烟和其他吸入刺激物能诱发周围气道和肺实质内的炎性反应,并激活巨噬细胞。巨噬细胞在 COPD 的炎性过程中起了重要作用,被激活的巨噬细胞、上皮细胞和 CD_8T 淋巴细胞可释放出中性粒细胞趋化因子,巨噬细胞还能生成蛋白分解酶。COPD 患者的支气管肺泡灌洗液中巨噬细胞数目比正常可增加 5~10 倍,巨噬细胞主要集中在肺气肿最为显著的中心腺泡带。此外,肺泡壁上巨噬细胞和 T 淋巴细胞的数目与肺实质破坏的程度呈正相关。通过释放出中性粒细胞蛋白酶和其他蛋白酶,巨噬细胞在肺气肿蛋白持续分解的过程中起了重要作用,并进一步造成肺实质的破坏和刺激气道内黏液的过度分泌。白介素-8(IL-8)对中性粒细胞有选择性地吸附作用,在 COPD 患者的诱生痰液中存在高浓度的 IL-8。巨噬细胞、中性粒细胞和气道上皮细胞均可分泌 IL-8。COPD 发病过程中,IL-8 在中性粒细胞所致的炎症中起了相当重要的作用。IL-8 的水平与中性粒细胞数量相关,并与气流受限的程度相匹配。COPD 患者的痰液中存在着高浓度的肿瘤坏死因子 α(TNFα),可起动核因子——KB(NF-KB)的转录,随之又转向 IL-8 基因的转录。

气道内的白三烯 B_4(LTB_4)同样是一种重要的中性粒细胞趋化因子。$α_1$-抗胰蛋白酶($α_1$-AT)缺乏的患者,其肺泡巨噬细胞可分泌大量的 LTB_4。T 淋巴细胞在 COPD 中的作用尚不清楚。优势的 CD_8 细胞(抑制 T 细胞),通过释放多种酶,如颗粒酶和穿透因子,诱发肺实质细胞的凋亡。吸烟者仅少数发生肺气肿,其原因与肺内的抗蛋白酶水平有关,而抗蛋白酶水平由抗蛋白酶基因突变所决定(基因多态现象)。例如,约 10% 肺气肿患者可发生基因突变。突变位于基因的调节部位,提示 $α_1$-AT 产生的调节具有防御功能,尤其是在急性感染时期。

(二)蛋白酶-抗蛋白酶系统失衡

肺气肿是由于蛋白酶-抗蛋白酶系统失衡所致。蛋白酶可以消化弹性蛋白和肺泡壁上的其他蛋白结构,其中有中性粒细胞弹性酶(NE)、组织蛋白酶、基质金属蛋白酶(MMPs)、颗粒酶、穿透因子。

抗蛋白酶系统能对抗蛋白酶的作用，其中最重要的有 α_1-AT、分泌型白细胞蛋白酶抑制剂（SLPI）、基质金属蛋白酶组织抑制剂（TIMPs）等。NE 为一种中性丝氨酸蛋白酶，是肺内促弹性组织离解活动的主要成分。NE 可消化连接组织和蛋白聚糖，从而造成肺气肿的形成。NE 除能使肺组织基质分解外，还可造成气道扩张、纤毛上皮变形和黏液腺增生以及纤毛摆动消失。NE 也有潜在的刺激黏液分泌的功能，并能从上皮细胞内诱发释放 IL-8，故可促使气道炎症的发生，形成慢性支气管炎。在 α_1-AT 缺乏的患者中，NE 在调节弹性组织离解中起主要作用；但是在吸烟所致的 COPD 患者中，NE 并不起主要的弹性组织离解酶作用。与吸烟相关的 COPD 中，吸烟所产生的氧化剂则起了重要作用。吸烟可造成肺泡内巨噬细胞的激活和中性粒细胞的募集，同时释放出中性粒细胞趋化因子，产生更多的炎症介质，并降价弹性蛋白和胶原。此外，吸烟也通过 α_1-AT 的氧化失活与 NE 的结合率的降低而造成肺组织的损伤。

蛋白酶 3 为另一种中性粒细胞中的中性丝氨酸蛋白酶，参与这些细胞的弹性组织离解活动。组织蛋白酶 G 为中性粒细胞的半胱氨酸蛋白酶，也参与弹性组织离解活动，组织蛋白酶 B、L 和 S 由巨噬细胞释放。MMPs 是一组 20 个相似的肽链内切酶，能降解肺实质所有细胞外基质成分，包括弹性蛋白、胶原、蛋白多糖、层黏素和纤维结合素。MMPs 是由中性粒细胞、肺泡巨噬细胞和气道上皮细胞所生成。肺气肿时支气管肺泡灌洗液中的胶原酶（MM-1）和明胶酶（MM-9）的水平增加。肺气肿患者肺泡灌洗液中，巨噬细胞内 MM-9 和 MMP1 的表达也高于正常人。肺泡巨噬细胞也能表达特有的 MMP1，即巨噬细胞金属-弹性酶。

对抗和平衡这些蛋白酶的物质是一组抗蛋白酶。其中较为重要的有 α_1-AT，也称为 α_1-蛋白酶抑制剂，是一种肺实质内的主要抗蛋白酶，在肝内合成，再从血浆内分泌出去。遗传性的纯合子 α_1-AT 缺乏可能产生严重的肺气肿，尤其是吸烟者，但在 COPD 病例中这种基因型疾病少于 1%。α_1-AT 为对抗 NE 的主要成分，但不是唯一的抗蛋白酶成分。此外还有 α_1-抗糜蛋白酶，该酶主要存在肺内，纯合子个体其水平较低，患 COPD 的危险性也增加。SLPI 为气道中最重要的保护物质，来自气道上皮细胞，为气道提供局部防御机制。TIMPs 可对抗基质金属蛋白酶的效应。

（三）氧化剂的作用

氧化剂在 COPD 的病理生理过程中起了重要作用。香烟中存在大量的氧化剂，活化的炎症细胞也能产生内源性氧化剂，这些炎症细胞包括中性粒细胞和肺泡巨噬细胞。COPD 患者呼出气中的凝集水内的过氧化氢（H_2O_2）增加，在急性加重期尤为明显，可说明内源性氧化剂生成增加。氧化剂以下列几种方式参与 COPD 的病理过程，包括损害血清蛋白酶抑制剂，加强弹性酶的活性和增加黏液的分泌。此外，氧化剂能活化转录 NF-KB，NF-KB 可协助转录其他许多炎症因子，包括 IL-8、TNFα、诱导型一氧化氮（NO）合成酶和诱导型环氧化酶。氧化剂通过直接氧化作用于花生四烯酸，而产生异前列腺素。COPD 患者中异前列腺素是增加的，对气道产生多种效应，包括支气管缩窄，增加血浆漏出和黏液过度分泌。

（四）感染

下呼吸道细菌感染和慢性炎症加剧了肺损伤，造成了支气管纤毛清除系统的破坏，寄生于上呼吸道的细菌移生至下呼吸道。细菌首先附着在黏膜内皮细胞上，一方面释放细菌产物，造成气道内皮细胞损伤；另一方面，炎症细胞释放各种细胞因子和蛋白酶，破坏了蛋白酶，抗蛋白酶系统平衡，从而促进了 COPD 的进展。肺炎衣原体慢性感染在 COPD 的发病中起了重要作用，COPD 患者在肺炎衣原体感染后，所产生的免疫反应与机体因素有着密切的关系，如吸烟、慢性疾病、长期应用糖皮质激素、老年及某些基因因素等，均参与了免疫反应的调节及所产生 Th2 类型的免疫反应。如需清除细胞内感染的肺炎衣原体，则需要强有力的 Th1 免疫反应。细胞内持续寄殖的肺炎衣原体必然会引起机体的免疫反应，吸烟所致的炎症加重了肺炎衣原体产生的慢性感染，吸烟和肺炎衣原体的协同效应共同参与了气道阻塞的病理过程。

（五）黏液过度分泌和小气道阻塞

吸烟和吸入某些刺激性气体可使气道内分泌物增加。其机制涉及气道感觉神经末梢反射性增加了黏液分泌，并直接刺激某些酶的生成，如 NE。长期刺激可造成黏膜下腺体的过度增生和杯状细胞增殖，也能导致黏蛋白基因（MUC）的上调。目前已认识到人类至少有 9 种 MUC 基因，但尚不清何种基因在慢性支气管时呈过度表达。黏液的过度分泌为气流阻塞的危险因素。因各种刺激物诱发的慢性气道炎症过程，其特征为中性粒细胞浸润，导致各种趋化因子释放，如巨噬细胞释放出 IL-8 和 LTB_4，从而导致周围气道的阻塞。进一步使纤维生成介质分泌，偶可造成周围气道纤维化，及周围气道的慢性炎症和结构重组。

（六）血管的病理改变

COPD 时，因长期慢性缺氧可导致肺血管广泛收缩和肺动脉高压，常伴有血管内膜增生，使原来缺乏血管平滑肌的血管出现血管平滑肌，某些血管发生纤维化和闭塞，造成肺循环的结构重组，少数 COPD 患者可发生肺心病。肺血管结构重组的过程中可能涉及血管上皮生长因子、成纤维生成因子以及内皮素 -1（ET-1）。慢性缺氧所致的肺动脉高压患者中，肺血管内皮的 ET-1 表达显著增加，COPD 患者尿中的 ET-1 分泌也明显升高。ET-1 通过 ETA 受体诱发肺血管平滑肌的纤维化和增生，在 COPD 后期产生的肺动脉高压中起了一定作用。

四、病理和病理生理

（一）病理

常见病理改变有支气管黏液腺增生、浆液腺管的黏液腺化生、腺管扩张杯状细胞增生、灶状鳞状细胞化生和气道平滑肌肥大。慢性支气管炎黏液腺扩大为非特异性。

呼吸性细支气管显示明显的单核细胞炎症。膜性细支气管（直径 < 2 mm）有不同程度的黏液栓，杯状细胞化生、炎症；平滑肌增生及纤维化管腔狭窄而扭曲。以上改变以及因肺气肿而引起的气道外部附着的肺泡丧失使气道横切面减少。

COPD 合并肺气肿时有三种类型：①中心型肺气肿，从呼吸性细支气管开始并向周围扩展，在肺上部明显。②全小叶肺气肿，均匀影响全部肺泡，在肺下部明显，通常在纯合子 α_1 抗胰蛋白酶缺乏症见到。③第三种为远端腺泡性肺气肿或旁间隔肺气肿，在远端气道、肺泡管与肺泡囊受损，位于邻近纤维隔或胸膜。

小气道病变是流阻塞的主要原因。早期病变是呼吸性细支气管单核细胞炎症。炎症性纤维化、杯状细胞化生黏液栓或黏液脓栓以及终末支气管平滑肌肥大是重要原因。附着于细支气管的肥胖由于肺气肿破坏而使细支气管塌陷也是重要原因。气流阻塞的另一原因是支气管及细支气管痉挛收缩。

（二）病理生理

COPD 肺部病理学的改变导致相应的疾病特征性的生理学改变，包括黏液高分泌、纤毛功能失调、气流受限、肺过度充气、气体交换异常、肺动脉高压和肺心病；黏液高分泌和纤毛功能失调导致慢性咳嗽及多痰，这些症状可出现在其他症状和病理生理异常发生之前。呼气气流受限，是 COPD 病理生理改变的标志，是疾病诊断的关键，主要是由气道固定性阻塞及随之发生的气道阻力的增加所致。肺泡附着的破坏，这使小气道维持开放的能力受损，在气流受限中所起的作用较小。

COPD 进展时，外周气道阻塞、肺实质破坏及肺血管的异常减少了肺气体交换容量，产生低氧血症，以后出现高碳酸血症。在 COPD 晚期（Ⅲ级：重度 COPD）出现的肺动脉高压是 COPD 重要的心血管并发症，与肺心病的形成有关，提示预后不良。

第二节　慢性阻塞性肺疾病的临床表现和实验室检查

一、临床表现

（一）病史

COPD 患病过程应有以下特征：①患者多有长期较大量吸烟史。②职业性或环境有害物质接触史，如较长期粉尘、烟雾、有害颗粒或有害气体接触史。③家族史 COPD 有家族聚集倾向。④发病年龄及好发季节多于中年以后发病，症状好发于秋冬寒冷季节，常有反复呼吸道感染及急性加重史，随病情进展，急性加重愈渐频繁。⑤COPD 后期可出现低氧血症和（或）高碳酸血症，并发慢性肺源性心脏病（肺心病）和右心衰竭。

（二）症状

每个 COPD 患者的临床病情取决于症状严重程度（特别是呼吸困难和运动能力的降低）、全身效应和患者患有的各种合并症，而并不是仅仅与气流受限程度相关。COPD 的常见症状：①慢性咳嗽通常为首发症状，初起咳嗽呈间歇性，早晨较重，以后早晚或整日均有咳嗽，但夜间咳嗽并不显著，少数病例咳嗽不伴咳痰，也有少数病例虽有明显气流受限但无咳嗽症状。②咳痰咳嗽后通常咳少量黏液性痰，部分患者在清晨较多，合并感染时痰量增多，常有脓性痰，合并感染时可咳血痰或咯血。③气短或呼吸困难是 COPD 的标志性症状，是患者焦虑不安的主要原因，早期仅于劳力时出现，后逐渐加重，以致日常活动甚至休息时也感气短。④喘息和胸闷可为 COPD 的症状，但无特异性，部分患者特别是重度患者有喘息，胸部紧闷感通常于劳力后发生，与呼吸费力、肋间肌等容性收缩有关。⑤COPD 的肺外效应——即全身效应，其中体重下降、营养不良和骨骼肌功能障碍等常见，此外，还有食欲减退、精神抑郁和（或）焦虑等，COPD 的并存疾病很常见，合并存在的疾病常使 COPD 的治疗变得复杂，COPD 患者发生心肌梗死、心绞痛、骨质疏松、呼吸道感染、骨折、抑郁、糖尿病、睡眠障碍、贫血、青光眼、肺癌的危险性增加。

（三）体征

COPD 早期体征可不明显。随疾病进展，常有以下体征：①视诊及触诊胸廓形态异常，包括胸部过度膨胀、前后径增大、剑突下胸骨下角（腹上角）增宽及腹部膨凸等，常见呼吸变浅，频率增快，辅助呼吸肌如斜角肌及胸锁乳突肌参加呼吸运动，重症可见胸腹矛盾运动，患者不时采用缩唇呼吸以增加呼出气量，呼吸困难加重时常采取前倾坐位，低氧血症者可出现黏膜及皮肤发绀，伴右心衰者可见下肢水肿、肝脏增大。②叩诊由于肺过度充气使心浊音界缩小，肺肝界降低，肺叩诊可呈过清音。③听诊两肺呼吸音可减低，呼气延长，平静呼吸时可闻干性啰音，两肺底或其他肺野可闻湿啰音；心音遥远，剑突部心音较清晰响亮。

（四）COPD 急性加重期的临床表现

COPD 急性加重是指 COPD 患者"急性起病，患者的呼吸困难、咳嗽和（或）咳痰症状变化超过了正常的日间变异，须改变原有治疗方案的一种临床情况"。COPD 急性加重的最常见原因是气管－支气管感染，主要是病毒、细菌感染所致。但是约 1/3 的 COPD 患者急性加重不能发现原因。

COPD 急性加重的主要症状是气促加重，伴有喘息、胸闷、咳嗽加剧、痰量增加、痰液颜色和（或）黏度的改变及发热等，还可出现全身不适、失眠、嗜睡、疲乏、抑郁和精神紊乱等症状。与急性加重期前的病史、症状、体格检查、肺功能测定、血气等实验指标比较，对判断 COPD 严重程度甚为重要。对重症 COPD 患者，神志变化是病情恶化的最重要指标。COPD 急性加重期的实验室检查如下：①肺功能测定：对于加重期患者，难以满意的进行肺功能检查，通常 $FEV_1 < 1\,L$ 可提示严重发作。②动脉血气分析：呼吸室内空气下，$PaO_2 < 60\,mmHg$ 和（或）$SaO_2 < 90\%$，提示呼吸衰竭，如 $PaO_2 < 50\,mmHg$，$PaCO_2 > 70\,mmHg$，$pH < 7.30$，提示病情危重，需加严密监护或住 ICU 治疗。③X 线胸片和心电图（ECG）：X 线胸片有助于 COPD 加重与其他具有类似症状疾病的鉴别，ECG 对右心室肥厚、心律失常及心肌缺血诊断有帮助，螺旋 CT 扫描和血管造影，或辅以血浆 D-二聚体检测是诊断 COPD 合并肺栓塞的主要手段，但核素通气－血流灌注扫描在此几无诊断价值，低血压和（或）高流量吸氧后 PaO_2 不能升至 60 mmHg 以上也提示肺栓塞诊断，如果高度怀疑合并肺栓塞，临床上需同时处理 COPD 加重和肺栓塞。④其他实验室检查：血红细胞计数及血细胞比容有助于识别红细胞增多症或出血，血白细胞计数通常意义不大，部分患者可增高和（或）出现中性粒细胞核左移，COPD 加重出现脓性痰是应用抗生素的指征，肺炎链球菌、流感嗜血杆菌以及卡他莫拉菌是 COPD 加重最常见的病原菌，因感染而加重的病例若对最初选择的抗生素反应欠佳，应及时根据痰培养及抗生素敏感试验指导临床治疗，血液生化检查有

助于明确引起COPD加重的其他因素,如电解质紊乱(低钠、低钾和低氯血症等)、糖尿病危象或营养不良(低白蛋白)等,并可以了解合并存在的代谢性酸碱失衡。

二、实验室检查及临床评估

(一)肺功能检查

肺功能检查是判断气流受限且重复性好的客观指标,临床常用于COPD严重程度和治疗效果的肺功能指标有时间肺活量(FEV)、深吸气量(IC)、呼气峰流速(PEFR)、呼气中期最大流速(MMFR)、气道阻力和弥散功能等。

(1)时间肺活量:目前气流受限的常用肺功能指标是时间肺活量(图6-1),即以第一秒用力呼气容积(FEV_1)和FEV_1与用力肺活量(FVC)之比(FEV_1/FVC)降低来确定的。时间肺活量对COPD的诊断、严重度评价、疾病进展、预后及治疗反应等均有重要意义。FEV_1/FVC是COPD的一项敏感指标,可检出轻度气流受限。FEV_1占预计值的百分比是中、重度气流受限的良好指标,变异性小,易于操作,应作为COPD肺功能检查的基本项目。吸入支气管扩张剂后FEV_1 < 80%预计值且FEV_1/FVC% < 70%者,可确定为不能完全可逆的气流受限。

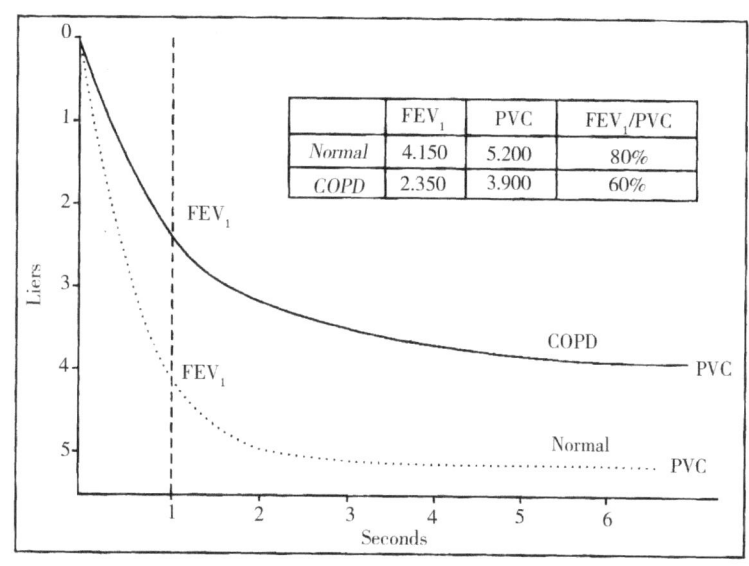

图6-1 正常人和COPD患者的第一秒用力呼气容积(FEV_1)

FEV_1是临床上评估COPD严重程度和支气管扩张药物疗效最重要的指标,同样也是肺通气功能指标,最常用为FEV_1、FVC及FEV_1/FVC。其中,FEV_1由于检测结果稳定,可重复性好、分辨率高,应用最为广泛。临床上常以应用支气管扩张剂后,FEV_1改善的最大程度来显示支气管扩张剂的即时效应,这有多种表达方式,如FEV_1改善值占基础FEV_1的百分数、占患者预计值的百分数、FEV_1改善的绝对值等。上述表述方法各有其优缺点,相互之间并无优劣差别。COPD患者FEV_1增高多少才有临床意义,患者才能感受到呼吸困难的缓解呢?美国胸科协会(ATS)及GOLD的专家认为,用药后FEV_1增加值占基础值的12%,同时绝对值增加200 mL以上才表明患者对支气管扩张剂有反应。

FEV_1应用虽然广泛,但也有局限性。由于COPD主要是小气道疾病,FEV_1不能敏感地反映小气道阻塞,同时其结果还与患者用力程度有关;而且FEV_1与患者平静呼吸及吹蜡烛或打喷嚏等日常生理活动也无关系;最重要的是,FEV_1与COPD患者的一些临床指标如呼吸困难及一些长期的预后指标,如死亡率或医疗诊治费用等相关性也不强。

第一秒用力呼气容积/肺活量(FEV_1/FVC)也常被用作观测气流阻塞性疾病患者长期疗效的指标,与FEV_1不同的是,这一指标与患者的年龄、性别、身高以及肺容量无关。FEV_1/FVC%被认为是反映早期气流受限的敏感指标。因为 COPD 早期 FVC 可无明显变化，而 FEV_1 即可出现下降。故只要 FEV_1 有轻微下降，其比值就会有下降，能首先确定是否存在气流受限。只要 $FEV_1/FVC\% < 70\%$ 即可诊断 COPD，所以目前可以说 $FEV_1/FVC\% < 70\%$ 是 COPD 临床诊断的肺功能重要指标，也是所谓的"金标准"。

（2）深吸气量（inspiratory capacity，IC）：肺功能检查中另一有意义的肺量计检测指标是深吸气量（IC）。有很多的 COPD 患者，在使用支气管扩张剂后虽然有明显效果，但其 FEV_1 却无显著改善，即所谓"容量反映者"。在这些患者中，支气管扩张剂的应用导致患者肺容积下降，因而用药后进行肺量计检测时患者起始肺容积小于用药前。由于呼气流速与肺绝对容积正相关，肺容积下降后，仍采用传统肺通气功能指标如 FEV_1，则可能会忽视掉支气管扩张剂的疗效。当然，若在检测 FEV_1 的同时也检测肺绝对容积，有助于明确避免这一误差，但这在实际工作中却不易实施。此时，若采用深吸气量的指标，则可能避免这一误差。由于 FRC 下降，患者 IC 可有显著改善。IC 的检测相对比较容易，而且，IC 增加 0.3 L 则与患者呼吸困难的改善及活动耐力提高显著相关。但是，IC 检测的意义还需要更深入的研究。肺容积下降时，COPD 患者可在更低的、更舒适的肺容积基础状态下呼吸，因而有助于减轻呼吸困难。为了更为准确地评测 COPD 患者使用支气管扩张剂疗效，应常规检测 FEV_1 及深吸气量（图 6-2）。

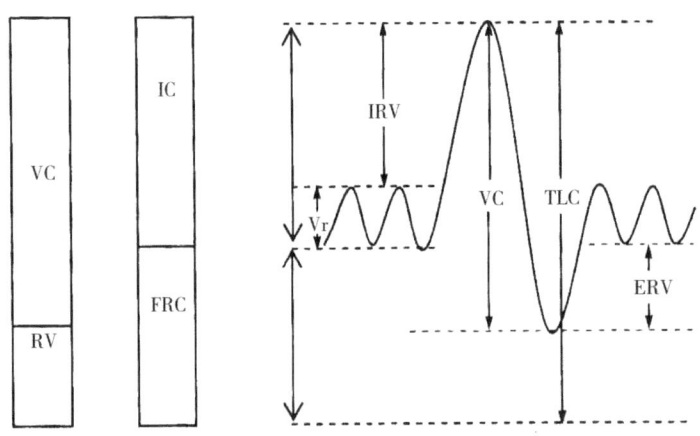

图 6-2　肺容量组成和 IC（深吸气量）
VC：肺活量；RV：残气量；IC：深吸气量；IRV：补吸气容积；
VT：潮气容积；TLC：肺总量；ERV：补呼气容积

IC 同样是反映呼吸肌力特别是膈肌肌力的良好指标。COPD 是一个全身性疾病，重症 COPD 患者常有肌肉受累。若全身肌肉重量下降达 30%，则膈肌的重量也同样可明显下降。肺功能指标与呼吸肌群张力有关，肺过度充气越严重，膈肌越低平，IC 越小。

吸气分数（深吸气量/肺总量，IC/TLC）也是一项有用的 COPD 严重程度的评估指标。近年研究表明，静态过度充气也能反映 COPD 的严重性，由于静态过度充气可能是动态过度充气的前体，在 COPD 症状产生中起重要作用。

（3）肺容量变化：COPD 患者在有效治疗后功能残气量和动态过度充气可出现改变。吸入支气管舒张剂后，COPD 患者活动耐力和呼吸困难有较明显的改善，这种改善与肺容量的降低有明显的关系，肺容量的降低表现为功能残气量（FRC）和肺动态过度充气的降低。肺容量增加对呼吸动力学有非常显著的不利影响，一方面降低吸气功能，动态过度充气改变了吸气肌的初长和形态，降低了吸气肌的收缩力和工作效率；另一方面增加呼吸做功和呼吸困难程度，COPD 患者产生内源性呼气末正压（PEEPi），患者必须首先产生足够的压力克服 PEEPi，使肺泡内压力低于大气压才能产生吸气气流，因此，胸腔内压下降幅度增加，吸气做功也相应增加。肺容量改变具有重要的生理学意义，肺容量的变化可能比通气功能（即 FEV_1）变化更敏感，可为 COPD 疗效评价的重要指标。

（4）其他指标：呼气峰流速（PEF）及最大呼气流量-容积曲线（MEFV）也可作为气流受限的参考指标，但COPD时PEF与FEV_1的相关性不够强，PEF有可能低估气流阻塞的程度。气流受限也可导致肺过度充气，使肺总量（TLC）、功能残气量（FRC）和残气容量（RV）增高，肺活量（VC）减低。TLC增加不及RV增加的程度大，故RV/TLC增高。肺泡隔破坏及肺毛细血管床丧失可使弥散功能受损，一氧化碳弥散量（DLco）降低，DLco与肺泡通气量（VA）之比（DLco/VA）比单纯DLco更敏感。

（5）关于支气管扩张试验：支气管扩张试验作为辅助检查有一定临床价值，结合临床可以协助区分COPD与支气管哮喘，也可获知患者应用支气管扩张剂后能达到的最佳肺功能状态。目前对支气管舒张试验有了新评价：我国COPD诊治指南（2007年修订版）指出："作为辅助检查，不论是用支气管舒张剂还是口服糖皮质激素进行支气管舒张试验，都不能预测疾病的进展。用药后FEV_1改善较少，也不能可靠预测患者对治疗的反应。患者在不同的时间进行支气管舒张试验，其结果也可能不同。"

现在GOLD也不再建议仅仅根据气流受限的可逆程度（如使用支气管舒张剂或糖皮质激素后的FEV_1改变值）来鉴别COPD与哮喘，以及预计患者对支气管舒张剂或糖皮质激素长期治疗的反应。因为COPD可与哮喘并存，长期哮喘本身也可导致固定的气流受限。

2. 胸部X线片

胸片对确定肺部并发症及与其他疾病（如肺间质纤维化、肺结核等）鉴别有重要意义。COPD早期胸片可无明显变化，以后出现肺纹理增多、紊乱等非特征性改变；主要X线征为肺过度充气：肺容积增大，胸腔前后径增长，肋骨走向变平，肺野透亮度增高，横膈位置低平，心脏悬垂狭长，肺门血管纹理呈残根状，肺野外周血管纹理纤细稀少等，有时可见肺大疱形成。并发肺动脉高压和肺源性心脏病时，除右心增大的X线征外，还可有肺动脉圆锥膨隆，肺门血管影扩大及右下肺动脉增宽等。

3. 胸部CT

CT检查一般不作为常规检查，但当诊断有疑问时，高分辨率CT（HRCT）有助于鉴别诊断。另外，HRCT对辨别小叶中心型或全小叶型肺气肿及确定肺大疱的大小和数量，有很高的敏感性和特异性，对预计肺大疱切除或外科减容手术等的效果有一定价值。

此外，胸部CT由于能除外肺外结构的影像重叠，故可以反映肺组织的实际状况，能定量显示早期的肺气肿并准确分级。目前认为CT检查可早于肺通气功能检查发现肺解剖结构的异常，定量CT检查与肺组织学检查的结果相关性很好，是替代肺组织学检查最好的方法。运用计算机自动分级方法，CT评分与COPD患者肺通气容量相关性很好，但与气流检查及血气检查结果相关性较差。定量CT在评价支气管炎气道病理解剖时用处还有限，但是将来随着高分辨CT技术的发展，则可以定量检测气道的直/内径、气道壁的厚度。

4. 血气检查

血气分析对晚期COPD患者十分重要。$FEV_1 < 40\%$预计值者及具有呼吸衰竭或右心衰竭临床征象者，均应做血气检查。血气异常首先表现为轻、中度低氧血症。随疾病进展，低氧血症逐渐加重，并出现高碳酸血症。呼吸衰竭的血气诊断标准为海平面吸空气时动脉血氧分压（PaO_2）< 60 mmHg（1 mmHg = 0.133 kPa）伴或不伴动脉血二氧化碳分压（$PaCO_2$）> 50 mmHg。

5. 其他检查

低氧血症时，即$PaO_2 < 7.32$ kPa时，血红蛋白及红细胞可增高，血细胞比容 > 55%可诊断为红细胞增多症。并发感染时，痰涂片可见大量中性白细胞，痰培养可检出各种病原菌，如肺炎链球菌、流感嗜血杆菌、卡他摩拉菌、肺炎克雷白杆菌等。

6. 多因素分级系统（BODE）

虽然$FEV_1\%$预计值对反映COPD严重程度、健康状况及病死率有用，但FEV_1并不能完全反映COPD复杂的严重情况，除FEV_1以外，已证明体重指数（BMI）和呼吸困难分级在预测COPD生存率等方面有意义。近年来新推出的多因素分级系统（BODE），被认为可更全面的比FEV_1更好地反映COPD预后的标准（表6-1）。

表 6-1 BODE 评分细则

评分指标	BODE 评分的分值（各项累加，0 ~ 10 分）			
	0	1	2	3
FEV_1%	≥ 65	50 ~ 64	36 ~ 49	≤ 35
6MWT（m）	≥ 350	250 ~ 349	150 ~ 249	≤ 149
MMRC	0 ~ 1	2	3	4
BMI	> 21	≤ 21		

如果将 FEV_1 作为反映气流阻塞（obstruction）的指标，呼吸困难（dyspnea）分级作为症状的指标，BMI 作为反映营养状况的指标，再加上 6 min 步行试验（6MWT）作为运动耐力（exercise）的指标，将这四方面综合起来建立一个多因素分级系统（BODE）。

BMI 等于体重（以 kg 为单位）除以身高的平方（以 m^2 为单位），BMI < 21 kg/m^2 的 COPD 患者病死率增加。

功能性呼吸困难分级：可用呼吸困难量表来评价：0 级：除非剧烈活动，无明显呼吸困难；1 级：当快走或上缓坡时有气短；2 级：由于呼吸困难比同龄人步行得慢，或者以自己的速度在平地上行走时需要停下来呼吸；3 级：在平地上步行 100 m 或数分钟后需要停下来呼吸；4 级：明显的呼吸困难而不能离开房屋或者当穿脱衣服时气短。

三、临床类型

COPD 可分为两种典型的类型。一种以慢性支气管炎为主要表现，另一种以肺气肿为主要表现，但大多数 COPD 患者，兼有这两种类型的基本临床特点和肺功能特点（表 6-2，表 6-3）。

表 6-2 COPD 慢性支气管炎型与肺气肿型的临床特点比较

临床表现	慢性支气管炎型（BB 型）	肺气肿型（PP 型）
一般表现	肥胖、体重超重、肢体温热	消瘦、憔悴、缩唇呼吸、主要应用辅助呼吸肌呼吸、肢体冷
年龄（岁）	40 ~ 55	50 ~ 75
发绀	明显	轻度或无
气短	轻	重
咳痰	多	少
呼吸音	中度减弱	显著减弱
支气管感染	频繁	少
呼吸衰竭	反复出现	少
肺心病和右心衰竭	常见	仅在呼吸系统感染期间发生，或在临终时发生
胸部 X 线片	肺纹理增重、心脏大	肺透光度增加、肺大疱、心界小、横膈扁平
PaO_2（mmHg）	< 60	> 60
$PaCO_2$（mmHg）	50	< 45
血细胞比容	增高	正常
肺心病	常见	少见或终末期表现
气道阻力	高	正常至轻度
弥散能力	正常	降低

表 6-3 COPD 慢性支气管炎型与肺气肿型的肺功能特点比较

	慢性支气管炎型（BB 型）	肺气肿型（PP 型）
FEV_1/VC	降低	降低
FRC	轻度增加	显著增加
TLC	正常或轻度增加	明显增加
RV	中度增加	显著增加
肺顺应性	正常或降低	正常或降低
肺泡弹性回缩力	正常或增加	降低
MVV	中度降低	显著降低
气道阻力	增加	正常或稍有增加
弥散功能	正常或降低	降低
动脉血氧分压	中度至重度降低	轻度至中度降低
动脉血高碳酸血症	慢性	仅在急性感染时发生
肺动脉压力	一般增加	正常或轻度增加

注：TLC：肺总量；RV：残气量；MVV：最大通气量。

1. 支气管炎型（发绀臃肿型 –blue bloater，BB 型）

支气管病变较重，黏膜肿胀，黏液腺增生，而肺气肿病变较轻。患者常常有多年的吸烟史及慢性咳嗽、咳痰史。体格检查可发现患者较为肥胖、发绀、颈静脉怒张、下肢水肿，双肺底可闻及啰音。胸部 X 线检查有肺充血，肺纹理增粗，未见有明显的肺气肿征。肺功能检查示通气功能明显损害，气体分布不均匀，功能残气及肺总量增加，弥散功能正常，PaO_2 降低，$PaCO_2$ 增加，血细胞比容增高，易发展为呼吸衰竭和（或）右心衰竭。

2. 肺气肿型（粉喘型 –pink puffer，PP 型）

肺气肿较为严重，多见于老年患者，体格消瘦，呼吸困难明显，通常无发绀。患者常采取特殊的体位，如两肩高耸、双臂扶床、呼气时两颊鼓起和缩唇。X 线片示双肺透明度增加。通气功能虽有损害，但不如 BB 型严重，残气占肺总量的比值增大，肺泡通气量正常甚至过度通气，故 PaO_2 降低不明显，$PaCO_2$ 正常或降低。

第三节 慢性阻塞性肺疾病的诊断和鉴别诊断

一、诊断

（一）全面采集病史进行评估

诊断 COPD 时，首先应全面采集病史，包括症状、既往史和系统回顾、接触史。症状包括慢性咳嗽、咳痰、气短。既往史和系统回顾应注意：童年时期有无哮喘、变态反应性疾病、感染及其他呼吸道疾病，如结核；COPD 和呼吸系统疾病家族史；COPD 急性加重和住院治疗病史；有相同危险因素（吸烟）的其他疾病，如心脏、外周血管和神经系统疾病；不能解释的体重下降；其他非特异性症状，喘息、胸闷、胸痛和晨起头痛；要注意吸烟史（以包/年计算）及职业、环境有害物质接触史等。

2009 年 "慢性阻塞性肺疾病全球创议，GOLD" 修订版提出 COPD 诊断的主要线索如下：大于 40 岁，出现以下任何症状，应考虑 COPD 的可能性，进行肺功能检查。临床症状本身不能诊断 COPD，但提示 COPD 的可能性。①呼吸困难：进行性（随时间恶化）、活动后加剧、持续性（每日都发生），患者诉说：喘气费劲、呼吸用力、气不够用。②慢性咳嗽：可为间断，伴有多痰。③慢性咳痰：任何类型的痰量增多可能表明 COPD。④危险因素的接触史：吸烟、职业粉尘和化学物品、厨房烟尘和燃料等。

(二)诊断

COPD 的诊断应根据临床表现、危险因素接触史、体征及实验室检查等资料，综合分析确定。考虑 COPD 诊断的关键症状为慢性咳嗽、咳痰、呼吸困难及危险因素接触史，存在不完全可逆性气流受限是诊断 COPD 的必备条件。肺功能检查是诊断 COPD 的金标准。用支气管扩张剂后 $FEV_1 < 80\%$ 预计值及 $FEV_1/FVC < 70\%$ 可确定为不完全可逆性气流受限。凡具有吸烟史，及/或环境职业污染接触史，及（或）咳嗽、咳痰或呼吸困难史者，均应进行肺功能检查。COPD 早期轻度气流受限时可有或无临床症状。胸部 X 线检查有助于确定肺过度充气的程度及与其他肺部疾病鉴别。

2009 年 WHO 在新修定的 GOLD 中，对 COPD 做出了新的定义，并制定了诊断 COPD 的新标准。GOLD 提出在诊断 COPD 时应该注意：①COPD 的诊断基础是患者有明显的危险因素接触史，以及有气流阻塞且不能完全逆转的实验室检查证据，可伴有或不伴有临床症状。②如果患者有咳嗽和多痰的症状，并且有危险因素接触史，无论有无呼吸困难均应进行气流限制的测定，即肺功能检查。③诊断和评估 COPD 病情时，应用肺活量仪测定肺功能可作为一项"金"标准，其重复性强、标准化、能客观测定气流阻塞的程度。④在诊断和治疗 COPD 患者时应该使用肺活量仪。⑤所有 FEV_1 占预计值% < 40% 或临床症状提示有呼吸衰竭或右心室衰竭时，均应作动脉血气分析。

二、COPD 严重程度分级

COPD 严重程度分级是基于气流受限的程度。气流受限是诊断 COPD 的主要指标，反映了病理改变的严重度。由于 FEV_1 下降与气流受限有很好的相关性，故 FEV_1 的变化是严重度分级的主要依据。此外，还应考虑临床症状及合并症的程度。COPD 严重程度分为四级（表6-4）。

表 6-4 COPD 病情严重程度分级

分级	特征
Ⅰ级：轻度 COPD	・$FEV_1/FVC < 70\%$ ・$FEV_1\%$ 预算值 ≥ 80%
Ⅱ级：中度 COPD	・$FEV_1/FVC < 70\%$ ・$50\% \leq FEV_1\%$ 预计值 < 80%
Ⅲ级：重度 COPD	・$FEV_1/FVC < 70\%$ ・$30\% \leq FEV_1\%$ 预计值 < 50%
Ⅳ级：极重度 COPD	・$FEV_1/FVC < 70\%$ ・$FEV_1\%$ 预计值 < 30% 或 $FEV_1\%$ 预计值 < 50% 合并慢性呼吸衰竭

注：$FEV_1\%$ 预计值为 FEV_1 占预计值百分比。

Ⅰ级轻度 COPD：特征为轻度气流受限（$FEV_1/FVC < 70\%$，但 $FEV_1 \geq 80\%$ 预计值），通常可伴有或不伴有咳嗽、咳痰。此时，患者本人可能还不认识到自己的肺功能是异常的。

Ⅱ级中度 COPD：特征为气流受限进一步恶化（$50\% \leq FEV_1 < 80\%$ 预计值）并有症状进展和气短，运动后气短更为明显。此时，由于呼吸困难或疾病的加重，患者常去医院就诊。

Ⅲ级重度 COPD：特征为气流受限进一步恶化（$30\% \leq FEV_1 < 50\%$ 预计值），气短加剧，并且反复出现急性加重，影响患者的生活质量。

Ⅳ级极重度 COPD：为严重的气流受限（$FEV_1 < 30\%$ 预计值）或者合并有慢性呼吸衰竭。此时，患者的生活质量明显下降，若出现急性加重则可能有生命危险。

COPD 病程可分为急性加重期与稳定期。COPD 急性加重期是指在疾病过程中，患者短期内咳嗽、咳痰、气短和（或）喘息加重，痰量增多，呈脓性或黏脓性，可伴发热等炎症明显加重的表现。稳定期则指患者咳嗽、咳痰、气短等症状稳定或症状轻微。

三、鉴别诊断

慢性阻塞性肺疾病全球创议（GOLD）强调指出，COPD 应与支气管哮喘、支气管扩张症、充血性心力衰竭、肺结核等鉴别（表6-5）。

表6-5　COPD 的鉴别诊断

诊断	鉴别诊断要点
COPD	中年发病，症状缓慢进展，长期吸烟史，活动后气促，大部分为气流不可逆性受限
支气管哮喘	早年发病（通常在儿童期），每日症状变化快，夜间和清晨症状明显，也可有过敏史、鼻炎和（或）湿疹，哮喘家族史，气流阻塞大部分可逆
充血性心力衰竭	听诊肺基底部可闻细啰音，胸部 X 线片示心脏扩大、肺水肿，肺功能测定示限制性通气障碍（而非气流受限）
支气管扩张	大量脓痰，常伴有细菌感染，粗湿啰音、杵状指，胸片或 CT 示支气管扩张、管壁增厚
结核病	所有年龄均可发病，胸片示肺浸润性病灶或结节状阴影，微生物检查可确诊，流行地区高发
闭塞性细支气管炎	发病年龄较轻，且不吸烟，可能有类风湿关节炎史或烟雾接触史、CT 在呼气相显示低密度影
弥漫性泛细支气管炎	大多数为男性非吸烟者，几乎所有患者均有慢性鼻窦炎，胸部 X 线片和 HRCT 显示弥漫性小叶中央结节影和过度充气征

（一）支气管哮喘

COPD 主要与支气管哮喘进行鉴别诊断。一般认为 COPD 患者有重度的吸烟史，影像学上有肺气肿的证据，弥散功能降低，慢性低氧血症等支持 COPD 的诊断。而支气管哮喘则与上述 4 项特征相反，且应用支气管扩张剂或皮质激素后肺功能显著改善则支持哮喘的诊断。但在目前影像学和生理测定技术的情况下，对某些慢性哮喘与 COPD 做出明确的鉴别是不可能的。然而，此时 COPD 的治疗与支气管哮喘是相似的。

1. COPD 与支气管哮喘发病机制的差异

COPD 的炎症过程与支气管哮喘有着本质上的差别，当然少数患者可同时患有这两种疾病，具有这两种疾病的临床和病理生理特征。甚至有时鉴别 COPD 和支气管哮喘相当困难。几乎所有支气管哮喘患者周围血中的嗜酸细胞均有普遍增加，而 COPD 急性加重期也可有嗜酸细胞的增多。重症哮喘患者则在气道中有中性粒细胞的炎症过程，这与 COPD 相似。

但是，COPD 与支气管哮喘的病因、病程中所涉及的炎症细胞、所产生的炎症介质均不同，且对皮质激素治疗的效果也不一样（表6-6）。COPD 炎症过程中，涉及的炎症细胞主要有中性粒细胞、CD_8 细胞、较多的巨噬细胞；而哮喘炎症时参与的炎症细胞主要是肥大细胞、嗜酸细胞、CD_4 细胞，少许巨噬细胞。COPD 的主要炎症介质有 LTB_4，$TNF\alpha$，$IL-8$ 和较多的氧化剂作用参与；而哮喘炎症介质主要有白三烯 D_4（LTD_4），组胺、白介素 $IL-4$，$IL-5$，$IL-13$ 和少许的氧化剂作用参与。COPD 患者中，炎症效应主要作用于周围气道，气道高反应性不明显，常伴有气道上皮化生和中度的纤维化，有肺实质的破坏和较多的黏液分泌；而支气管哮喘患者中，炎症效应作用于所有气道，具有显著的气道高反应性，常伴有气道上皮细胞脱落，通常不累及肺实质，黏液分泌不多。

表6-6　慢性阻塞性肺疾病和支气管哮喘在炎症过程中的差别

炎症过程	COPD	支气管哮喘
炎症细胞	—	肥大细胞
	中性粒细胞	嗜酸性粒细胞
	CD_8 细胞	CD_4 细胞
	巨噬细胞 ++	巨噬细胞 +

续表

炎症过程	COPD	支气管哮喘
炎症调节介质	白三烯（LTB_4）	白三烯（LTD_4），组胺
	TNF-α	白介素（IL-4，IL-5，IL-13）
	IL-8，CRO-α	Eotaxin，BANTES
	氧化剂作用 +++	氧化剂作用 +
炎症效应	周围气道	所有气道
	气道高反应性 +-	气道高反应性 +++
	上皮细胞化生	上皮细胞脱落
	纤维化 ++	纤维化 +
	肺实质破坏	不累及肺实质
	黏液分泌 +++	黏液分泌 +
对激素治疗的反应	+-	+++

注：RANTES：对正常 T 细胞表达和分化的调节。

2. COPD 与支气管哮喘的临床鉴别诊断

虽然 COPD 与支气管哮喘的鉴别诊断有时存在一定困难，但是临床上仍可依据以下数点鉴别诊断 COPD 与支气管哮喘（表 6-7）。COPD 多于中年后起病，哮喘则多在儿童或青少年期起病；COPD 症状缓慢进展，逐渐加重，严重时合并肺心病；支气管哮喘则症状起伏大，极少合并肺心病；COPD 多有长期吸烟史和（或）有害气体、颗粒接触史，支气管哮喘患者则常伴过敏体质、过敏性鼻炎和（或）湿疹等，部分患者有哮喘家族史；COPD 时气流受限基本为不可逆性，哮喘时则多为可逆性。然而，部分病程较长的哮喘患者已发生气道重塑，气流受限不能完全逆转；而少数 COPD 患者伴有气道高反应性，气流受限部分可逆。此时应根据临床及实验室所见全面分析，必要时作支气管激发试验、支气管扩张试验和（或）最大呼气流量（PEF）昼夜变异率来进行鉴别。在少部分患者中，两种疾病可重叠存在。

表 6-7 慢性阻塞性肺疾病（COPD）和支气管哮喘的区别

	COPD	支气管哮喘
发病时间	多于中年后起病	多在儿童或青少年期起病
病史特点	多有长期吸烟史和（或）有害气体、颗粒接触史	常伴有过敏体质、过敏性鼻炎和（或）湿疹等，部分有哮喘家族史
症状	逐渐进展	间断发作
体征	严重时合并肺心病	极少有肺心病
对支气管扩张剂的效应	< 12%	> 12%
PEF 变异程度	< 12%	> 12%
对糖皮质激素的效应	< 12%	> 12%
炎性细胞	中性粒细胞	嗜酸性粒细胞

注：PEF：呼出气峰流速。

此外，COPD 与支气管哮喘鉴别，病史很重要，支气管哮喘常有过敏史，常因某些刺激而发生阵发性的哮喘发作或加重，又可经治疗或不经治疗而自然缓解，这些特点在 COPD 是不具备的。肺功能能协助区别 COPD 和哮喘，二者均可有 FEV_1 的降低，但吸入支气管扩张剂后，哮喘的 FEV_1 改善率大于 COPD，一般以吸入支气管扩张剂后 FEV_1 改善 ≥ 12% 为判断标准。若患者吸入支气管扩张剂之后，FEV_1 改善 ≥ 12% 则有助于哮喘的诊断。现在不再建议仅仅根据气流受限的可逆程度（如使用支气管舒张剂的 FEV_1 改变值）来鉴别 COPD 与哮喘，在实际鉴别诊断时应综合评价，把病史、体征、X 线与肺功能等检查结合起来判断才比较可靠。因有一部分 COPD 患者经支气管扩张剂或吸入糖皮质激素治疗，

FEV_1 的改善率也可能 ≥ 12%。

COPD 的炎症过程与支气管哮喘有着本质上的差别，当然少数患者可同时患有这两种疾病，具有这两种疾病的临床和病理生理特征（图 6-3）。甚至有时鉴别 COPD 和哮喘相当困难。几乎所有哮喘患者周围血中的嗜酸性粒细胞均有普遍增加，而 COPD 急性加重期也可有嗜酸性粒细胞的增多。重症哮喘患者则在气道中有中性粒细胞的炎症过程，这与 COPD 相似。临床实际工作中，有时 COPD 与支气管哮喘很难区别，典型的支气管哮喘容易诊断，如以喘息为首发症状，有过敏史，发作间期症状消失，肺功能恢复正常。典型的 COPD 也容易诊断，如老年吸烟者，长年咳嗽、咳痰伴肺气肿，无过敏史，肺功能持续减退。但在这两个极端之间，常有一些患者出现重叠症状，即所谓慢性喘息支气管炎，这些患者常先有多年的吸烟、咳嗽、咳痰，而后出现哮喘，于病情加重时，肺部出现广泛的哮鸣音，经治疗后哮鸣音有不同程度的减少，甚至完全消失，许多患者也有过敏表现与血 IgE、嗜酸性粒细胞增高，这类患者的诊断最为困难，这类患者实际上是慢性支气管炎合并了支气管哮喘。对在慢性支气管炎的基础上发生了具有上述支气管哮喘发作特点的哮鸣可诊断为慢性支气管炎合并支气管哮喘，而且许多慢性支气管炎合并支气管哮喘的患者，其气道阻塞最终发展为不可逆，因此将慢性支气管炎合并支气管哮喘归入 COPD 的范畴是可以的。

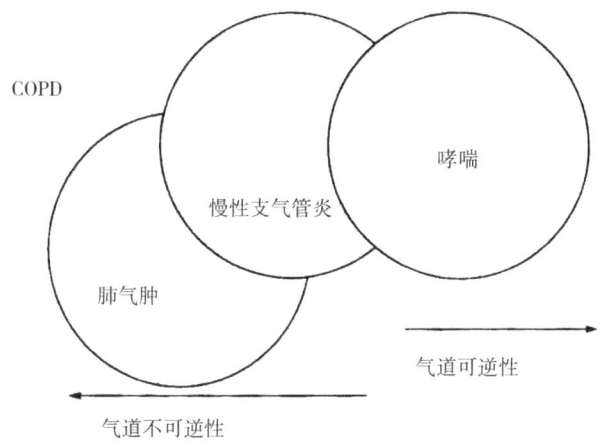

图 6-3　图示支气管哮喘和 COPD 的关系和重叠

3. COPD 与支气管哮喘的实验室区别辅助方法

COPD 与支气管哮喘的鉴别有时比较困难，支气管扩张试验可协助区分这两种疾病。虽然 COPD 与支气管哮喘患者均可有 FEV_1 的下降，但这两种疾病气流受限的可逆程度并不相同，因而结合临床能协助区分 COPD 与支气管哮喘。方法如下：

（1）试验前患者应处于临床稳定期，无呼吸道感染。试验前 6 h、12 h 分别停用短效与长效 β_2 受体激动剂，试验前 24 h 停用长效茶碱制剂。

（2）试验前休息 15 min，然后测定 FEV_1，共 3 次，取其最高值，吸入 β_2 受体激动剂 400 μg，或者 160 μg 以上抗胆碱药物，或二者联合使用。吸入短效支气管扩张剂 10～15 min 后再测定 FEV_1 3 次，取其最高值。

（3）计算 FEV_1 改善值：

$$\frac{\text{吸药后 } FEV_1 - \text{吸药前 } FEV_1}{\text{吸药前 } FEV_1} \times 100\% \geq 12\%$$

如果 FEV_1 改善值 ≥ 12%，而且 FEV_1 绝对值在吸入支气管扩张剂后增加 200 mL 以上，为支气管扩张试验阳性，表示气流受限可逆性较大。结合临床可以协助支持支气管哮喘，如吸入支气管扩张剂后，FEV_1 改善率 < 12%，则有 COPD 的可能性。

必须指出，10%～20% 的 COPD 患者支气管扩张试验或皮质激素可逆试验也可出现阳性，故单纯根据这一项检查来鉴别COPD或支气管哮喘是不可取的，应该结合临床表现及其他实验室检查结果，进行综合判断才比较可靠。

（二）充血性心力衰竭

COPD的重要临床表现之一是呼吸困难，而呼吸困难是心功能不全（充血性心力衰竭）的重要症状之一，有时临床上COPD需要与充血性心力衰竭相鉴别。

充血性心力衰竭产生呼吸困难的主要原因是：①长期肺瘀血，导致肺泡弹性减退和限制性通气功能障碍。②心排血量减少与血流速度减慢，换气功能障碍，可导致低氧血症与二氧化碳潴留。③肺循环压力增高，导致反射性呼吸中枢兴奋性增高。

充血性心力衰竭的主要症状为呼吸困难、端坐呼吸、发绀、咳嗽、咳血性痰、衰弱、乏力等。痰中有大量的心力衰竭细胞。体检发现左心增大、心前区器质性杂音、肺动脉瓣第二音亢进、奔马律、双肺底湿啰音等。臂-舌循环时间延长。

充血性心力衰竭所致呼吸困难的临床特点可概括如下：①患者有重症心脏病存在，如高血压心脏病、二尖瓣膜病、主动脉瓣膜病、冠状动脉粥样硬化性心脏病等。②呼吸困难在坐位或立位减轻，卧位时加重。③肺底部出现中、小湿啰音。④X线检查心影有异常改变，肺门及其附近充血或兼有肺水肿征。⑤静脉压正常或升高，臂-舌循环时间延长。

急性右心衰竭见于肺栓塞所致的急性肺源性心脏病，主要表现为突然出现的呼吸困难、发绀、心动过速、静脉压升高、肝大与压痛、肝颈回流征等。严重病例（如巨大肺栓塞）迅速出现休克。

COPD合并肺心病时，临床上需与反复发生肺血栓栓塞所致的慢性肺源性心脏病相鉴别。但两者一般较容易区别，COPD患者往往有长期咳喘病史，而肺血栓栓塞所致的肺心病则深静脉血栓病史；COPD患者有肺气肿体征，听诊可闻哮鸣音或干啰音，胸部X线检查显示肺部过度充气等，肺功能检查可发现气流受限。而肺血栓栓塞所致肺心病则缺乏这些特点。

（三）支气管扩张

支气管扩张患者有时可合并气流受限，以往曾经将支气管扩张归入COPD，目前已将支气管扩张与COPD分开。COLD特别指出COPD应该与支气管扩张相鉴别。支气管扩张多数有肺炎病史，特别是麻疹、百日咳、流感等所继发的支气管性肺炎。咯血是支气管扩张的常见症状，90%患者有不同程度的咯血，并可作为诊断的线索。咯血可在童年开始，支气管扩张的咯血有两种不同表现。

1. 小量咯血

在经常有慢性咳嗽、脓痰较多情况下，同时有小量咯血，有时在咯血前先有一段咳嗽较重的感染阶段。因感染，支气管内肉芽组织充血及损伤小血管而导致咯血。

2. 大咯血

由于支气管有炎症性变，血管弹性纤维被破坏，管壁厚薄不匀或形成假血管瘤，加以炎症影响下，易破裂引起大咯血。血量每次达300～500 mL以上，色鲜红，常骤然止血（因此种出血常来自支气管动脉系统，压力高，而动脉血管壁弹性好，收缩力强，故可较快止血）。

患者病程虽长，但全身情况比较良好。咳嗽和咳痰也为常有的症状，咳嗽可轻微，也可相当剧烈；咳嗽和咳痰常与体位改变有关，如在晨起或卧床后咳嗽可加剧，咳痰增多。痰量可为大量，每天达数百毫升（湿性型）。痰液静置后可分为三层：上层为泡沫状黏液，中层为较清的浆液，下层为脓液及细胞碎屑沉渣。有些患者痰量甚少（干性型），如合并感染，痰量随之增多，并有发热、咯血等。

支气管扩张的好发部位是下肺，以左下叶较右下叶为多见，最多累及下叶基底支。病变部位出现呼吸音减弱和湿性啰音，位置相当固定，体征所在的范围常能提示病变范围的大小。常有杵状指（趾）。

胸片检查不易确诊支气管扩张，但可排除慢性肺胀肿及慢性纤维空洞型肺结核。如患者有支气管扩张的临床表现，胸片又显示一侧或双侧下肺纹理增粗、紊乱以及蜂窝状小透明区，或见有液平面则支气管扩张的可能性最大，支气管造影检查可确定诊断，并对明确病变部位及决定治疗方案有重要意义。在进行支气管造影前，应作痰结核菌检查，以除外结核性支气管扩张。

胸部HRCT可用于支气管扩张的诊断，HRCT诊断支气管扩张的敏感性为63.9%～97%，特异性为 93%～100%。HRCT 可显示 2 mm 支气管，增强影像清晰度。支气管扩张的 CT 表现有：①柱状支气管扩张：如伴发黏液栓时，呈柱状或结节状高密度阴影，当支气管管腔内无内容物时，表现为支气管管腔较伴随的肺动脉内径明显增大，管壁增厚，呈现为环状，或管状阴影，肺野外带见到较多的支气管影像。②囊状支气管扩张：常表现为分布集中，壁内、外面光滑的空腔，有时可见液平。③支气管扭曲及并拢：因肺部病变牵拉导致支气管扩张时，常合并支气管扭曲及并拢。

（四）肺结核

与 COPD 不同，肺结核患者以青壮年占大多数，常常以咯血为初发症状而就诊。咯血后常有发热，是由于病灶播散及病情发展所致。患者常同时出现疲乏、食欲减退、体重减轻、午后潮热、盗汗、脉快和心悸等全身中毒症状。

咯血是肺结核患者常见的症状，且常为提示此病诊断的线索。咯血量可多可少，多者一次可达 500 mL，少则仅为痰中带血，血色鲜红。咯血与结核病变的类型有一定关系，多见于浸润型肺结核、慢性纤维空洞型肺结核和结核性肺炎，而少见于原发性综合征和急性血行播散性肺结核。咯血程度并不一定与病灶大小成比例，小的病灶可有较多的咯血，而病灶广泛的反可无咯血。出血量常和血管损害程度有关。血管壁渗透性增高所致的咯血，出血量少，但持续时间较长，而小血管的破裂则多引起小量出血，这多由于慢性活动性肺结核所致。大咯血多为肺动脉分支破损所致，其中以空洞内形成的动脉瘤破裂所致的大咯血为多。

肺结核的诊断主要依靠症状、体征、胸片和痰结核菌检查。如在青壮年患者一侧肺尖部经常听到湿啰音，又有上述全身性中毒症状，则支持活动性肺结核的诊断。胸片检查通常能确定病灶的存在、性质及范围。因此，定期进行胸片检查能及时发现早期病灶，并有助于早期治疗。有下列表现应考虑肺结核的可能：①咳嗽、咳痰 3 周或以上，可伴有咯血、胸痛、呼吸困难等症状。②发热（常午后低热），可伴盗汗、乏力、食欲降低、体重减轻、月经失调。③结核变态反应引起的过敏表现：结节性红斑、泡性结膜炎和结核风湿症等。④结核菌素皮肤试验：我国是结核病高流行国家，儿童普种卡介苗，阳性对诊断结核病意义不大，但对未种卡介苗儿童则提示已受结核分枝杆菌（简称结核菌）感染或体内有活动性结核病，当呈现强阳性时表示机体处于超过敏状态，发病概率高，可作为临床诊断结核病的参考指征。⑤患肺结核时，肺部体征常不明显。肺部病变较广泛时可有相应体征，有明显空洞或并发支气管扩张时可闻及中小水泡音。

临床上细菌学检查是肺结核诊断的确切依据，但并非所有的肺结核都可得到细菌学证实。胸片检查也常是重要的，肺结核胸部 X 线表现有：①多发生在肺上叶尖后段、肺下叶背段、后底段。②病变可局限也可多肺段侵犯。③X 线影像可呈多形态表现（即同时呈现渗出、增殖、纤维和干酪性病变），也可伴有钙化。④易合并空洞。⑤可伴有支气管播散灶。⑥可伴胸腔积液、胸膜增厚与粘连。⑦呈球形病灶时（结核球）直径多在 3 cm 以内，周围可有卫星病灶，内侧端可有引流支气管征。⑧病变吸收慢（一个月以内变化较小）。

痰结核菌检查阳性可确诊为肺结核，且可肯定病灶为活动性。但痰菌阴性并不能否定肺结核的存在，对可疑病例须反复多次痰液涂片检查，如有需要，可采取浓集法、培养法、PCR 法、BACTEC 法。在咯血前后，因常有干酪性坏死物脱落，其中痰菌阳性率较高。

（五）闭塞性细支气管炎

闭塞性细支气管炎是一种小气道疾病，患者可能有类风湿关节炎病史或烟雾接触史，发病年龄通常较轻，且不吸烟。临床表现为快速进行性呼吸困难，肺部可闻及高调的吸气中期干鸣音；胸片提示肺过度充气，但无浸润阴影，CT 在呼气相显示低密度影。肺功能显示阻塞性通气功能障碍，而一氧化碳弥散功能正常。肺活检显示直径为 1～6 mm 的小支气管和细支气管的疤痕狭窄和闭塞，管腔内无肉芽组织息肉，而且肺泡管和肺泡正常。闭塞性细支气管炎对皮质激素治疗反应差，患者常常预后不良。

（六）弥漫性泛细支气管炎（diffuse panbronchiolitis，DPB）

弥漫性泛细支气管炎是一种鼻窦-支气管综合征，其特征为慢性鼻窦炎和支气管炎症，主要表现为慢性咳嗽、咳痰，伴有气流受限和活动后呼吸困难，并可导致呼吸功能障碍，常有反复发作的肺部感染,并可诱发呼吸衰竭。DPB 是以肺部呼吸性细支气管为主要病变区域的特发性、弥漫性、炎性和阻塞性气道疾病。DPB 与 COPD 在临床症状有相似之处,但 DPB 具有特殊的病理学和影像学表现。目前国内临床医师对 DPB 仍认识不足,DPB 可被误诊为 COPD、支气管扩张和肺间质纤维化等。

1. 临床表现

DPB 通常隐袭缓慢发病,常见症状为咳嗽、咳痰及活动时气短。几乎所有患者都有慢性鼻窦炎的病史,通常发生于 20～40 岁,男性多于女性。肺部听诊可闻湿啰音、干啰音或高调的喘鸣音。早期可出现低氧血症,伴有发绀及轻度杵状指。慢性鼻窦炎症状有鼻塞、流脓性鼻涕、嗅觉减退等。

2. 胸片

表现为含气量增加所致的肺透亮度增强和两肺野弥漫性小结节状和粟粒样阴影。结节直径 2～5 mm,边缘不清,形状不规整,主要分布于双肺肺底部。这种小结节的存在有别于 COPD。轻度的支气管扩张常可发生于中叶和舌叶,表现于双轨征。随着病情进展,有些病例可有囊性病变或弥漫性支气管扩张。

CT 显示小结节或粟粒样阴影的特点,表现为:①弥漫性小结节影和线状阴影,小叶中心性小颗粒状,肺小动脉逐渐分支变细,在其前端或其邻近可见小结节,宛如"小雪团挂在树枝上"的影像,而且与胸壁有少许间隔是其特点,CT 上的圆形影常散在分布于胸膜至支气管和血管分支的末端以及叶中部区域。②小支气管和细支气管扩张,细支气管扩张表现为双轨状或小环形,多数病例以两肺下叶最明显,多呈弥漫性,在其近端的细支气管常有扩张和肥厚。③支气管壁增厚。④另一特点是常易合并中叶和舌叶肺不张。

3. 肺功能测定

表现为阻塞性损害,FEV_1 降低,某些进展性的病例中,在阻塞性肺功能损害的基础上可伴有限制性通气障碍。但肺顺应性和弥散功能多在正常范围,血气分析显示早期低氧血症,晚期伴有高碳酸血症。残气量(RV)和残气量与肺总量(RV/TLC)之比通常是增加的。如肺泡通气不足加重,可出现高碳酸血症,病程较长者可并发肺动脉高压和肺心病,最终将演变为慢性呼吸衰竭。

诊断 DPB 的最低条件为:慢性鼻窦炎、慢性咳嗽、多痰和活动性呼吸困难;X 线上表现为弥漫结节影,其边缘不清,肺功能为阻塞性障碍;冷凝集试验呈持续性的增加。通常在其疾病过程中,大部分患者有这些临床特点。

DPB 和 COPD 虽均表现为阻塞性通气功能障碍,但 COPD 患者的胸片缺乏结节状阴影;病理学检查有助于本病的确诊。DPB 的病理诊断标准如下:①淋巴组织增生(淋巴滤泡的肥大、增生),淋巴细胞和浆细胞浸润。②脂肪吞噬细胞(泡沫细胞)的聚集。③胶原纤维化(纤维化)。上述①、②、③项的改变中至少有 2 项者,可诊断 DPB。

弥漫性泛细支气管炎是一种慢性和进展性疾病,预后较差。疾病的进展依赖于炎症部位的范围和严重程度,以及慢性气道感染的并发症。长期、低剂量红霉素疗法,DPB 患者的预后得到了显著改善。

第四节　慢性阻塞性肺疾病的治疗

一、COPD 稳定期的治疗

慢性阻塞性肺疾病稳定期治疗目的主要是减轻症状,阻止 COPD 病情发展;同时缓解或阻止肺功能下降;并且改善 COPD 患者的活动能力,提高其生活质量;达到降低死亡率的目标。

(1)教育与管理:通过教育与管理可以提高患者及有关人员对 COPD 的认识和自身处理疾病的能力,更好地配合治疗和预防措施,减少反复加重,维持病情稳定,提高生活质量。主要内容包括:①教育与督促患者戒烟。②使患者了解 COPD 的病理生理与临床基础知识。③掌握一般和某些特殊的治疗方法。④学会自我控制病情的技巧,如腹式呼吸及缩唇呼吸锻炼等。⑤了解赴医院就诊的时机。⑥社区医生定期随访管理。

(2)控制职业性或环境污染,避免或防止粉尘、烟雾及有害气体吸入。

二、药物治疗

药物治疗用于预防和控制症状,减少急性加重的频率和严重程度,提高运动耐力和生活质量。

1. 支气管舒张剂

支气管舒张剂可松弛支气管平滑肌、扩张支气管、缓解气流受限,是控制COPD症状的主要治疗措施。短期按需应用可缓解症状,长期规则应用可预防和减轻症状,增加运动耐力。但不能使所有患者的FEV_1得到改善。

主要的支气管舒张剂有$β_2$受体激动剂、抗胆碱药及甲基黄嘌呤类,根据药物的作用及患者的治疗反映选用。定期用短效支气管舒张剂较为便宜,但不如长效支气管舒张剂方便。不同作用机制与作用时间的药物联合可增强支气管扩张作用、减少不良反应。短效$β_2$受体激动剂与抗胆碱药异丙托溴铵联合应用与各自单用相比可使FEV_1获得较大与较持久的改善;$β_2$受体激动剂、抗胆碱药物和(或)茶碱联合应用,肺功能与健康状况亦可获进一步改善。

(1)$β_2$受体激动剂:$β_2$受体是一种广泛分布于呼吸道平滑肌、上皮细胞和内皮细胞膜上的跨膜受体,尤以小气道和肺泡中的数量居多。$β_2$受体激动剂主要作用于呼吸道平滑肌细胞中的$β_2$受体,以舒张支气管。同时$β_2$受体激动剂还能抑制气道的胆碱能神经递质传递,减少血浆蛋白的渗出和细胞因子的分泌,增加气道的排痰作用,改善心血管的血流动力学,降低肺动脉高压,改善膈肌的耐力和收缩力,对减轻气道炎症和预防COPD病情恶化有重要意义。

$β_2$受体激动剂可通过吸入或口服应用,临床常用的口服制剂有丙卡特罗和特布他林等。丙卡特罗为第三代高度选择性支气管$β_2$受体激动剂,对心脏的作用要明显弱于特布他林,该药在舒张支气管平滑肌的同时,还具有较强抗过敏和促进呼吸道纤毛运动的作用,因此还具有祛痰和镇咳作用。上述口服制剂均可有心悸、手颤等不良反应,临床应用受到一定限制。

临床上稳定期以吸入制剂为主,常用短效制剂主要有沙丁胺醇、间羟舒喘宁等,为短效定量雾化吸入剂,由支气管吸收迅速,数分钟内开始起效,15~30 min达到峰值,持续疗效4~5 h,每次剂量100~200μg(每喷100μg),24 h不超过8~12喷,主要用于缓解症状,按需使用。沙美特罗与福莫特罗为长效支气管舒张剂,通过定量吸入装置吸入,起效快,且不良反应少。福莫特罗可于3~5 min起效。沙美特罗在30 min起效,作用持续12 h以上。沙美特罗50μg,每日两次可改善COPD健康状况。

(2)抗胆碱药:COPD患者的迷走神经张力较高,而支气管基础口径是由迷走神经张力决定的,迷走神经张力愈高,则支气管基础口径愈窄,此外各种刺激,均能刺激迷走神经末梢,反射性地引起支气管痉挛,抗胆碱能药物可与迷走神经末梢释放的乙酰胆碱竞争性地与平滑肌细胞表面的胆碱能受体相结合,因而可阻断乙酰胆碱所致的支气管平滑肌收缩。随着药物研究的发展,尤其是异丙托溴铵季胺结构类药物的发现使抗胆碱类药物已成为安全有效的支气管扩张剂,选择性、长效胆碱能受体阻断剂的临床应用,使其扩张支气管作用明显增加,在气流阻塞性疾病尤其是COPD治疗中占据重要地位。抗胆碱能药物在COPD的很多阶段都被提倡使用,能提高患者肺功能和健康相关的生活质量及运动耐力,降低急性发作和死亡率。目前临床上用于COPD治疗的抗胆碱药物主要有以下几种:①短效抗胆碱能药物:异丙托溴铵、氧托溴铵。②长效抗胆碱能药物:噻托溴铵。③短效$β_2$受体激动剂和抗胆碱能药物联合制剂:沙丁胺醇/异丙托溴铵。

①异丙托溴铵:异丙托溴铵属于水溶性的阿托品季胺类衍生物,经胃肠道黏膜吸收很少,不易被全身吸收,不能透过血-脑屏障,从而可避免吸入后出现类似阿托品的一些副作用,在COPD治疗中发挥着重要作用。异丙托溴铵为非亚型选择性的抗胆碱药物,同时阻断M_1、M_2、M_3受体,而阻断M_2受体会导致更多的乙酰胆碱释放,降低其扩张支气管的作用。目前临床常用短效抗胆碱药物主要为异丙托溴铵

（爱全乐），起效30~90 min，作用持续时间3~6 h，较β_2受体起效慢但激动剂长，尤其适用于需立即缓解症状，而不能耐受β_2受体激动剂的患者。

异丙托溴铵用定量吸入器（MDI）每日喷3~4次，每次2喷，每喷20μg，必要时每次可喷40~80μg，剂量愈大则作用时间愈长；水溶液用雾化吸入（用雾化器）每次剂量可用至0.5 mg。定量吸入时，开始作用时间比沙丁胺醇等短效β_2受体激动剂慢，但持续时间长，30~90 min达最大效果，维持6~8 h。由于此药不良反应少，可长期吸入，据最近资料：早期COPD患者吸入异丙托品每日3次，每次40μg，经5年观察，未发现耐药与明显的不良反应。而抗胆碱能制剂（溴化异丙托品）有效持久的支气管扩张效应，长期使用抗胆碱能药物能改善基础肺功能，并可增加气道气流和改善COPD患者健康状况。

②噻托溴铵：是一种长效季胺类抗胆碱能药物，选择性结合M受体，能较快从M_2受体解离，而与M_1、M_3受体结合时间较长，尤其与M_3受体结合时间长达34.7 h，支气管扩张作用1~3 h达峰，持续时间>24 h，1次/d给药，疗效持久时间长，支气管扩张效果明显。该药作为一种选择性和长效的抗胆碱能药物，与M受体的结合力大约是异丙托溴铵的10倍，支气管扩张作用更强。使用方便，提高了患者的治疗依从性、在COPD的治疗中具有特异、强大的抗胆碱能作用。噻托溴铵18μg，1次/d吸入治疗，支气管扩张作用优于异丙托溴铵4次/d。噻托溴铵能显著缓解呼吸困难临床症状，提高COPD患者活动耐力，降低COPD急性发作的频率和严重程度，持续显著改善肺功能。噻托溴铵像异丙托溴铵一样，不易被胃肠道吸收，安全性较好，全身不良反应小，主要的不良反应口干，发生率为10%~16%，且能较易耐受。研究表明，噻托溴铵可以有效改善COPD患者的肺功能，改善健康相关的生活质量，降低急性加重和相关住院风险，降低死亡率。目前还没有发现其对支气管扩张作用有耐受性。

③抗胆碱能药物和β_2受体激动剂的联合应用：抗胆碱能药物和β_2受体激动剂具有不同的作用机制，为联合应用提供了理论依据和理论基础。当单独使用药物吸入治疗不能很好控制COPD患者临床症状时，可以推荐联合用药，尤其吸入性抗胆碱能药物和β_2受体激动剂联合，能更好缓解症状，提高肺功能。噻托溴铵的支气管扩张作用大于24 h，联合长效β_2受体激动剂（LABA），达到更快的支气管平滑肌的松弛。研究显示：噻托溴铵联合福莫特罗较噻托溴铵单用，显著提高FEV_1，更好缓解呼吸困难症状，减轻COPD急性加重严重气流受限、反复急性加重、持续呼吸困难的COPD患者，推荐抗胆碱能药物和β_2受体激动剂以及糖皮质激素联合吸入治疗，可以使支气管达到最大程度的扩张。

（3）茶碱类药物：可解除气道平滑肌痉挛，在COPD应用广泛。另外，还有改善心搏血量、扩张全身和肺血管，增加水盐排出，兴奋中枢神经系统、改善呼吸肌功能以及某些抗炎作用等。但总的来看，在一般治疗血浓度下，茶碱的其他多方面作用不很突出。缓释型或控释型茶碱每天1次或2次口服可达稳定的血浆浓度，对COPD有一定效果。茶碱血浓度监测对估计疗效和副作用有一定意义。血茶碱浓度大于5μg/mL，即有治疗作用；茶碱在较高的血清水平时，有一种剂量-治疗效应的相应关系。但是当茶碱水平上升到一定水平后，药物的治疗作用就不再增加。在茶碱的血清水平达到15μg/mL之后，FEV_1就变得平坦，症状也不再改善，然而茶碱的毒副作用却会显著增加，甚至于在治疗水平范围内也会发生。故大于15μg/mL时不良反应明显增加。吸烟、饮酒、服用抗惊厥药、利福平等可引起肝脏酶受损并减少茶碱半衰期，老人、持续发热、心力衰竭和肝功能明显障碍者，同时应用西咪替丁、大环内酯类药物（红霉素等）、氟喹诺酮类药物（环丙沙星等）和口服避孕药等都可使茶碱血浓度增加。

茶碱在治疗COPD中有多系统效应：

①茶碱对呼吸系统的效应：茶碱能使严重的COPD患者改善通气，使陷闭气体的容量减少。茶碱能增加呼吸肌的强度和效能，并能增加膈肌血流，故能预防和减轻COPD患者的膈肌疲劳。COPD患者茶碱治疗后，其肺功能的改进与呼吸肌功能的改善密切相关。茶碱也能增加气道内黏液的清除，通过降低气道对刺激物的反应性，能减轻气道的炎症反应和分泌物的量，从而缓解支气管痉挛。

②茶碱对心血管系统的效应：茶碱也是一种肺血管扩张剂，茶碱可增加心肌收缩力，所以能改善右心室功能，因而可使COPD患者的运动能力提高和改善COPD患者的生活质量。

③茶碱对中枢通气驱动力的效应：茶碱类药物也是一种呼吸兴奋剂，能在中枢中起到增加中枢通气

驱动力的作用。

临床上应用茶碱治疗COPD时应注意以下几方面：①开始使用茶碱治疗时，应使用相对较低的剂量（如在中等身材的成年COPD患者中，可选用缓释制剂）。②通过几天对患者的观察，如治疗效应不明显，可适当增加剂量。③如有不良反应出现，则应测定血清茶碱水平，并根据所测结果重新调整茶碱剂量。④若有低氧血症、发热、充血性心力衰竭或肝功能不全等，茶碱的清除率下降，则应暂时降低茶碱的剂量。⑤加用其他药物时应该慎重，因为可能影响茶碱的清除率或产生中毒的可能，必要时应测定茶碱的血清浓度，西咪替丁、喹诺酮应尤为小心，因为该二药可迅速增加血清茶碱的水平。⑥无论患者或医师发现有茶碱的毒副作用表现时，应立即测定茶碱的血浓度，并应相应地降低茶碱剂量。

2. 糖皮质激素

糖皮质激素对支气管哮喘的治疗效果较好，但对COPD的效果目前尚不清楚，一般来说，只有10%～15%的患者对皮质激素治疗有效。故对于皮质激素在COPD治疗中的应用，仍有不同的意见。所以在COPD患者应用糖皮质激素应取谨慎态度。在COPD急性加重期，可考虑口服或静脉滴注糖皮质激素，但要尽量避免大剂量长期应用。通常皮质激素可通过三种途径给药：静脉、口服和吸入。急性加重期可口服或静脉给药，一般试用泼尼龙 30～40 mg/d，7～10 d；但是这种全身给药的方法，有皮质激素的不良反应：肥胖、肌无力、高血压、心理障碍、糖尿病、骨质疏松、皮肤变薄等。10 d后，如无疗效，则停用；如有效，则改为吸入疗法。吸入疗法具有无或很少发生周身不良反应等优点，但对其疗效仍有争议。现有研究表明，COPD稳定期应用糖皮质激素吸入治疗并不能阻止其FEV_1的降低。吸入激素的长期规律治疗只适用于具有症状且治疗后肺功能有改善者。目前有关长期吸入激素治疗COPD的效果和安全性尚无结论。对稳定期COPD患者，不推荐长期口服糖皮质激素治疗。

（1）糖皮质激素在COPD稳定期的应用：COPD稳定期治疗原则是根据病情采用个性化治疗方案，目标为提高生活质量，减少症状和并发症。目前认为$FEV_1 < 50\%$预计值并有症状的COPD患者（Ⅲ、Ⅳ期），或反复加重的患者可规律性吸入糖皮质激素治疗（ICS），可减少恶化次数，改善健康状态，及降低死亡率。ICS作为COPD稳定期吸入用药，属于局部给药，与全身用药相比具有以下优点：①局部靶区域可达到较高的药物浓度，充分利用了药物剂量反应曲线的顶部。②较少的剂量进入全身，极大地减少不良反应的发生，增加药物的安全性，研究发现ICS（布地奈德 800 μg/d 或丙酸氟替卡松 1 mg/d）能使稳定期COPD患者急性发作频率、就诊率降低，改善健康生活质量、降低气道高反应。

（2）联合用药：ICS联合长效 β_2 受体激动剂（LABA）在COPD稳定期的疗效已明确。ICS和LABA有相互促进作用，糖皮质激素可提高 β_2 肾上腺受体的表达，而LABA可加速激素受体核转位，促进诱导基因的转录和表达，增强糖皮质激素的抗炎效应。吸入氟替卡松，每次 500 μg，每日2次，联合吸入沙美特罗，每次 50 μg，每日2次可大幅减少气道炎症细胞，尤其是CD_8^+T细胞和巨噬细胞（CD_{68}^+），对痰中性粒细胞有一定影响。两者在气道细胞内相互补充的这种生物效应在临床上产生协同效应，因此在气道平滑肌细胞和上皮细胞代谢，炎症介质释放及对呼吸道黏膜的保护作用等方面，两药联用的疗效比单用一种要好。中重度COPD患者应用氟替卡松/沙莫特罗8周，可减少急性发作，改善健康状态，其效果明显优于单一用药，肺功能也有一定程度的改善。TORCH研究证明，联合吸入治疗后可改善COPD患者的呼吸困难评分、6 min步行距离、生活质量评分等指标，并减少急性加重次数和住院次数，表明联合用药对COPD的治疗有相当优越性。目前临床上可用长效 β_2 受体激动剂和糖皮质激素联合制剂有福莫特罗/布地耐德、沙美特罗/氟替卡松。2006年德国上市的倍氯米松/福莫特罗，以及未来几年中可能投入市场的环索奈德/福莫特罗、莫米松/茚达特罗、卡莫特罗/布地奈德均是以每日一次应用剂型为主。

临床上对于严重气流受限、反复急性加重、持续症状的COPD患者，抗胆碱能药物和 β_2 受体激动剂以及糖皮质激素联合使用，使其支气管达到最大程度的扩张。噻托溴铵+沙美特罗+氟替卡松三个药物联合应用吸入治疗COPD，在住院次数、健康相关生活质量方面等疗效方面显示相当明显的疗效。

3. 其他药物

（1）祛痰药（黏液溶解剂）：COPD气道内可产生大量黏液分泌物，可促使继发感染，并影响气道通畅，应用祛痰药似有利于气道引流通畅，改善通气，但除少数有黏痰患者获效外，总的来说效果并不十分确切。常用药物有盐酸氨溴索、乙酰半胱氨酸等。

（2）抗氧化剂：COPD气道炎症使氧化负荷加重，促使COPD的病理、生理变化。应用抗氧化剂如N-乙酰半胱氨酸可降低疾病反复加重的频率。但目前尚缺乏长期、多中心临床研究结果，有待今后进行严格的临床研究考证。

（3）免疫调节剂：对降低COPD急性加重严重程度可能具有一定的作用。但尚未得到确证，不推荐作常规使用。

（4）疫苗：流感疫苗可减少COPD患者的严重程度和死亡，可每年给予1次（秋季）或两次（秋、冬）。它含有杀死的或活的、无活性病毒，应每年根据预测的病毒种类制备肺炎球菌疫苗含有23种肺炎球菌荚膜多糖，已在COPD患者应用，但尚缺乏有力的临床观察资料。

（5）中医治疗：辨证施治是中医治疗的原则，对COPD的治疗亦应据此原则进行。实践中体验到某些中药具有祛痰、支气管舒张、免疫调节等作用，值得深入的研究。

4. 戒烟药物

大部分COPD患者发病与吸烟有关，目前戒烟在这些患者中是减缓COPD进展最有效的措施。现在常用的有尼古丁替代疗法及抗抑郁药物，两者效果差，患者复吸率高。随着对尼古丁成瘾的神经机制逐渐明确，多种新型戒烟药物将应用于临床。伐尼克兰（畅沛，Varenicline）为α_4-β_2尼古丁受体部分拮抗剂，通过减轻或阻断尼古丁对人体的作用，帮助吸烟者戒烟。恶心是最常见的不良反应，其他还包括头痛、呕吐、肠胃胀气、失眠、多梦和味觉障碍。利莫那班是首个大麻脂（CB1）受体拮抗剂，通过作用于大脑与脂肪组织中的CB1受体来减少食物和烟草的摄取，达到戒烟及减肥的效果。

5. 氧疗

COPD稳定期进行长期家庭氧疗（LTOT）对具有慢性呼吸衰竭的患者可提高生存率。对血流动力学、血液学特征、运动能力、肺生理和精神状态都会产生有益的影响，LTOT应在Ⅲ级重度COPD患者应用，具体指征是：① PaO_2 < 55 mmHg或 SaO_2 < 88%，有或没有高碳酸血症。② PaO_2 55~70 mmHg，或 SaO_2 < 89%，并有肺动脉高压、心力衰竭水肿或红细胞增多症（血细胞比容 > 55%）。LTOT一般是经鼻导管吸入氧气，流量1.0~2.0 L/min，吸氧持续时间 > 15 h/d。长期氧疗的目的是使患者在海平面水平，静息状态下，PaO_2 > 60 mmHg和（或）使 SaO_2 升至90%，这样才可维持重要器官的功能，保证周围组织的氧供。

6. 康复治疗

康复治疗可以使进行性气流阻塞、严重呼吸困难而很少活动的患者改善活动能力、提高生活质量，是COPD稳定期患者一项重要的治疗措施。它包括呼吸生理治疗、肌肉训练、营养支持、精神治疗与教育等多方面措施。在呼吸生理治疗方面包括帮助患者咳嗽，用力呼气以促进分泌物清除；使患者放松，进行缩唇呼吸以及避免快速浅表的呼吸以帮助克服急性呼吸困难等措施。在肌肉训练方面有全身性运动与呼吸肌锻炼，前者包括步行、登楼梯、踏车等，后者有腹式呼吸锻炼等。在营养支持方面，应要求达到理想的体重；同时避免过高碳水化合物饮食和过高热卡摄入，以免产生过多二氧化碳。

三、夜间无创机械通气

无创通气在稳定期COPD中的应用存在争议，缺乏足够证据。临床上对明显 CO_2 潴留（$PaCO_2 \geq 52$ mmHg）的患者，尤其是夜间存在缺氧和睡眠障碍的患者，无创通气获益最大。而对 CO_2 潴留不明显者，尽管其气流受限很明显，但由于患者呼吸肌疲劳问题不突出，因而无创通气的效果并不明显。

理论上COPD患者夜间无创机械通气可使呼吸肌群得到休息，改善通气，纠正夜间低氧血症，并降低睡眠时的 $PaCO_2$。同时改善睡眠质量，而且可使白天的 PaO_2 和 $PaCO_2$ 也得到明显改善。部分严重夜间低氧血症的COPD患者能够从夜间无创机械通气受益，目前常用的方法有：

1. 经鼻持续气道正压（CPAP）

COPD 患者在睡眠中上气道阻力可有显著的增加。CPAP 通过对上气道的作用，使上气道的阻力降低，并降低睡眠时吸气肌群的作用。CPAP 可使用较低的压力，5～8 cmH$_2$O。研究证明，经鼻 CPAP 应用 7 d 后，COPD 患者的最大吸气压力可得到显著改善。夜间 CPAP 治疗，也能减少内源性 PEEP（PEEPi），尤其在 REM 时期，CPAP 可有效地对抗 PEEPi。

2. 经鼻间歇正压通气（IPPV）

经鼻 IPPV 能治疗 COPD 所致的慢性呼吸衰竭，并缓解呼吸肌疲劳，可通过改善肺部顺应性来消除微小肺不张，也能使呼吸中枢得到休息，最终纠正夜间低氧血症。因而可应用 COPD 所致的夜间严重的气体交换异常。COPD 患者如使 CPAP 效果欠佳时，可考虑使用 IPPV。

3. 经鼻/面罩双水平气道正压通气（BiPAP）

BiPAP 应用时，同时设定气道内吸气正压水平（IPAP）和气道内呼气正压水平（EPAP）。IPAP 通常为 5～20 cmH$_2$O，而 EPAP 尽可能保持较低水平。IPAP 的设定数值增加，可改善肺泡通气，增加每分通气量，以纠正低通气，使 PaCO$_2$ 下降。而 EPAP 数值的增加，可使上气道维持开放状态，以克服阻塞性通气障碍。BiPAP 可用于 COPD 患者的夜间通气治疗。BiPAP 与经鼻 CPAP 相比，BiPAP 能提供吸气辅助，把患者的潮气量"放大"，因而可对微弱的呼吸肌群提供辅助。而 CPAP 不能提供吸气辅助。此外，CPAP 由于有时不能有效地改善通气，因而可在睡眠时导致 CO$_2$ 潴留；但 BiPAP 能改善通气而避免 CO$_2$ 潴留。

四、外科治疗

1. 肺容量减容术

肺容量减容术（lung volume reduction surgery，LVRS）为近年来新发展的手术治疗 COPD 合并重症肺气肿的方法，即通过手术切除部分肺组织，以缓解 COPD 患者的临床症状，改善肺功能。其治疗机制为：①多个楔形切除严重肺气肿组织可恢复肺的弹性回缩力，使邻近相对正常的肺组织扩张，在呼气时维持气道的扩张，使气道阻力下降。②由于 LVRS 降低肺容量，因而可改变原先膈肌过度变平的状态，改善膈肌的收缩力。③切除病变的气肿组织后，使相对正常肺组织复张，恢复通气，改善通气/血流比例及动脉血氧合。④部分肺组织切除后也可缓解对组织血管的压迫作用，使总血管阻力降低和肺动脉内压力降低，改善右心功能。

LVRS 的指征有：COPD 患者有明显的呼吸困难、活动受限，影像学检查提示肺脏过度充气，通气/血流扫描出现肺气肿组织分布不均，有明显的肺气肿区。肺功能检查：FEV$_1$ < 35% 预计值、RV > 250% 预计值、肺总量 > 125% 预计值等。心功能正常，年龄 < 75 岁。总之，LVRS 为 COPD 合并重症肺气肿的患者提供了一个有效的治疗方式，但是其适应证、疗效、手术方法都有待于进一步评估。

2. 微创肺减容术

由于 LVRS 手术创伤较大，对手术条件有一定要求，且存在一定的围手术期死亡率，目前正在探索一些不需开胸的微创 LVRS 技术，主要包括内镜下单向活瓣的放置、内镜下肺气肿局部注射聚合体使其不张、支气管肺开窗增加呼气流量、胸腔镜下压缩肺气肿部位等方法。其中，通过支气管镜在肺气肿最严重的部位气管内放置单向活瓣，导致局部肺不张，可以达到类似 LVRS 的效果，此项研究较多。

3. 肺大疱切除术

在有指征的患者，术后可减轻患者呼吸困难的程度并使肺功能得到改善。术前胸部 CT 检查、动脉血气分析及全面评价呼吸功能对于决定是否手术是非常重要的。肺减容术：与常规的治疗方法相比，其效果及费用仍待进一步调查研究，目前不建议广泛应用。

4. 肺移植术

对于选择合适的 COPD 晚期患者，肺移植术可改善生活质量，改善肺功能，但技术要求高花费大，很难推广应用。

总之，稳定期 COPD 的处理原则根据病情的严重程度不同，选择的治疗方法也有所不同，关于

COPD 分级治疗问题，表 6-8 可供参考。

表 6-8　COPD 的分级治疗

分级	Ⅰ级（轻度）	Ⅱ级（中度）	Ⅲ级（重度）	Ⅳ极（极重度）
特征	$FEV_1/FVC < 70\%$	$FEV_1/FVC < 70\%$	$FEV_1/FVC < 70\%$	$FEV_1/FVC < 70\%$
	$FEV_1 \geq 80\%$	$50\% \leq FEV_1 < 80\%$	$30\% \leq FEV_1 < 50\%$	$FEV_1 < 30\%$ 或 $FEV_1\% < 50\%$ 合并慢性呼吸衰竭
治疗	避免危险因素；接种流感疫苗按需使用短效支气管舒张剂 →→→→→→→→→→→→→→→→→→→→			
		规律应用一种或多种长效支气管舒张剂（需要时）		
		康复治疗		
			反复急性发作，可吸入糖皮质激素	
				如有慢性呼吸衰竭，长期氧疗，可考虑外科治疗

五、COPD 的预防

COPD 的预防应包括预防 COPD 的发生和防止慢性支气管炎、肺气肿患者进展为气流阻塞。主要措施包括以下几个方面：①戒烟：吸烟者应立即戒烟。②避免或减少有害粉尘、烟雾或气体吸入。③预防呼吸道感染：包括病毒、支原体、衣原体或细菌感染，流感疫苗和肺炎球疫苗等对于预防易受到流感病毒或肺炎球菌感染的易感者可能有一定意义，但目前难于广泛应用。④对慢性支气管炎患者进行监测肺通气功能（FEV_1、FEV_1/FVC 及 $FEV_1\%$），及早发现慢性支气管炎气流阻塞发生以便及时采取措施也有重要意义。此外，提高患者的生活水平，避免环境污染，加强卫生宣教和改善工作条件与卫生习惯等对 COPD 防治都有重要的意义。

六、COPD 治疗展望

近年来随着对 COPD 研究的进展，COPD 的治疗也有了不少新的动向，这些新疗法能预防气流阻塞的加重，改善 COPD 患者的预后。

（一）新型支气管扩张剂

目前认为，支气管扩张剂在控制 COPD 症状方面起了关键作用，是治疗 COPD 的首选药物，研究长效支气管扩张剂成为新的课题。

1. 新型抗胆碱能制剂

在 COPD 的治疗方面，抗胆碱能制剂是较好的支气管扩张药物，比 β 受体激动剂疗效为佳。目前对蕈毒碱受体的药理学已有很大进展，认识到气道上有多种蕈毒碱受体，具有不同的生理功能。故应用选择性的蕈毒碱受体拮抗剂比非选择性的药物（如溴化异丙托品）更有优越性。M_1 受体位于副交感神经节，阻断这些受体可以缓解支气管痉挛作用。乙酰胆碱的支气管痉挛作用主要通过 M_1 受体起作用。相反 M_2 受体位于胆碱能神经的末梢，能抑制乙酰胆碱的释放。非选择性的抗胆碱能制剂同时阻断 M_1 和 M_2 受体，然而，阻断 M_2 受体可增加乙酰胆碱释放，使支气管扩张效应减弱。噻托溴铵（思力华）可迅速与 M_2 受体解离，而与 M_1 和 M_3 受体解离缓慢。该药最重要的特征是作用时间长，在气道平滑肌上对蕈毒碱受体产生长时间的阻断作用。噻托溴铵——这一长效吸入性抗胆碱能药物成为 COPD 治疗中重要的里程碑。

新型长效抗胆碱能制剂，如阿地溴铵（aclidinium，LAS34273）、LAS-35201、GSK656398（TD5742）、GSK233705、格隆溴铵（NVA-237，glycopyrrolate）和 OrM_3、CHF5407、QAI370 正在研究之中。与噻托溴铵和异丙托溴铵相比，阿地溴铵具有抗胆碱能活性，较噻托溴铵起效更快，较异丙托溴铵作用时间更久，具有 24 h 持续活性。NVA-237 作用同噻托溴铵相似，但对心血管影响较低。OrM_3 是 4- 乙酰胺哌啶衍生物，不同于 M_2 受体，对 M_3 受体具有高度选择性，同时能口服给药，尤其适用于顺应性差及不能吸入给药的患者。CHF5407 对 M_3 受体结合持续时间同噻托溴铵相似，但于 M_2 受体作用时间更短。GSK233705，通过吸入给药应用于动物模型，作用时间长，1 d 一次给药对 COPD 起到扩张支气管作用。

临床上使用包含多种支气管扩张剂的吸入器将简化用药，对治疗起有利作用。临床试验结果显示，LABA 和噻托溴铵联合明显扩张支气管，改善 COPD 症状，作用大于单独使用及 LABA + ICS 联合。目前福莫特罗 + 噻托溴铵联合吸入治疗，沙美特罗 + 噻托溴铵联合吸入治疗目前正在进行临床试验，Carmoterol + 噻托溴铵、Indacaterol + NVA237、GSK159797 + CSK233705 都在研究之中。

2. 长效 β_2 受体激动剂

每日使用一次的新型吸入型长效 β_2 受体激动剂，如茚达特罗和卡莫特罗现正处于临床开发阶段。茚达特罗是一种非常有效的小气道扩张剂，对 COPD 患者的支气管扩张作用超过 24 h，起效迅速，且未出现明显不良反应或患者耐药现象。茚达特罗和卡莫特罗均为新型超长效 β_2 受体激动剂（VLABA），可迅速起效，疗效持续 24 h。临床实验显示卡莫特罗可使 FEV_1 改善 30 h 以上，布地奈德和卡莫特罗合用可增加疗效，很可能制作成一种联合剂型。茚达特罗在游离支气管中表现出高度的内在拟交感活性，在中重度哮喘患者可保持 24 h 扩张支气管的疗效，200 mg 的剂量可保证安全有效，有可能单独或与其他药物合用。超长效 β 受体激动剂可以简化治疗，使患者应用更便利，依从性增高，最终改善疾病的预后。如与长效抗胆碱能药物合用可以起到疗效协同作用。

阿福特罗为福莫特罗一种新的变构体，阿福特罗可减少小气道上皮细胞在受到抗原刺激后 IL-8 的释放。其吸入制剂和雾化剂型（商品名 brovana）在美国已经获得批准并将投入临床，可用于维持治疗 COPD 引起的支气管收缩。该药起效快，主要疗效持续时间不足 24 h，通常一日 2 次应用。临床实验显示，患者吸入较高剂量后，FEV_1% 在 24 h 后仍可改善 15%，因此在某些情况下可每日 1 次。

（二）抗感染治疗

COPD 的特征为气道炎症、支气管灌洗液中有中性粒细胞数量的增加。COPD 患者的痰液中有中性粒细胞数量、TNF-α 的增加。白三烯 B_4 为气道中的化学介质，在 COPD 的痰液中浓度显著增加。目前已有多种药物用于抑制 COPD 患者的气道炎症。

1. 化学激动因子抑制剂

COPD 痰液中白介素 -8（IL-8）有显著的升高，阻断 IL-8 的抗体可抑制中性粒细胞炎症。转录因子 NF-K3 可诱发 IL-8，抑制 NF-Kβ 则能抑制 IL-8。TNF-α 也能增加气道中的 IL-8。目前人类 TNF 抗体已被用于临床治疗，对某些慢性炎症性疾病，如类风湿关节炎和克罗恩病有效。可溶性的 TNF 受体能结合释放出来的 TNF，目前已在临床试用，未来也许能用于 COPD 的治疗。

2. 磷酸二酯酶抑制剂

抑制磷酸二酯酶（PDE）可增加中性粒细胞中的环腺苷酸（cAMP）的含量，降低其化学趋化性、活性、脱颗粒和黏附作用。其主要同工酶为 PDE_4，现在临床上正在试用几种 PDE_4 抑制剂治疗哮喘。第一代 PDE_4 抑制剂由于存在某种不良反应，如恶心，而限制了其临床应用。第二代 PDE_4 抑制剂不良反应较少。既往常用的茶碱制剂，作用较弱，并且是一种非选择性 PDE 抑制剂。而 PDE_4 抑制剂不仅能抑制从肺泡巨噬细胞中释放出化学趋化因子，而且对中性粒细胞产生直接作用。PDE_4 为人体内肺泡巨噬细胞内 PDE 的主要亚型。罗氟司特是一种选择性 PDE_4 抑制剂，在吸烟小鼠 COPD 模型中，罗氟司特能抑制肺内炎症和肺气肿。COPD 患者口服罗氟司特 4 周以上可明显减少痰内中性粒细胞数量和 CXCL8（即 IL-8）浓度。在临床研究中，服用罗氟司特 6 个月或 12 个月以上可轻度改善 COPD 患者肺功能。

3. 转化生长因子 β 抑制剂

小气道纤维化是 COPD 患者 FEV_1 和活动能力进行性下降的主要原因之一，转化生长因子（TGF）-β 可能在其中起关键作用。在氧化应激状态下或患者吸烟时，TGF-β 可被激活。COPD 患者小气道内 TGF-β 相关基因表达上调。TGF-β 受体酪氨酸激酶（激动素受体样激酶 5）的小分子抑制剂如 SD-280 已经问世。并且一种哮喘模型已显示 SD-280 能抑制气道纤维化。然而，对于长期的 TGF-β 抑制尚存顾虑。TGF-β 对维持调节型 T 淋巴细胞水平有重要作用。TGF-β 的很多功能是通过结缔组织生长因子介导的，因此抑制该因子或其受体可能在将来是一条更有吸引力的途径。

4. 核因子-KB抑制剂

核因子（NF）-KB调节CXCL8和其他趋化因子、TNF-α和其他炎症细胞因子及MMP9表达。COPD患者巨噬细胞和上皮细胞中NF-KB处于被激活状态，COPD急性加重的患者尤为明显。在多条可能抑制NF-KB的途径中，NF-KB激酶（IKK）2的小分子抑制物可能是最有前景的。

5. p38 MAP激酶抑制剂

有丝分裂原激活的蛋白激酶（MAPK）在慢性炎症中发挥重要作用，p38 MAPK通路就是其中一种，在细胞应激状态下被激活，调控炎症因子表达。COPD患者肺泡巨噬细胞中，p38 MAPK处于激活状态。已开发出几种p38 MAPK小分子抑制剂。SD-282是p38-α亚型的一种强效抑制剂，在体外能有效抑制肺巨噬细胞释放TNF-α，并能有效抑制吸烟COPD小鼠模型的炎症。

（三）表面活性物质

表面活性物质的重要功能是防止气道关闭，且有免疫调节效应和黏液清除作用。吸烟使表面活性物质生成减少，对气道产生不良作用。外源性的表面活性物质疗法，可能对COPD治疗有效，但代价昂贵。

（四）抗蛋白酶制剂

COPD患者中存在着消化弹性蛋白酶和对抗消化弹性蛋白酶之间失平衡，故抑制这种蛋白溶解酶或者增加抗蛋白酶，理论上都能预防COPD患者气道阻塞的加重。

1. 中性粒细胞弹性蛋白酶抑制剂

中性粒细胞弹性蛋白酶是肺强力蛋白溶解活性的主要成分，能刺激黏液分泌，此外还能使上皮细胞释放出IL-8，造成炎症状态。中性粒细胞弹性蛋白酶的多种肽抑制剂（如ICI 200 355）和非多肽类抑制剂（如ON0-5 046）能抑制中性粒细胞弹性蛋白酶诱制的肺损伤和黏液分泌。但目前还没有在COPD患者应用此类抑制剂的研究报道。

2. $α_1$-抗胰蛋白酶制剂

$α_1$-抗胰蛋白酶制剂（$α_1$-AT）缺乏与肺气肿的关系，提示这种内源性的中性粒细胞蛋白酶抑制剂，可能对COPD有治疗作用。虽然人类$α_1$-AT已能应用$α_1$-AT缺乏的患者和严重的肺气肿患者治疗，但目前只发现$α_1$-AT对FEV_1的改善只有边缘的效应，没有证据表明$α_1$-AT对阻断COPD患者病程的进展。

（五）抗氧化制剂

氧化剂参与了COPD的病理过程，氧化剂有损伤作用，可加强弹性蛋白酶的活性和增加黏液的分泌。此外，还能活化许多炎性因子，如IL-8和诱导型NO（一氧化氮）合成酶。这些均提示抗氧化剂可用于COPD的治疗。N-乙酰半胱氨酸（N-acetyl cysteine，NAC）在体内外有抗氧化作用，能抑制内毒素诱发的中性粒细胞炎症，在COPD患者中可减慢FEV_1的下降速度，并且缓解重症COPD患者的病情。将来可能有更有效的抗氧化制剂应用于临床。

（六）黏液调节制剂

COPD患者的气道内黏液分泌增多与FEV_1的迅速下降有着密切关系。这提示临床上应有一种药物能抑制黏液的过度分泌，而且又不影响纤毛的清除功能以及腺体的正常分泌功能。

1. 速激肽拮抗剂

速激肽为一种有效的刺激黏膜下腺体和杯细胞分泌的物资，速激肽受体拮抗剂能显著地抑制黏液分泌，也许能成为COPD患者黏液过度分泌的一种调节制剂。临床试验表明，对COPD患者能有效地减少黏液生成和缓解咳嗽症状。

2. 感觉神经多肽释放抑制剂

阻断速激肽的调节效应，抑制感觉神经末端释放出速激肽，也为减少黏液分泌的一种途径。吗啡能作用于感觉神经而抑制黏液分泌，但由于吗啡能成瘾而不能用于临床治疗。然而，周围作用的阿片，如BW 443，不能透过血脑屏障，临床上有一定的应用前途。

3. 黏液溶解制剂

已有多种药物能降低黏液的黏稠度，使之容易从呼吸道中被清除，包括半胱氨酸衍生物，如 N-乙酰半胱氨酸、甲基半胱氨酸和 carbocisteine 能有效地降低黏液的黏稠度。DNA 酶也能降低痰的黏稠度，尤其是感染性的痰液。

（七）肺血管扩张药物

血管活性肠肽（VIP）有抗炎、扩张血管和支气管的作用，因此有可能治疗 COPD。COPD 患者雾化吸入 VIP 3 个月，6 min 步行试验行走距离明显增加，生活质量改善，且无严重的不良反应。初步证实 VIP 可改善 COPD 患者的运动能力及生活质量。

七、COPD 加重期的治疗

（一）COPD 急性加重的诱因

COPD 急性加重（AECOPD）的最常见原因是气管-支气管感染，主要是病毒、细菌感染。部分病例加重的原因尚难以确定。肺炎、充血性心力衰竭、气胸、胸腔积液、肺血栓栓塞和心律失常等可以引起与 AECOPD 类似的症状，需加以鉴别。

AECOPD 的主要症状是气促加重，常伴有喘息、胸闷、咳嗽加剧、痰量增加、痰液颜色和（或）黏度的改变以及发热等，此外亦可出现全身不适、失眠、嗜睡、疲乏、抑郁和精神紊乱等症状。当患者出现运动耐力下降、发热和（或）胸部 X 线影像异常时可能为 AECOPD 的征兆。痰量增加及出现脓性痰常提示细菌感染。

与加重前的病史、症状、体格检查、肺功能测定、动脉血气检测和其他实验检查指标进行比较，对判断 AECOPD 的严重性甚为重要。应注意了解本次病情加重或新症状出现的时间，气促、咳嗽的严重程度和频度，痰量和颜色，日常活动的受限程度，是否曾出现水肿及持续时间，既往加重情况和是否曾住院治疗，以及目前的治疗方案等。本次加重期肺功能和动脉血气结果与既往对比可提供非常重要的信息，这些指标的急性改变较其绝对值更为重要。对于严重 COPD 患者，神志变化是病情恶化的最重要指标，一旦出现需及时送医院诊治。是否出现辅助呼吸肌参与呼吸运动、胸腔矛盾呼吸、发绀、外周水肿、右心衰竭、血流动力学不稳定等征象亦可有助于判定 COPD 加重的严重程度。

（二）AECOPD 的评估

1. 肺功能测定

对于加重期患者，难以满意的进行肺功能检查。通常 $FEV_1 < 1\ L$ 可提示严重发作。

2. 动脉血气分析

呼吸室内空气下，$PaO_2 < 60\ mmHg$ 和（或）$SaO_2 < 90\%$，提示呼吸衰竭。如 $PaO_2 < 50\ mmHg$，$PaCO_2 > 70\ mmHg$，$pH < 7.30$，提示病情危重，需加严密监护或住 ICU 治疗。

3. X 线胸片和心电图（ECG）

X 线胸片有助于 COPD 加重与其他具有类似症状疾病的鉴别。ECG 对右心室肥厚、心律失常及心肌缺血诊断有帮助。螺旋 CT 扫描和血管造影，或辅以血浆 D-二聚体检测是诊断 COPD 合并肺栓塞的主要手段，D-二聚体不升高是排除肺栓塞的指标之一。但核素通气-血流灌注扫描在此几无诊断价值。低血压和（或）高流量吸氧后 PaO_2 不能升至 60 mmHg 以上也提示肺栓塞诊断。如果高度怀疑合并肺栓塞，临床上需同时处理 COPD 加重和肺栓塞。

4. 其他实验室检查

血红细胞计数及血细胞比容有助于识别红细胞增多症或出血。血白细胞计数通常意义不大。部分患者可增高和（或）出现中性粒细胞核左移。COPD 加重出现脓性痰是应用抗生素的指征。肺炎链球菌、流感嗜血杆菌以及卡他莫拉菌是 COPD 加重最常见的病原菌。因感染而加重的病例若对最初选择的抗生素反应欠佳，应及时根据痰培养及抗生素敏感试验指导临床治疗。血液生化检查有助于明确引起 COPD 加重的其他因素，如电解质紊乱（低钠、低钾和低氯血症等）、糖尿病危象或营养不良（低白蛋白）等，并可以了解合并存在的代谢性酸碱失衡。

(三) AECOPD 的治疗

1. 门诊治疗

对于 COPD 加重早期、病情较轻的患者可以在门诊治疗，但需特别注意病情变化，及时决定送医院治疗的时机。COPD 加重期的院外治疗包括适当增加以往所用支气管舒张剂的量及频度。若未曾使用抗胆碱药物，可以加用，直至病情缓解。对更严重的病例，可以使用数天较大剂量的雾化治疗。如沙丁胺醇 2 500μg、异丙托溴铵 500μg 或沙丁胺醇 1 000μg 加异丙托溴铵 250～500μg，用生理盐水稀释后雾化吸入。

全身使用糖皮质激素对加重期治疗有益，可能加快病情缓解和肺功能恢复。如果患者的基础 FEV_1 < 50% 预计值，除支气管舒张剂外可考虑加用糖皮质激素如给予泼尼松龙每日 30～40 mg，连用 10 d。

COPD 症状加重、特别是有痰量增加并呈脓性时应给予抗生素治疗。抗生素的选用需依据患者所在地常见病原菌类型及药物敏感情况决定。

2. 住院治疗

COPD 急性加重且病情严重者需住院治疗。COPD 急性加重期住院患者的处理方案：①根据症状、血气分析、胸片等评估病情的严重程度。②控制性氧疗并于 30 min 后复查血气。③应用支气管扩张剂：增加剂量或频度；联合应用 β_2 受体激动剂和抗胆碱能药物，使用贮雾器或气动雾化器，考虑静脉加用茶碱类药物。④口服或静脉加用糖皮质激素。⑤细菌感染是 COPD 急性加重的重要原因，应密切观察细菌感染征象，积极、合理地使用抗生素。⑥考虑应用无创性机械通气。⑦整个治疗过程中应注意：水和电解质平衡和营养状态，识别和处理可能发生的合并症（如心力衰竭、心律失常等），对患者情况进行密切监测。此外，鉴于近来血栓栓塞病例增多的趋势，在 COPD 治疗中应对本病给予注意，必要时考虑皮下注入低分子肝素进行预防。

COPD 加重期主要的治疗方法包括：

（1）控制性氧疗：氧疗是 COPD 加重期患者住院的基础治疗。无严重合并症的 COPD 加重期患者氧疗后较容易达到满意的氧合水平（PaO_2 > 60 mmHg 或 SaO_2 > 90%），但有可能发生潜在的 CO_2 潴留。给氧途径包括鼻导管或 Venturi 面罩，其中 Venturi 面罩更能精确地调节吸入氧浓度。氧疗 30 min 后应复查动脉血气以确认氧合满意而未引起 CO_2 潴留或酸中毒。

（2）抗生素：当患者呼吸困难加重，咳嗽伴有痰量增加及脓性痰时，应根据患者所在地常见病原菌类型及药物敏感情况积极选用抗生素。由于多数 COPD 急性加重由细菌感染诱发，故抗感染治疗在 COPD 加重治疗中具有重要地位。COPD 患者多有支气管-肺部感染反复发作及反复应用抗生素的病史，且部分患者合并有支气管扩张，因此这些患者感染的细菌耐药情况较一般肺部感染患者更为严重。长期应用广谱抗生素和糖皮质激素者易导致真菌感染，宜采取预防和抗真菌措施。

（3）支气管舒张剂：短效 β_2 受体激动剂较适用于 COPD 加重期治疗。若疗效不显著，建议加用抗胆碱药物。对于较为严重的 COPD 加重者，可考虑静脉滴注茶碱类药物，监测血茶碱浓度对估计疗效和不良反应有一定意义。

（4）糖皮质激素：COPD 加重期住院患者宜在应用支气管扩张剂基础上加服或静脉使用糖皮质激素。皮质激素的剂量要权衡疗效及安全性，建议口服泼尼松龙 30～40 mg/d，连续 7～10 d。也可静脉给予甲泼尼龙。延长给药时间不能增加疗效，相反使不良反应增加。

（5）无创性机械通气：COPD 急性加重期患者应用无创性间断正压通气（NIPPV）可以降低 $PaCO_2$，减轻呼吸困难，从而降低气管插管和有创机械通气的使用，缩短住院天数，降低患者的病死率。使用 NIPPV 要注意掌握应用指征和合理的操作方法，避免漏气，从低压力开始逐渐增加辅助吸气压和采用有利于降低 $PaCO_2$ 的方法，从而提高 NIPPV 的效果。

第七章 支气管哮喘

第一节 支气管哮喘的病因

支气管哮喘的发病原因极为复杂，至今尚无满意的病因分类法，目前多主张将引起支气管哮喘的诸多因素分为致病因素和诱发因素两大类。致病因素是指支气管哮喘发生的基本因素，因此是该疾病的基础，无论在支气管哮喘的发生抑或发作中均起重要作用。诱发因素也可称为激发因素，是指患者在已有哮喘病的基础（即气道炎症和气道高反应性）上促使哮喘急性发作的因素，是每次哮喘发病的扳机。

在哮喘的气道炎症学说提出以前，传统上把哮喘分为外源性（过敏性）和内源性（隐源性）哮喘。现在已经普遍感觉到这种分类法的明显不足和理论上的不合理性。其实哮喘的内因，更多指作为哮喘的易感者的患者本身的"遗传素质"、免疫状态、内分泌调节等因素，但同时也包含精神心理状态，而后者并不是"哮喘易感者"的决定因素，一般作为激发因素起作用。实际上这些因素对外源性或内源性哮喘患者来说都是存在的。周围环境的因素在哮喘的发病过程中既起致病作用，又起激发作用。

一、支气管哮喘的遗传因素

众所周知，支气管哮喘有非常明确的家族性，表明哮喘的发生与遗传有密切的关系，但它属于"多基因病"，环境因素也起重要的作用，因此遗传只决定患者的过敏体质，即是否容易对各种环境因素产生变态反应，是否属于哮喘的易感人群。引起哮喘发病还必须有环境因素，如变应原和激发因素。

遗传因素对哮喘发病的影响可能是通过调控免疫球蛋白E（IgE）的水平及免疫反应基因，两者相互作用、相互影响的结果，导致气道受体处于不稳定状态或呈高反应性。现已有文献报道，第11对染色体13q区存在着与特应症发病有关的基因，此外，还发现了其他的染色体异常。

既然遗传因素在哮喘的发病中起着重要作用，那么是不是出生后很快就发作哮喘呢？不一定，其规律目前还不很清楚。下一代可以在出生后的婴幼儿期即发病，也可以到了成年后才发病，也可以在第三代才出现哮喘患者，即所谓隔代遗传。我们曾见到一位哮喘患者，其女儿只有变应性鼻炎症状，毫无哮喘症状，但气道激发和扩张试验显示明显的气道高反应性，大约经过半年以后，因感冒，哮喘即开始发作，肺底可闻哮鸣音。

二、外源性变应原

引起哮喘的变应原与引起变态反应的其他变应原一样，大都是蛋白质或含有蛋白质的物质。它们在变态反应的发病过程中起抗原的作用，可以引起人体内产生对应的抗体。在周围环境中常见的变应原可分为以下几类。

（一）外源性变应原的分类

1. 吸入性变应原

一般为微细的颗粒，包括：①家禽、家畜身上脱落下来的皮屑。②衣着上脱落的纤维，如毛毯、绒衣或羽绒服上脱落的毳毛。③经风媒传播的花粉。④飞扬在空气中的细菌、真菌等微生物和尘螨等昆虫，人因吸入昆虫排泄物诱发哮喘也有报道，以蟑螂为多见，有人认为它是华东地区主要变应原之一，有些昆虫如蜜蜂、黄蜂则经叮刺后诱发Ⅰ型变态反应。⑤尘土或某种化学物质，这些微小物质一旦从鼻孔中吸入，就可能引起过敏性哮喘的发作。⑥油烟。⑦职业性吸入物，如棉纺厂、皮革厂、羊毛厂、橡胶厂和制药厂的工人吸入致敏性或刺激性气体和灰尘可诱发哮喘。

2. 摄入性变应原

摄入性变应原通常为食品，经口腔进入，如牛奶、鸡蛋、鱼、虾、蟹及海鲜等，引起过敏反应的药物实际也属这一类。

3. 接触性变应原

接触性变应原指某些日用化妆品，外敷的膏药，外用的各种药物。药物涂擦于皮肤，吸收到体内后，即可引起过敏反应，可表现为局部反应，如接触性皮炎，也可导致哮喘发作。

（二）哮喘的常见变应原

严格讲，除了食盐和葡萄糖外，世界上千千万万的物质都可能成为变应原，但什么人发生过敏，这要看他（她）是否是易感者，对什么过敏。

虽然理论上几乎什么东西都可以引起过敏，但至今比较明确的变应原约有500种，能够用特异性免疫球蛋白E（sIgE）抗体检测出来的变应原约为450种。引起哮喘的变应原多由特异性IgE介导，因此多为速发型过敏反应。

1. 屋尘和粉尘

包括卧室中的灰尘和工作环境的灰尘，如图书馆的灰尘。粉尘包括面粉厂粉尘、皮革厂粉尘、纺织厂棉尘、打谷场粉尘等。卧室或某些工厂车间的灰尘含大量的有机物，如人身上脱落的毛发、上皮，微生物，小的昆虫尸体，螨及各种衣物的纤维碎屑等。这些有机物都是引起呼吸系统等过敏的重要致敏原。

2. 花粉

花粉是高等植物雄性花所产生的生殖细胞，可引起花粉症，主要分为风媒花和虫媒花两大类。风媒花粉经风传播，虫媒花粉是由昆虫或小动物传播。引起过敏者主要是风媒花粉，其体积小，在风媒花植物开花的季节，空气中风媒花粉含量高，很容易被患者吸入呼吸道而致病。这类花粉春天多为树木花粉，如榆、杨、柳、松、杉、柏、白蜡树、胡桃、枫杨、桦树、法国梧桐、棕榈、构、桑、臭椿等；夏秋季多为杂草及农作物花粉，如蒿、豚草、藜、大麻、葎草、蓖麻、向日葵、玉米等。这些花粉的授粉期一般均在3～5月和7～9月，所以花粉症和花粉过敏的哮喘患者多集中在这两个季节发病。其中蒿和豚草花粉是强变应原，危害极严重，可引起花粉症的流行。

花粉引起人体过敏，是因为它含有丰富的植物蛋白。由于花粉粒体积很小，大多数直径在20～40μm，加上授粉季节空气中花粉含量很高，极易随着呼吸进入人体。当花粉粒被其过敏者吸入后，便和支气管黏膜等组织的相应抗体（特异性IgE）相结合，产生抗原抗体反应，引起发病。

3. 真菌

真菌有一个庞大家族，约有10万多种。它们寄生于植物、动物及人体或腐生于土壤。但无论是哪种生存方式，在繁殖过程中都会把大量的孢子散发到空气中，在过敏患者的周围形成包围圈。常见的致敏真菌为毛霉、根霉、曲霉、青霉、芽枝菌、交链孢霉、匍柄霉、木霉、镰刀菌、酵母菌等。

真菌的孢子和菌丝碎片均可引起过敏，但以真菌的孢子致敏性最强。真菌和花粉一样，都富含多种生物蛋白，其中某些蛋白质成分可引起过敏。许多患者的哮喘发作有明确的季节性或在某一季节加重，这除了与季节花粉过敏有关以外，还与真菌和气候条件的变化有关。

4. 昆虫

昆虫过敏的方式可分为叮咬过敏、蜇刺过敏和吸入过敏等。引起叮咬过敏的昆虫如蚊、白蛉、跳蚤等，它们通过口部的吸管排出分泌物进入人体皮肤后引起过敏；蜇刺过敏的昆虫主要为蜜蜂、马蜂等，它们通过尾部蜇针（排毒管）蜇刺，并将毒液注入人体而引起过敏；吸入过敏的昆虫主要有蟑螂、家蝇、象鼻虫、蛾、螺，而最主要者为尘螨，它是引起哮喘的最常见，也是最重要的变应原。此外，一些昆虫的排泄物、分泌物等经与人体接触后亦可引起皮疹、湿疹等。

螨在分类学上属于蜘蛛纲，目前已知有约5万种，但与人类变态反应有关系的螨仅是少数几种，如屋尘螨、粉尘螨和宇尘螨等。屋尘螨主要生活在卧室内的被褥、床垫、枕套、枕头、沙发里或躲藏在木门窗或木椅桌的缝隙里，附着在人的衣服上，也可与灰尘混在一起，随灰尘到处飘扬。据统计，1克屋尘内最多可有2 000只螨。粉尘螨生长在各种粮食（如面粉）内，并以其为食，因此在仓储粮食内，常有大量的螨生长。宇尘螨为肉食螨，以粮食、屋尘等有机物中的真菌孢子为食料。

尘螨的致敏性很强，但引起过敏的原因并不是活螨进入人体内，而是螨的尸体、肢体碎屑、鳞毛、蜕皮、卵及粪便。这些变应原随着飘浮的灰尘被吸入到人的呼吸道内而致病。

尘螨引起的哮喘发病率极高，据报道，德国60%以上的支气管哮喘患者均与尘螨过敏有关。1974年，国外有人报道儿童哮喘患者的皮试结果，显示对螨的反应阳性率高达89.4%。尘螨一年到头与哮喘患者缠绵不断，因此对尘螨过敏的患者一般是全年都可发病，但在尘螨繁殖高峰季节，症状常常加重。

5. 纤维

纤维包括丝、麻、木棉、棉、棕等。这类物品常用于服装、被褥、床垫等的填充物或各种织品。患者因吸入它们的纤维碎屑而发病，其中对丝过敏者最多见。

6. 皮毛

皮毛包括家禽和家畜皮毛，如鸡毛、鸭毛、鹅毛、羊毛、驼毛、兔毛、猫毛、马毛等，它们的碎屑可致呼吸道过敏。

7. 食物

米面类、鱼肉类、乳类、蛋类、蔬菜类、水果类、调味食品类、硬壳干果（如腰果、花生、巧克力等）类等食物均可成为变应原，引起皮肤、胃肠道、呼吸系统等过敏。

食物过敏大都属Ⅰ型变态反应，即由变应原和特异性IgE相互作用而发生。临床可见哮喘患者常伴有口腔黏膜溃疡，有些患儿可出现"地图样"舌或伴有腹痛和腹泻等消化道症状，而食物过敏患儿也常伴有哮喘的发作。

8. 化妆品

化妆品种类很多，成分也较复杂，常用的如唇膏、脂粉、指甲油、描眉物、擦脸油及染发剂等。这些化妆品大部分为化学物质，属于半抗原，不单独引起过敏，但当它们和人体皮肤蛋白质结合后，即可形成全抗原，可引起接触性皮炎，有时也可引起哮喘。

其他可引起过敏者尚有药物、有机溶剂、各种金属饰物等。

三、哮喘发作的主要诱因

引起哮喘发作的诱因错综复杂。作为诱因，主要是指变应原以外的各种激发哮喘发作的非特异因素，包括气候、呼吸道感染、运动、药物、食物和精神等。吸入、摄入或接触变应原虽然也可激发哮喘的发作，但它主要是作为特异性（即为特应性）的致病因子参与气道炎症和哮喘的发病过程的，有别于非特异（非特应性）的激发因素。

1. 气候

许多哮喘患者对天气的变化非常敏感，气候因素包括气压、气温、风力和风向、湿度、降水量等。气压低往往使哮喘患者感到胸闷、憋气。气压低诱发哮喘发作的原因尚不清楚，可能是低气压使飞扬于空气中的花粉、灰尘及真菌孢子沉积于近地面空气层，增加患者吸入机会之故。气压突然降低可使气道黏膜小血管扩张、充血、渗出增多，支气管腔内分泌物增加、支气管腔变窄、支气管痉挛而加重哮喘。南方初春的黄梅季节就是气压较低、湿度又大的季节，哮喘发病也增加。

气温的影响中温差的变化尤其重要。冷空气侵袭往往发生于季节变化时刻。如华东地区的秋季日平均气温从25℃下降到21℃时，哮喘发作的患者明显增多。初冬季节，寒潮到来，气温突然下降，温差迅速增大，哮喘发作者猛增。在秋天，空气中的花粉要比春季少得多，这时螨类数量虽增加，但气温和湿度并不适合它的大量繁殖。由此可见，秋季哮喘发作的主要原因可能是由于冷空气刺激具有高反应性气道之故，这也说明哮喘患者对气温的变化特别敏感。

风力的作用与哮喘发作的关系主要有两方面：风力强，空气流动快常导致气温的下降，若在秋天或初冬，必定会增加气道的冷刺激；强风时增加了气道的阻力，使本来存在呼气性呼吸困难的哮喘患者更加感到出不来气。风向常常与空气的湿润度有关，初冬时主要刮来自西伯利亚的西北风，途经沙漠地带，因此特别干燥，这对哮喘患者不利，因为哮喘患者的气道比正常人更需要温暖和湿润。

正常人的气道必须有一定的湿度，降水量和空气的湿度直接影响哮喘患者气道的湿润度。但过于潮湿的空气和环境有利于真菌的繁殖，增加了吸入气中变应原的密度，对哮喘患者不利。

空气离子浓度对哮喘的发作也有一定关系。一般情况下空气中的阳离子多于阴离子。空气中的阳离子可使血液碱化，致支气管平滑肌收缩，对健康人和哮喘患者均不利，而阴离子可使支气管纤毛运动加速，使支气管平滑肌松弛，可缓解哮喘的发作。对于正常人来说，阳离子与阴离子的作用基本处于平衡状态。但当气候变化使空气中阳离子浓度增加时，气道处于高反应性的患者就容易发作哮喘。相反，如果 $1 cm^3$ 空气中含有 10 万～100 万个阴离子时就具有防治疾病的作用。国内外已应用阴离子发生器来改善环境气候，防治哮喘等疾病。

环境污染对哮喘发病有密切的关系，诱发哮喘的有害刺激物中，最常见的是煤气（尤其是煤燃烧产生的二氧化硫）、油烟、被动吸烟、杀虫喷雾剂、蚊烟香等。烟雾对已经处于高反应状态的哮喘患者气道来说，是一种非特异的刺激，可以使支气管收缩，甚至痉挛，使哮喘发作。烟雾的有害物质在气道沉积下来以后，可导致慢性支气管炎。慢性支气管炎形成后支气管黏膜增厚，分泌物增多等因素不但可增加气道的刺激，而且可进一步造成管腔的狭窄。这些因素都会加重哮喘患者的病情，而且给治疗造成困难。

2. 运动

由于运动诱发的支气管收缩在哮喘患者中是一种很普遍的问题，人们在运动与哮喘的关系方面做了大量的研究，但仍有很多问题尚待解决。首先，在哮喘患者的运动耐量问题上，人们普遍认为重度的哮喘患者的运动耐量是减低的，但在轻中度的哮喘患者中则有不同意见。有报道认为是减低的，亦有报道认为是与正常无差异的。在临床上，大多数哮喘或变应性鼻炎的患者，运动后常导致哮喘发作或出现咳嗽、胸闷。短跑、长跑和登山等运动尤其容易促使轻度哮喘或稳定期哮喘发作。游泳的影响相对比较轻，因此较适于哮喘患者的运动锻炼。但我们最近的研究发现轻中度哮喘患者的运动耐量与相同日常活动量的正常人是没有差异的。哮喘患者与正常人在无氧阈水平和最大运动量水平上均显示了与正常人相似的氧耗量、分通气量和氧脉搏，由此推论他们具有与正常人相等的运动能力，亦即在哮喘患者中不存在对运动的通气和循环限制。FEV_1 是衡量哮喘严重程度的主要指标之一，但我们的研究发现，FEV_1 无论以绝对值形式或占预计值的百分比的形式表示，都与运动所能取得的最大氧耗量没有相关关系，表明在轻中度哮喘患者中，疾病的严重程度并不影响其运动耐量。有研究发现，即使是在重度的哮喘患者，下降的运动耐量与控制较差的疾病之间也没有相关性，表明运动能力的下降是多因素的，不能仅仅用疾病本身来解释，在这些因素中，日常活动量起着很重要的作用。然而，运动过程中 FEV_1 可能会有不同程度的下降，对此，也许可以通过预先吸入 $β_2$ 受体激动剂而得到解决。因此，目前大多数研究表明运动锻炼在哮喘患者中是安全而有效的，经过运动锻炼，运动耐量是可以提高的，在完成相同运动时的通气需求是下降的，从而也能预防 EIA 的发生。

3. 呼吸道感染

呼吸道感染一般不作为特应性因子激起哮喘的发作，但各种类型的呼吸道感染，如病毒性感染、支原体感染和细菌性感染都往往诱发哮喘的发作或加重。

呼吸道病毒性感染尤其多见于儿童，好发于冬春季节，以上呼吸道为常见，但可向下蔓延引起病毒性肺炎。病毒感染与支气管哮喘的发作之间确实有着密切的关系，尤其是 5 岁以下的儿童。儿童呼吸道病毒感染引起哮喘发作者高达 42%，在婴幼儿甚至可达 90%。成人虽较少，但也有约 3%。在有过敏体质或过敏性疾病家族史者中，呼吸道病毒感染引起哮喘发作更为多见，尤其男性。引起哮喘发作的病毒种类可因年龄而有所不同。一般来说，成人以流感病毒及副流感病毒较为多见，而儿童则主要为鼻病毒及呼吸道合胞病毒，婴幼儿主要是呼吸道合胞病毒。病毒可作为变应原，通过机体T-细胞、B-细胞的一系列反应，继而刺激浆细胞产生特异性IgE。特异性IgE与肥大细胞上的IgE受体结合，长期停留在呼吸道黏膜的肥大细胞上。当相同的病毒再次入侵机体时，即可发生过敏变态反应，损伤呼吸道上皮，增加了炎性介质的释放和趋化性，降低了支气管壁β受体的功能，增加了气道胆碱能神经的敏感性，还可产生对吸入抗原的晚相（迟发性）哮喘反应。

病毒的感染大多在冬末春初和晚秋温差变化比较大时发生。一般起病较急，起病初可有发热、咽痛，以后很快出现喷嚏、流涕、咳嗽、全身酸痛、乏力和食欲减退等症状，继而出现气急、呼气性呼吸困难等哮喘的症状，肺部可闻及明显的哮鸣音。文献还报道，持续和（或）潜伏性腺病毒感染，可能影响皮质激素和支气管扩张剂对哮喘的疗效。

呼吸道病毒感染不但可使哮喘患者的气道反应性进一步增高，哮喘发作，而且可引起健康人的气道反应性增高和小气道功能障碍，这种状态一般持续6周左右。

气道急性或慢性细菌感染并不引起过敏反应，但由于气道分泌物增多，因此可加重哮喘患者的气道狭窄，使哮喘发作或加重。这时抗菌药物的使用是必要的，而且有效的抗菌治疗往往可收到缓解症状之功。呼吸道细菌性感染虽然也可诱发气道平滑肌痉挛，但较病毒性感染要轻得多。

4. 精神和心理因素

精神和心理状态对哮喘的发病肯定有影响，但这一因素往往被患者和医务人员所忽视。许多患者受到精神刺激以后哮喘发作或加重，而且很难控制。

据报道，70%的患者的哮喘发作有心理因素参与，而在引起哮喘发作的诸多因素中，其中单纯以外源性变应原为主要诱因者占29%，以呼吸道感染为主要诱因者占40%，心理因素为主的占30%。还有的学者报道，在哮喘发作的诱因中过敏反应合并精神因素占50%与哮喘有关的精神心理状态涉及非常广泛的因素，包括社会因素、性格因素和情绪因素，社会因素常常是通过对心理和情绪的影响而起作用的。哮喘患者在出现躯体痛苦的同时，伴有多种情绪、心理异常表现，主要为焦虑、抑郁和过度的躯体关注。因此，往往形成依赖性强、较被动、懦弱而敏感、情绪不隐和自我中心等性格特征，是比较典型的呼吸系统的心身疾病。哮喘儿童的母亲也常呈"神经质性"个性，母亲的焦虑、紧张、唠叨、烦恼的表现影响儿童哮喘的治疗和康复。

精神因素诱发哮喘的机制目前还不清楚，有人认为在可接受大量感觉刺激的人脑海马回部位，可能存在与基因有关的异常。遗传素质或早年环境的影响，造成某些哮喘患者精神心理的不稳定状态。同时精神忧虑或紧张的哮喘患者，生理上气道的敏感性升高，可能与迷走神经兴奋性增强有关。长期的情绪低落，心理压抑可使神经-内分泌-免疫网状调节系统功能紊乱，引起一系列心身疾病。

精神和心理因素也属于内因，但它有别于遗传背景。精神和心理因素不决定一个人是否成为哮喘的易感者，然而可明显地影响哮喘的发作及其严重程度，对于哮喘常年反复发作的患者来说，这种影响尤其显著。因此，许多学者强调哮喘的防治必须采用包括心与身两方面的综合性治疗措施。

5. 微量元素缺乏

以缺铁、缺锌为较常见，这些微量元素缺少可致免疫功能下降。

6. 药物

药物引起哮喘发作有特异性过敏和非特异性过敏两种，前者以生物制品过敏最为常见，因为生物制品本身即可作为完全抗原或半抗原引起哮喘发作。以往认为阿司匹林引起哮喘发作的机制是过敏，现在普遍认为是由于患者对阿司匹林的不耐受性。非特异性过敏常发生于交感神经阻断药，如普萘洛尔（心得安）和增强副交感神经作用药，如乙酰胆碱和新斯的明。

第二节 支气管哮喘临床表现与诊断

一、支气管哮喘的临床表现

几乎所有的哮喘患者都有长期性和发作性（周期性）的特点，因此，近年认为典型哮喘发作3次以上，有重要诊断意义。哮喘的发病大多与季节和周围环境、饮食、职业、精神心理因素、运动或服用某种药物有密切关系。过敏性疾病的病史和家族性的哮喘病史对哮喘的诊断也很有参考意义。此外，还应注意有无并存呼吸道感染及局部慢性病灶。

（一）主要症状

自觉胸闷、气急，即为呼吸困难，以呼气期为明显，但可以自行缓解或经用平喘药治疗而缓解。典型的哮喘发作症状易于识别，但哮喘病因复杂，其发作与机体的反应性，即遗传因素和特应性素质的个体差异，变应原和刺激物的质和量的不同均可导致哮喘发作症状的千变万化。有些患者表现为咳嗽，称为咳嗽变异性哮喘或过敏性咳嗽，其诊断标准（小儿年龄不分大小）是：①咳嗽持续或反复发作＞1个月，常在夜间（或清晨）发作，痰少，运动后加重。②没有发热和其他感染表现或经较长期抗生素治疗无效。③用支气管扩张剂可使咳嗽发作缓解。④肺功能检查确认有气道高反应性。⑤个人过敏史或家族过敏史和（或）变应原皮试阳性等可作辅助诊断。

（二）体征

发作时两肺（呼气期为主）可听到如笛声的高音调，而且呼气期延长的声音，称为哮鸣音是诊断哮喘的主要依据之一。一般哮鸣音的强弱和气道狭窄及气流受阻的程度相一致，因此哮鸣音越强，往往说明支气管痉挛越严重。哮喘逐步缓解时，哮鸣音也随之逐渐减弱或消失。但应特别注意，不能仅靠哮鸣音的强弱和范围来作为估计哮喘严重度的根据，当气道极度收缩加上黏痰阻塞时，气流反而减弱或完全受阻，这时哮鸣音反而减弱，甚至完全消失，这不是好现象，而是病情危笃的表现，应当积极抢救。

（三）哮喘严重发作

1. "哮喘持续状态"

哮喘严重发作通常称为"哮喘持续状态"，这是指一次发作的情况而言，并不代表该患者的基本病情，但往往发生于重症的哮喘患者，而且与预后有关，可威胁患者的生命。因此哮喘严重发作是哮喘病本身的一种最常见的急症。

以往给"哮喘持续状态"所下的定义是"哮喘严重持续发作达24 h以上，经用常规药物治疗无效"。现在认为这样的定义是不全面的。因为事实上，许多危重哮喘病例的病情发展常常在一段时间内逐渐加剧，因此所有重症哮喘的患者在某种因素的激发下都有随时发生严重的致命性急性发作的可能，而无特定的时间因素。其中一部分患者可能在哮喘急性发作过程中，虽经数小时以至数天的治疗，但病情仍然逐渐加重。也有一些患者在间歇一段相对缓解的时期后，突然出现严重急性发作，甚至因得不到及时和有效治疗而在数分钟到数小时内死亡，这就是所谓"哮喘猝死"。哮喘猝死的定义通常定为：哮喘突然急性严重发作，患者在2 h内死亡。其原因可能为哮喘突然发作或加剧，引起气道严重阻塞或其他心肺并发症导致心跳和呼吸骤停。重症哮喘患者出现生命危险的临床状态称为"潜在性致死性哮喘"，这些因素包括：①必须长期使用口服糖皮质激素类药物治疗。②以往曾因严重哮喘发作住院抢救治疗。③曾因哮喘严重发作而行气管切开，机械通气治疗。④既往曾有气胸或纵隔气肿病史。⑤本次发病过程中须不断超常规剂量使用支气管扩张剂，但效果仍不明显。除此以外，在本次哮喘发作的过程中，还有一些征象值得高度警惕，如喘息症状频发，持续甚至迅速加剧，气促（呼吸超过30次/min），心率超过140次/min，体力活动和说话受限，夜间呼吸困难显著，取前倾位，极度焦虑、烦躁、大汗淋漓，甚至出现嗜睡和意识障碍，口唇、指甲发绀等。患者的肺部一般可以听到广泛哮鸣音，但若哮鸣音减弱，甚至消失，而全身情况不见好转，呼吸浅快，甚至神志淡漠和嗜睡，则意味着病情危笃，随时可能发生心跳和呼吸骤停。此时其他有关的肺功能检查很难实施，唯一的检查是血液气体分析。如果患者呼吸空气（即尚未吸氧），那么若其动脉血氧分压 < 8 kPa（60 mmHg）和（或）动脉血二氧化碳分压 > 6 kPa（45 mmHg），动脉血氧饱和度 < 90%，则意味着患者处于危险状态，应马上进行抢救，以挽救患者生命。

2. "脆性哮喘"

正常人的支气管舒缩状态呈现轻度生理性波动，第一秒用力呼气容积（FEV_1）和最大呼气流速（PEF）在晨间降至最低（波谷），而午后达最大值（波峰），在哮喘患者，这种变化尤其明显。1977年 Turner-Warwich 报道将哮喘患者的肺功能改变分为三种主要类型：①治疗后 PEF 始终不能恢复正常，但有一定程度的可逆。②用力呼气肺活量（FVC）改变可逆，而 FEV_1 和 PEF 的降低不可逆。③ FEV_1 和 PEF 在治疗前后或一段时间内大幅度地波动，即为"飘移者"，作者将这一类型称之为"脆性哮喘"（BA）。其后关于 BA 的定义争论不休。如美国胸科协会（AST），用此概念描述那些突发、严重、危及生命的哮喘发作。最近 Ayres 在综合各种观点的基础上提出 BA 的定义和分型为：

Ⅰ型 BA：尽管采取了正规、有力的治疗措施，包括吸入皮质激素（如吸入二丙酸倍氯米松 1 500μg/d 以上）或口服相当剂量皮质激素，同时联合吸入支气管扩张剂，连续观察至少 150 d，半数以上观察日的 PEF 变异率 > 40%。

Ⅱ型 BA：特征为在基础肺功能正常或良好控制的背景下，无明显诱因突然急性发作的支气管痉挛，3 h 内哮喘严重发作伴高碳酸血症，可危及生命，常需机械通气治疗。经期前哮喘发作往往属于此种类型。

（四）特殊类型的哮喘

1. 运动性哮喘

运动性哮喘也称运动诱发性哮喘，是指达到一定的运动量后引起支气管痉挛而产生的哮喘，因此其发作都是急性的、短暂的，而且大多数能自行缓解。运动性哮喘固然均由运动引起，但运动的种类、运动持续时间、运动量和运动强度均与哮喘的发作有直接关系。运动性哮喘并非说明运动即可引起哮喘，实际上短暂的运动不但不会引起哮喘，而且还可兴奋呼吸，使支气管有短暂的扩张，肺通气功能改善，FEV_1 和 PEF 有短暂的升高。其后随着运动时间的延长，强度的增加，支气管转而发生收缩。虽然运动性哮喘常常兼发于支气管哮喘患者，但与过敏性哮喘不同，其特点为：①发病均在运动后。②有明显的自限性，发作后只需经过一定时间的安静休息即可逐渐自然恢复正常。③无外源性或内源性过敏因素参与，特异性变应原皮试阴性。④一般血清 IgE 水平不高。但有些学者认为，运动性哮喘常与过敏性哮喘共存，因此认为运动性哮喘与变态反应（过敏反应）存在着一些间接的关系。

临床表现疑为运动性哮喘者，应进一步做运动前后的肺功能检查，根据运动前后的肺功能变化来判断是否存在运动性哮喘，这种方法也称为运动诱发试验。常用的运动方式有跑步、自行车功率试验和平板车运动试验。如果运动后 FEV_1 下降 20%～40%，即可诊断轻度运动性哮喘；如果 FEV_1 下降 40%～65%，即为中度运动性哮喘；如果 FEV_1 下降 65% 以上，即属重度运动性哮喘。受检患者患有严重心肺或其他影响运动的疾病则不能进行运动试验，试验时要备有适当抢救措施，应在专业医务人员指导下进行。

2. 药物性哮喘

哮喘的发作是由使用某些药物引起（诱发）的，这类哮喘就叫作药物性哮喘。可能引起哮喘发作的药物很多，常见者为阿司匹林，β 受体阻断剂（包括非选择性 β 受体阻断剂——普萘洛尔、噻吗洛尔和选择性 β 受体阻断剂），局部麻醉剂，添加剂（如酒石黄，是一种黄色染料，广泛用作许多食品、饮料以及药物制剂的着色剂），医用气雾剂中的杀菌复合物（如用作定量气雾剂的防腐剂如氯化苯甲烃铵抗氧化剂），用于饮用酒、果汁、饮料和药物作防腐保藏剂（如亚硫酸盐）和抗生素或磺胺药（包括青霉素、磺胺药、呋喃类药）等。个别患者吸入定量的扩张支气管的气雾剂时，偶尔也可引起支气管收缩，这可能与其中的氟利昂或表面活性剂有关。免疫血清、含碘造影剂等除了可引起皮疹、发热、血管炎性反应、嗜酸性粒细胞增多和过敏性休克等全身过敏表现外，也可引起哮喘的发作，但往往被忽略。

药物性哮喘的发生机制与哮喘本身极为相似，首先决定于患者的体质因素，即对某种药物的敏感性。因为这些药物通常是以抗原（如免疫血清）、半抗原或佐剂的身份参与机体的变态反应过程的，没有机体的易感性就不容易发生过敏性反应。但并非所有的药物性哮喘都是机体直接对药物产生过敏反应而引起的，β受体阻断剂更是如此，它是通过阻断β受体，使$β_2$受体激动剂不能在支气管平滑肌的效应器上起作用，导致支气管痉挛，哮喘发作。

3. 阿司匹林性哮喘

阿司匹林又是诱发药物性哮喘中最常见的药物，某些哮喘患者于服用阿司匹林或其他解热镇痛药及非类固醇抗炎药后数分钟或数小时内即可诱发剧烈的哮喘，其表现颇似速发型变态反应，因此以往许多人从药物过敏的角度理解阿司匹林性哮喘，但迄今尚未发现阿司匹林的特异性 IgE，也未发现其他的免疫机制参与，变应原皮肤试验阴性。所以近年来普遍认为可能不是由过敏所致，而是对阿司匹林的不耐受性。除阿司匹林以外，吲哚美辛、安乃近、氨基比林、非那西丁、保泰松、布洛芬等解热镇痛药也可引起类似的哮喘发作。这种对以阿司匹林为代表的解热镇痛药的不耐受现象就称为阿司匹林性哮喘其中约半数合并鼻息肉和鼻窦炎，对于这种现象，过去称为阿司匹林哮喘三联征或阿司匹林三联征。对于这些提法各家意见不一，最近有些学者建议称为阿司匹林性综合征。

阿司匹林性哮喘多发生于中年人，有时也可见于少数儿童患者。在临床上可分为两个时相，即药物作用相和非药物作用相。药物作用相指服用阿司匹林等解热镇痛药后引起哮喘持续发作的一段时间，其临床表现为服这类药 5 min 至 2 h，或稍长时间之后出现剧烈的哮喘。绝大多数患者的哮喘发作的潜伏期为 30 min 左右。患者的症状一般都很重，常可见明显的呼吸困难和发绀，甚至出现意识丧失、血压下降、休克。药物作用相的持续时间不一，可短至 2 h，也可 1～2 d。非药物作用相阿司匹林性哮喘系指药物作用时间之外的时间。患者可因各种不同的原因而发作哮喘。

阿司匹林性哮喘发病率各家报道不一，国外报道它在哮喘人群中的发病率为 1.7%～5.6%，但若用口服阿司匹林作激发试验，则它的发病率可占成人哮喘的 8%～22%。北京协和医院变态反应科于 1984 年曾对 3 000 例初诊的哮喘患者进行调查，其结果为：阿司匹林哮喘在哮喘人群中的发病率为 2.2%。

由于阿司匹林性哮喘的发病很可能通过抑制气道花生四烯酸的环氧酶途径，使花生四烯酸的脂氧酶代谢途径增强，因而产生炎性介质，即白细胞三烯。后者具有很强的收缩支气管平滑肌作用所致。因此近年研制的白细胞三烯受体拮抗剂，如扎鲁司特（zafirlukast，商品名 Accolate，即安可来）和孟鲁司特钠（montelukast，商品名 Singulair，即顺尔宁）可以完全抑制口服阿司匹林引起的支气管收缩。

4. 职业性哮喘

随着工农业的发展，各种有机物或无机物以尘埃、蒸汽或烟雾三种形式进入生产者的工作环境。如果这些有害物质被劳动者吸入而引起哮喘发作，那么这些有害物质就称为"职业性致喘物"（变应原）。从广义来说，凡是由职业性致喘物引起的哮喘就称为职业性哮喘，但从职业病学的角度，职业性哮喘应有严格的定义和范围。然而，不同国家，甚至同一个国家的不同时期，职业性哮喘的法定含义不同。我国在 20 世纪 80 年代末制定了职业性哮喘的诊断标准，致喘物规定为异氰酸酯类（如甲苯二异氰酸盐等）、苯酐类、多胺类固化剂（如乙烯二胺、二乙烯三胺、三乙烯四胺等）、铂复合盐、剑麻和青霉素。

职业性哮喘的发生率往往与工业发展水平有关，工业越发达的国家，职业性哮喘发生率越高，估计美国职业性哮喘的发病率为 15%。1988 年美国公共卫生署估计职业性哮喘占整个职业性呼吸系统疾病的 26%。

职业性哮喘的病史有如下特点：①有明确的职业史，因此本病的诊断只限于与致喘物直接接触的劳动者。②既往（从事该职业前）无哮喘史。③自开始从事该职业至哮喘首次发作的"哮喘潜伏期"最少半年以上。④哮喘发作与致喘物的接触关系非常密切，接触则发病，脱离则缓解，甚至终止，典型的职业性哮喘往往是在工作期间或工作后数小时发生气促、胸闷、咳嗽、喘鸣，常伴鼻炎和（或）结膜炎，工作日的第一天（如星期一）症状最明显，周末、节假日或离开工作场所后，上述症状缓解，因此，有人称它为"星期一"综合征。还有一些患者在吸入氯气、二氧化硫及氟化氢等刺激性气体时，出现急性刺激性剧咳、咳黏痰、气急等症状，称为反应性气道功能不全综合征，气道反应性增高可持续至少3个月。

二、支气管哮喘的诊断

支气管哮喘的诊断可以分为非特异性诊断与特异性诊断两类。非特异性诊断亦即不要求明确病因的一般病种诊断，最主要是通过肺功能检查结合临床表现确定，而支气管哮喘的特异性诊断则是属于病因性诊断，最主要是通过变态反应检查确定。哮喘诊断的主要程序一般为病史采集、物理检查、胸部X线检查、肺功能检查和特异性变应原检查等。

（一）哮喘的病史采集

几乎所有的哮喘患者的喘息发作都有长期性、发作性（周期性）、反复性、自限性、可逆性的特点，因此，近年认为典型哮喘发作3次以上有重要诊断意义。哮喘的发病大多与季节和周围环境、变应原接触、饮食、职业、精神心理因素、运动或服用某种药物有密切关系。过敏性疾病的病史和家族性的哮喘病史对哮喘的诊断也很有参考意义。此外还应注意有无并存呼吸道感染及局部慢性病灶。

两肺以呼气期为主的哮鸣音是诊断哮喘的主要依据之一。一般哮鸣音的强弱和气道狭窄及气流受阻的程度相一致，因此哮鸣音越强，往往说明支气管痉挛越严重。哮喘逐步缓解时，哮鸣音也随之逐渐减弱或消失。但应特别注意，不能仅靠哮鸣音的强弱和范围来作为估计哮喘严重度的根据，当气道极度收缩加上黏痰阻塞时，气流反而减弱或完全受阻，这时哮鸣音反而减弱，甚至完全消失，这可能是病情危笃的表现，应当进行血液气体分析，准确判断。

（二）胸部X线检查

哮喘患者常常需要进行胸部X线检查，特别是初诊时。胸部X线检查除一般的胸部平片以外，有时还需要进行胸部CT检查，这些检查对哮喘的诊断、鉴别诊断和估计哮喘病情的严重度有帮助。

哮喘患者的胸部X线表现并没有更多的特异性，常见为肺纹理增多，紊乱和肺气肿（或肺通气过度）征，有些患者可见肺大泡，有时可见气胸、纵隔气肿或肺动脉高压等并发症。但胸部X线检查在哮喘的鉴别诊断方面应为基本，而且重要。胸部X线检查也是长期皮质激素治疗安全性的重要保障之一，特别对患有肺结核的患者，因此皮质激素治疗前和治疗过程的定期胸部X线检查极为重要。

（三）肺功能检查

哮喘患者的气道处于不稳定状态，气道平滑肌的收缩性增加，黏膜和黏膜下层增厚，管腔分泌液增多都可能使气道的功能状态恶化，引起气流阻塞。支气管有效通气管径的缩小可使患者出现喘鸣和呼吸困难，而反映在肺功能上的改变就是通气功能的损害。因此哮喘患者的肺功能检查对于哮喘的诊断和治疗都很重要：①气道激发试验和（或）支气管扩张试验（气道可逆试验）有助于确立哮喘的诊断并与单纯慢性支气管炎鉴别。②支气管扩张试验还有助于估计 $β_2$ 受体激动剂的可能疗效，为药物选择提供参考。③以第一秒用力呼气容积（FEV_1）和最大呼气流速（PEF，也称呼气峰流速）为主要指标，结合肺总量和残气量以及临床症状，特别是夜间哮喘的发作情况等估计哮喘患者病情的严重程度，结合血气分析的结果，尤其是动脉血氧分压（PaO_2）、氧饱和度（SaO_2）和二氧化碳分压（$PaCO_2$）等参数估计哮喘急性发作期病情的严重程度。④客观评价药物的临床疗效。

哮喘患者的肺功能测定通常包括通气功能、弥散功能和动脉血气分析等。

1. 通气功能的测定

（1）哮喘患者呼气流速、气道阻力和静态肺容量测定：喘息症状发作时累及大、小气道，但最主要的病变部位在小支气管，而且是弥漫性的。小支气管的横截面积又远远大于大气道，再加上吸气过程是主动的，呼气过程是被动的，因此呼气阻力一般大于吸气阻力，FEV_1、最大呼气流速（PEF）、用力肺活量（FVC）均明显下降。最大呼气流速-容积曲线（F-V环）测定是哮喘肺功能检查中极为常用也是最重要的部分，因为呼出的气量和相应的瞬间流量形成用力呼气流速-容积曲线，它能反映气流在气道里通过的情况和小气道功能状态。

正常人第一秒用力呼气容积和用力肺活量之比（FEV_1/FVC）应大于75%，而哮喘患者在哮喘发作时一般小于 70%。这些参数的检测较为简易，无创伤性，如果操作正确，重复性也比较好，基本设备容易满足，因此在许多医院，包括基层医院都可以进行检查。通过这些检查可以帮助判断急性哮喘发作的严重程度，了解哮喘病情的"可逆性"（实际为处于收缩状态的支气管的可扩张性）以及平喘药物的治疗效果。采用袖珍的呼气流速仪，在家庭中和工作岗位上进行连续多日的昼夜检查，记录最大呼气流速变异的动态变化，对于发现哮喘急性发作的早期征兆和及时治疗有很大的帮助。

哮喘发作时呼吸阻力明显增加，有过多的气体潴留在肺内，所以肺残气量和肺总量增加。闭合气量在哮喘发作时不易测量，但在缓解期仍高于正常。静态肺容量测定有助于鉴别阻塞性通气功能障碍抑或限制性通气功能障碍，而且可从肺功能的角度了解肺气肿的程度，因此它对中重度哮喘的肺功能评价尤其重要。

近年来又根据脉冲振荡（Impulse Oscillometry，IOS）原理研制、开发、生产出新一代肺功能机。脉冲振荡技术也称强迫振荡技术（Forced Oscillation Technique），其主要意义在于比较精确地测定气道阻力，与传统的肺功能机比较，脉冲振荡技术能够更全面、确实地反映呼吸力学的变化，更符合生理，而且不需患者的合作，可用于儿童、老年人和呼吸功能较差的患者。运动心肺功能测定也可有助于早期哮喘的诊断，而且可了解哮喘患者对运动的耐受性，指导患者的运动耐量训练，提高健康水平。

（2）肺动态顺应性测定：顺应性系弹性物体的共同属性，是一个物理学概念。用一句通俗的话来说，肺顺应性就是肺组织顺应呼吸活动而变化的特性，即吸气时肺泡充气，体积增大，呼气时肺泡排气，肺体积出现适度的回缩，这种功能活动与肺组织的弹性关系非常密切，因此肺顺应性实际反映了肺的弹性。在吸气末高肺容积（肺总量位）时肺顺应性最低，而当呼气末肺容积接近残气量位时肺顺应性最高。肺顺应性即为单位压力改变时所引起的容积改变，通常包含肺顺应性、胸壁顺应性和总顺应性，例如：

$$顺应性（C）= \frac{容积改变（\triangle V）}{压力改变（\triangle P）} \text{L/kPa}$$

$$肺顺应性（CL）= \frac{肺容积改变（\triangle V）}{经肺压} \text{L/kPa}$$

肺顺应性可分为静态肺顺应性和动态肺顺应性两种。静态肺顺应性是指在呼吸周期中，气流暂时阻断（1～2s）时所测得的肺顺应性，相当于肺组织的弹力（实际还包含肺泡表面张力）。动态肺顺应性系指在呼吸周期中气流末阻塞时所测得的肺顺应性，受肺组织弹力和气道阻力的双重影响。当哮喘患者做快速呼吸时，与已狭窄的各级支气管相连的肺泡不能及时充气，肺容积相对减少，故动态顺应性下降，而静态顺应性仍可正常。

（3）通气分布不均匀：哮喘发作时吸入的气体在肺部的分布极不均匀，存在着明显的呼气延缓和减低区。这种情况在哮喘缓解期和慢性阻塞性肺疾病患者也同样存在。通气不均的现象对于吸入疗法的影响比较大，因为临床医师让患者进行吸入治疗时总是希望有比较多的药物能到达病变部位，结果适得其反，药物到达通气功能正常部位反而多于通气差的部位，通气越差，药物分布越少。

综上所述，哮喘患者肺功能检查时的常用指标是肺活量（VC，实际临床上更多测量用力呼吸肺活量，即 FVC）、FEV_1 和 PEF。FEV_1 和 PEF 是用于观测用力呼气流量的两个最常用的参数。每天不同时间测定的 PEF 之间的变异率提供了一个评价哮喘稳定性和（或）严重度的合理指数，其测定设备简单、方便，患者可自行操作，而且与 FEV_1 有良好的相关性，测定结果的重复性也好，因此使用广泛。但评判气流阻塞严重度的最佳单一指标是 FFV_1。FEV_1/VC 的比值是一个观测早期气流阻塞的敏感指标，由于该比值能区别限制性和阻塞性气道疾病，因此更多用于诊断。

PEF 测定最好每日 2～3 次定时测定，其意义为：①根据最大呼气流速的绝对值评估气流阻塞的程度，其值越低，气流阻塞就越严重。②根据每天监测并计算出的最大呼气流速的变异率估计哮喘病情的稳定性，一般来说，变异率越小，病情越稳定。③根据使用某种药（如吸入药）前后最大呼气流速绝对值和变异率的变化，评估该药的疗效。因此实际测定时应计算最大呼气流速占预计值的百分率和最大呼气流速的变异率，其计算公式如下：

$\dfrac{\text{正常（预计）值} - \text{实测值}}{\text{正常（预计）值}} \times 100$，即为实测值相当正常（预计）值的百分数。

每日最大呼气流速变异率由下列公式计算：

$\dfrac{\text{每日最高值} - \text{最低值}}{\text{最高值}} \times 100$，即为当天最大呼气流速变异率。

2. 弥散功能

弥散功能常用一氧化碳弥散量来表示。单纯哮喘，无并发症的患者的肺弥散功能一般是正常的，但严重哮喘患者可降低。

3. 动脉血气分析

哮喘发作后，通过动脉血气分析可对哮喘急性发作的严重程度进行判断。在轻度或中度发作时，动脉血二氧化碳分压接近正常或略有下降，甚至表现呼吸性碱中毒，而氧分压则下降，此主要由于肺内通气/血流比例异常所致。当病情继续加重时，缺氧更严重，而且可出现动脉血二氧化碳分压升高，这时就需要采用急救措施以挽救生命。

4. 气道激发试验

气道激发试验是检验气道对某种外加刺激因素引起收缩反应的敏感性，并根据其敏感性间接判断是否存在气道高反应性。气道激发试验分特异性气道激发试验和非特异性气道激发试验两类，特异性气道激发试验时吸入的是不同浓度的变应原溶液，非特异性气道激发试验则吸入不同浓度的气道收缩剂。它们的共同特点都是在吸入前后，做肺通气功能检查或观察气道阻力的变化，以寻找或确定变应原，并评估气道（主要为支气管）对某种特异性变应原或非特异性刺激物的反应性（即敏感程度）。其中，主要观察指标仍然为表示肺通气功能状态的 FEV_1 或 PEF。

（1）特异性气道激发试验：可根据需要选择变应原，但变应原溶液必须新鲜配制。在临床上可采用鼻黏膜激发试验和气管内激发试验两种方法。鼻黏膜激发试验又有鼻吸入试验，即将抗原经由鼻内吸入以激发呼吸道过敏症状；鼻内抗原滴入法和抗原滤纸片鼻黏膜敷贴的激发试验，后者约有60%的阳性反应。气管内激发试验亦分气管内抗原滴入及气管内抗原吸入两种。气管内滴入法目前已很少用，因为操作不便，且抗原分布不均匀。当今主要采用抗原气雾吸入法，即每次试验时让患者吸入定量抗原，然后定时检查肺哮鸣音出现，同时进行 FEV_1 测定，如激发后 FEV_1 下降15%以上，即可认为有阳性反应。目前常用的激发抗原有蒿属花粉、屋内尘土、尘螨等。大约有70%的哮喘患者有阳性反应，其中约有2/3与皮试结果相符，而且皮试反应愈强，则激发的阳性率愈高，症状亦明显。痰中有时还可出现大量的嗜酸性粒细胞。

特异性气道激发试验可能引起较明显的哮喘发作，甚至严重发作，因此必须在严密监护下进行，而且适应证必须严格限制为此，特异性气道激发试验目前只用于研究以前不认识的职业性哮喘或用于确定工作环境中的变应原，即特定环境的过敏性疾病的病因物质或做医学鉴定。一般认为吸入特异性变应原溶液后，患者的 FEV_1 或 PEF 下降20%以上，才能做出基本肯定的诊断，但阴性结果并不排除职业性哮喘的存在。此外，应该注意有些变应原在特定的工作环境中有致敏作用，而在实验室里却不一定能够引出相似的反应，因为特异性气道激发试验的结果可受吸入变应原的特异性、吸入浓度、吸入量、试验场所以及检测指标等的影响。此外还应指出，特异性气道激发试验可表现早期（速发）、晚期（迟发）和双相哮喘反应。因此试验时应严密观察比较长的时间，以免由于晚期（迟发）反应而引起严重哮喘的发作。

（2）非特异性气道激发试验：常用的气道收缩剂有组胺和乙酰甲胆碱，也有人用高张盐水、蒸馏水、普萘洛尔。运动激发试验或过度通气激发试验也属于非特异性气道激发试验。但目前临床上应用最多的非特异性气道激发试验仍然为吸入组胺或乙酰甲胆碱，试验时所用的吸入气道收缩剂浓度从低浓度开始，由低至高，倍倍递增，如由每1 mL 含0.25、0.5、1 mg 起逐渐增加。

目前国际上所用的药物吸入非特异性气道激发试验有两种不同的方法，一种为平静吸入经雾化器产生的雾化液，其浓度从最低起，逐步提高，以使 FEV_1 或 PEF 比试验前降低 20% 时为止，所用药液的累积量即表示气道对该刺激物的反应性。累积量越少，表明气道对该刺激物的敏感性越高，反应性越强。累积量越大，表示气道对该刺激物的刺激越不敏感，反应性越弱。试验时每次吸入某浓度的雾化液 2 min，若吸入后测定的 FEV_1 或 PEF 的减少不足试验前的 20%，则再吸入浓度大 1 倍的溶液，进行同样的试验，直至 FEV_1 或 PEF 降至基础值（试验前的测定值）的 20% 为止。另一种方法在日本及澳大利亚较广泛应用，即将不同浓度的气道收缩剂放入一种由电脑控制的容器里，该仪器能全自动地转换浓度并记录气道阻力受检者含住接口器做平静呼吸，当气道阻力成角上升时即可终止，从记录曲线即可计算出气道反应性。这种方法患者操作较为方便和省力，但曲线稳定性稍差，仪器费用较贵。非特异性气道激发试验诱发哮喘发作的程度较轻，持续时间较短，但仍须严密监护。用日本气道高反应仪进行气道激发试验时，最后一管装有支气管扩张剂，在试验结束后，让患者吸入即可解除支气管痉挛状态。

组胺或乙酰甲胆碱吸入激发试验时的气道反应性阳性的判断指标是：使 FEV_1 或 PEF 降低 20% 时，组胺的累积量为小于 7.8 mol，乙酰甲胆碱累积量为小于 12.8 mol。

（3）运动激发试验：对于运动性哮喘的患者可采用运动激发试验，如登梯试验、原地跑步试验、蹲起试验、蹬自行车试验、仰卧起坐试验等。只要达到一定的运动量，患者即可有喘息。同时肺功能试验显示 FEV_1、最大呼气中期流速（MMEF）、PEF、气道阻力（Raw）、功能残气量（FRC）及用力肺活量（FVC）等均有一定的变化。

5. 支气管舒张试验

支气管舒张试验也称支气管扩张试验或气道阻塞可逆性试验，是哮喘的重要诊断手段之一，因此在临床上得到广泛的应用，但应该指出，支气管舒张试验阴性不能作为否定哮喘诊断的依据，特别是重症哮喘患者或哮喘合并慢性支气管炎的患者。另一方面，10% 的慢性阻塞性肺疾病（COPD）患者的支气管舒张试验也可为阳性。由于支气管舒张试验所用的是 β_2 受体激动剂，因此从另一角度来说，支气管舒张试验也是检验收缩或痉挛的支气管对 β_2 受体激动剂的效应，如果吸入 β_2 受体激动剂以后，FEV_1 明显增加，这就表明患者的支气管平滑肌对 β_2 受体激动剂有着良好的效应，在治疗过程中可比较重用这类药物。

支气管舒张试验的适应证是 FEV_1 的基础值小于 70% 的预计值。试验时先测定基础的 FEV_1 或 PEF，然后用定量雾化吸入器（MDI）吸入 β_2 受体激动剂（如沙丁胺醇的制剂喘乐宁，喘宁碟）200～400 g，吸入 15～20 min 后，再次测定 FEV_1 或 PEF（北京协和医院呼吸科通常以吸入喘宁碟 400 g，20 min 后再测定 FEV_1），其后按下列公式计算 FEV_1 或 PEF 的改善率：

$$FEV_1（或 PEF）改善率（\%）= \frac{吸药后的 FEV_1（或 PEF）- 吸药前 FEV_1（或 PEF）}{吸药前 FEV_1（或 PEF）} \times 100\%$$

若改善率 ≥ 15%，则为试验阳性，即表明原来处于收缩状态的支气管可能重新舒张。

对于 FEV_1 的基础值大于预计值 70% 者，一般先进行支气管激发试验，阳性者再进行支气管舒张试验，若均为阳性，则表明气道处于高反应状态。

对于支气管舒张试验阴性者，有时为了进一步确定气道阻塞是否真的是不可逆的，可进一步进行口服泼尼松试验，即每日口服泼尼松 20～30 mg，连服 1 周，其后复查 FEV_1 或 PEF，如 1 周后它们的改善率为 15%，仍可认为支气管舒张试验阳性。对于基础 FEV_1 过低者，吸入 β_2 受体激动剂后，除计算其改善率外，还应考虑 FEV_1 改善的绝对值，当改善率为 15%，FEV_1 的绝对值增加超过 200 mL 时，支气管舒张试验才是真正的阳性，如果只有改善率达到 15%，而增加的绝对值不足 200 mL，这时的支气管舒张试验可能为假阳性，因为肺通气功能差的患者，只要 FEV_1 稍微有所增加，其改善率就可达到 15%。这时 FEV_1 的这一点点增加对通气功能的改善并无太大的帮助。

（四）变应原检查

1. 特异性变应原的体内诊断

鉴于大部分支气管哮喘是由于抗原抗体作用的结果，而过敏性抗体IgE对于皮肤及黏膜下组织的肥大细胞有极强的亲和力，故可利用患者的皮肤或黏膜进行特异性变应原的检查以明确病因。

皮肤试验包括斑贴试验、抓伤试验、点刺或挑刺试验、皮内试验等。目前在国外多用点刺试验，其优点为疼痛比皮内试验轻，方法较简便，容易得到儿童的合作，结果亦相当可靠，但所用抗原的浓度要比皮内试验者高出100倍。各种试验均应用氯化钠溶液或抗原的溶媒做阴性对照，同时用0.1 mg/mL的磷酸组胺做阳性对照。但部分患者仍然可以出现假阴性或假阳性。

2. 阿司匹林耐受性试验

对高度怀疑、但一时不能确诊的阿司匹林不耐受性哮喘的患者，可以在备好必要的急救条件的情况下进行口服激发试验，即口服阿司匹林从15 mg开始，依次逐渐增加口服剂量，如37.5、75、150、225 mg等，各剂量间隔3 h。如果肺功能检查FEV_1下降20%~25%，其结果即可判定为试验阳性，对阿司匹林性哮喘的诊断有价值。一般敏感者常在口服阿司匹林30 mg以下即表现为阳性。

3. 食物激发试验

由食物过敏引起哮喘者较少，但部分患者食物诱因与吸入性诱因同时并存。在致敏食物中容易引起哮喘者有牛奶、葱、蒜、香菜、韭菜、酒、醋、鱼、虾、螃蟹、蛤蚌、牛肉、羊肉、辣椒、胡椒等。此类食物往往带有一定的异味，故它的致敏可能兼有食入和吸入双重性质。由于食物抗原的皮肤试验灵敏度较差，必要时亦可进行食物激发试验。即令患者空腹4 h以上，而且就试前48 h停用一切可疑致敏的食物及种种平喘药、激素、抗组胺药物等。激发前先为患者测量脉搏、呼吸、肺部听诊及肺功能测定，然后令患者食用激发性食物，如生蒜2~3瓣或饮酒20~30 mL。然后定时观测患者呼吸、脉搏、肺部体征及肺功能，对比激发前后的变化以做出判断。一般食物激发的阳性症状出现较慢，维持时间则较长。

4. 职业性激发试验

适用于职业性哮喘患者，根据患者工作中可疑的致敏诱因，采用不同的职业性变应原，让患者模拟职业性操作，进行试验。常用的职业性致敏原有甲苯二异氰酸酯（TDI）、特弗隆、粮食粉尘、鱼粉、脱粒机粉尘、洗涤剂粉尘、油漆涂料等。亦可令患者进入工作现场，操作一段时间然后观察患者的临床表现及肺功能变化。

5. 特异性变应原的体外诊断

由于特异性变应原的体内诊断受许多因素的影响，故近年来趋于将体内试验改为体外试验，以期一次采血即可完成多种微量的特异性体外试验。既能节省患者时间，又可减少患者痛苦及危险性，亦不受抗原品种的限制。现有的特异性体外诊断方法有：①特异性免疫沉淀反应–琼脂单相或双相扩散试验。②肥大细胞脱颗粒试验。③特异性荧光免疫反应。④特异性酶标免疫吸附试验。⑤特异性体外白细胞组胺释放试验。⑥特异性淋巴细胞转化试验。⑦特异性放射变应原吸附试验等。上述诸法需要有特殊的仪器设备和技术，且其灵敏度、特异性、重复性未必完善，而我科近年引进了瑞典Pharmacia Diagnostics的变态反应体外诊断仪器，即用酶标荧光免疫方法检测总IgE、Phadiatop（可用于常见变应原的筛选）、嗜酸性粒细胞阳离子蛋白（ECP）和用于各种特异性IgE（Cap System）。经400多例的检测，我们认为确有较好的灵敏度与特异性，器械的自动化性能亦较高。

（五）哮喘的诊断标准

（1）反复发作喘息、气急、胸闷或咳嗽，多与接触变应原、冷空气、物理、化学性刺激、病毒性上呼吸道感染、运动等有关。

（2）发作时在双肺可闻及散在或弥漫性，以呼气相为主的哮鸣音，呼气相延长。

（3）上述症状可以治疗缓解或自行缓解。

（4）症状不典型者（如无明显喘息或体征）应至少具备以下一项试验阳性。

①支气管激发试验或运动试验阳性。

②支气管舒张试验阳性（FEV_1 增加 15% 以上，且 FEV_1 增加绝对值 > 200 mL）。

③最大呼气流量（PEF）日内变异率或昼夜波动率 ≥ 20%。

（5）除外其他疾病所引起的喘息、气急、胸闷和咳嗽。

（六）支气管哮喘的分期

根据临床表现支气管哮喘可分为急性发作期和缓解期。缓解期系指经过治疗或未经治疗症状、体征消失，肺功能恢复到急性发作前水平，并维持 4 周以上。哮喘患者的病情评估应分为以下两个部分。

1. 哮喘病情严重度的评估

许多哮喘患者即使没有急性发作，但在相当长的时间内总是不同频度和（或）不同程度地出现症状（喘息、咳嗽、胸闷），因此需要依据就诊前临床表现、肺功能对其病情进行估价，见表 7-1。在治疗过程中还应根据症状和肺功能变化重新进行严重度的评估，以便及时调整治疗方案（表 7-2）。

表 7-1 治疗前哮喘病情严重程度评估

病情	临床特点
间歇发作	症状 < 每周 1 次
	短暂发作
	夜间哮喘症状 ≤ 每月 2 次
	FEV_1 或 PEF ≥ 80% 预计值
	PEF 或 FEV_1 变异率 < 20%
轻度持续	症状 ≥ 每周 1 次，但 < 每天 1 次
	发作可能影响活动和睡眠
	夜间哮喘症状 > 每月 2 次
	FEV_1 或 PEF ≥ 80% 预计值
	PEF 或 FEV_1 变异率 20% ~ 30%
中度持续	每日有症状
	发作可能影响活动和睡眠
	夜间哮喘症状 > 每周 1 次
	FEV_1 或 PEF 变异率 60% ~ 80% 预计值
	PEF 或 FEV_1 变异率 > 30%
重度持续	每日有症状
	频繁发作
	经常出现夜间哮喘症状
	体力活动受限
	FEV_1 或 PEF ≤ 60% 预计值
	PEF 或 FEV_1 变异率 > 30%

注：一个患者只要具备某级严重度的一个特点则可将其列入该级之中。

表 7-2 治疗中哮喘严重度的分类

	现行分级治疗		
	一级间歇发作	二级轻度持续	三级中度持续
治疗中患者的症状和肺功能	严重度		
一级：间歇发作	间歇发作	轻度持续	中度持续
症状少于每周 1 次			
短暂急性发作			
夜间症状不多于每月 2 次			

续 表

	现行分级治疗		
	一级间歇发作	二级轻度持续	三级中度持续
二级：轻度持续 　症状多于每周 1 次，但少于每日 1 次 　夜间哮喘多于每月 2 次，但少于每周 1 次 　两次发作之间肺功能正常	轻度持续	中度持续	重度持续
三级：中度持续 　每天均有症状 　急性发作可能影响活动和睡眠 　夜间症状至少每周 1 次 　60% < FEV_1 < 80% 预计值，或 　60% < PEF < 80% 平素最高值	中度持续	重度持续	重度持续
四级：重度持续 　每天均有症状 　经常发生急性发作 　经常出现夜间症状 　FEV_1 ≤ 60% 预计值，或 　PEF ≤ 80% 平素最高值	重度持续	重度持续	重度持续

2. 哮喘急性发作时严重程度的评价

哮喘急性发作是指气促、咳嗽、胸闷等症状突然发生，常有呼吸困难，以呼气流量降低为其特征，常因接触变应原等刺激物或治疗不当所致。其程度轻重不一，病情加重可在数小时或数天内出现，偶尔可在数分钟内即危及生命，故应对病情做出正确评估，以便给予及时有效的紧急治疗。哮喘急性发作时严重程度的评估，见表 7-3。

表 7-3 哮喘急性发作时严重程度的评估

临床特点	轻度	中度	重度	危重
气短	步行、上楼时	稍事活动	休息时	
体位	可平卧	喜坐位	端坐呼吸	
讲话方式	连续成句	常有中断	单字	不能讲话
精神状态	可有焦虑，尚安静	时有焦虑或烦躁	常有焦虑、烦躁	嗜睡或意识模糊
出汗	无	有	大汗淋漓	
呼吸频率	轻度增加	增加	常 > 30 次 / 分	
辅助呼吸肌活动及三凹征	常无	可有	常有	胸腹矛盾运动
哮鸣音	散在，呼吸末期	响亮、弥漫	响亮、弥漫	减弱，乃至无
脉率	< 100 次 / 分	100 ~ 120 次 / 分	> 120 次 / 分	脉率变慢或不规则
奇脉	无，< 10 mmHg	可有，10 ~ 25 mmHg	常有，> 25 mmHg	无，提示呼吸肌疲劳
使用 $β_2$ 受体激动剂后 PEF 占正常预计值或本人平素最高值 %	> 80%	60% ~ 80%	< 60%，或 < 100L/min，或作用时间 < 2 h	

续 表

临床特点	轻度	中度	重度	危重
PaO_2（吸空气）	正常	> 60 mmHg	< 60 mmHg	
$PaCO_2$	< 45 mmHg	≤ 45 mmHg	> 45 mmHg	
SaO_2（吸空气）	> 95%	91% ~ 95%	≤ 90%	
pH				降低

3. 控制水平的分级

这种分级方法更容易被临床医师掌握，有助于指导临床治疗，以取得更好的哮喘控制。控制水平的分级，见表7-4。

表7-4 控制水平分级

	完全控制（满足以下所有条件）	部分控制（在任何1周内出现以下1 ~ 2项特征）	未控制（在任何1周内）
白天症状	无（或 ≤ 2次/周）	> 2次/周	出现 ≥ 3项部分控制特征
活动受限	无	有	
夜间症状/憋醒	无	有	
需要使用缓解药的次数	无（或 ≤ 2次/周）	> 2次/周	
肺功能（PEF或FEV_1）	正常或 ≥ 正常预计值/本人最佳值的80%	< 正常预计值（或本人最佳值）的80%	
急性发作	无	≥ 每年1次	在任何1周内出现1次

4. 相关诊断试验

肺功能测定有助于确诊哮喘，也是评估哮喘控制程度的重要依据之一。对于有哮喘症状但肺功能正常的患者，测定气道反应性和PEF日内变异率有助于确诊哮喘。痰液中嗜酸性粒细胞或中性粒细胞计数可评估与哮喘相关的气道炎症。呼出气一氧化氮（FeNO）也可作为哮喘时气道炎症的无创性标志物。痰液嗜酸性粒细胞和FeNO检查有助于选择最佳哮喘治疗方案。可通过变应原皮试或血清特异性IgE测定证实哮喘患者的变态反应状态，以帮助了解导致个体哮喘发生和加重的危险因素，也可帮助确定特异性免疫治疗方案。

（七）支气管哮喘的鉴别诊断

哮喘的病理生理学改变包括三个特征：①气流受限，但可经支气管舒张剂治疗而逆转。②气道对各种刺激的高反应性。③气流受限呈周期性或发作性。这一组功能性改变的发病机制最可能为局限于气道的炎症过程。

哮喘急性发作时，患者都会有不同程度的呼吸困难。呼吸困难的第一个症状就是气促，患者的主诉就是胸闷、憋气、胸部压迫感。症状的出现常常与接触变应原或激发因素（如冷空气、异味等）有关，也常常发生于劳作后或继发于呼吸道感染（如气管炎）之后。但任何原因引起的缺氧也可出现类似症状。由此可见，胸闷、憋气不是哮喘所特有，不是它的专利，应该注意区别，以免导致误诊和误治。非哮喘所致的呼吸困难可见于下列几种情况。

1. 慢性支气管炎和COPD

慢性支气管炎常发生于吸烟或接触粉尘及其他刺激性烟雾职业的人，其中尤以长期吸烟为最常见的病因。因此患者多为中老年人，大多有长期咳嗽、咳痰史，每每在寒冷季节时症状加剧。一个人如果每年持续咳嗽3个月以上，连续2年，并排除其他可引起咳嗽、咳痰的原因者，即可诊断为慢性支气管炎。病程较长的慢性支气管炎患者的气道也可造成气流的受限，可合并肺气肿、发生通气功能障碍，而且常易发生急性呼吸道细菌或病毒感染。慢性阻塞性肺疾病（COPD）的患者与哮喘患者一样，运动常常引起症状的发作，但两者有区别。COPD患者一般是在运动或劳作后发生喘息和呼吸困难，而哮喘患者通常是在运动过程发生中症状发作或加重。

2. 心源性哮喘

大多数发生于老年人，特别是原有高血压病、冠心病者，也常见于风湿性心脏病、心肌病的患者。他们的心功能太差，肺循环瘀血。这时，即使肺通气功能正常，也会因肺循环障碍，肺泡与其周围的毛细血管的气体交换不足而缺氧。急性左心功能不全（常见与急性广泛心肌梗死）还可出现喘息症状（医学上称为心源性哮喘），特点为夜间出现阵发性呼吸困难，不能平卧，咳嗽频数，且有多量血性泡沫痰，与哮喘有别。心源性哮喘是非常严重的病症，如治疗延误，往往危及患者的生命，应紧急诊治。

3. 肺癌

大部分肺癌发生于支气管腔内，肿瘤的生长增大必将导致支气管腔的狭窄，造成通气功能的障碍。位于气管腔内的癌症，对气流的影响更为严重，可以引起缺氧，使患者喘息，甚至误诊为哮喘。发生于大气道的肺癌常常引起阻塞性肺炎。当感染或肺炎形成以后，患者的气促、咳嗽、喘鸣等症状更加明显，有时还会造成混淆。但是肺癌引起的咳嗽、喘息症状往往是逐渐形成，进行性加重，常有咯血丝痰或少量血痰的现象，平喘药物治疗无效。此外，发生于气管内的正气管癌也可引起呼吸困难，但这时的呼吸困难为吸气性呼吸困难，即空气吸不进肺，而哮喘的呼吸困难是呼气性呼吸困难，即肺里的气体不容易排出。

4. 胸腔积液

胸腔积液常常由结核病引起，液体积存于肺外一侧或双侧的胸膜腔内少量的积液不会引起呼吸困难，但如果积液量较多，就可能使肺受压迫，因而出现通气和换气障碍。患者得不到足够的氧气，从而出现胸闷、气短、憋气等症状。胸腔积液与哮喘的鉴别诊断比较容易，胸部透视或摄胸部 X 线片就可区分。当然，两者的症状也不同。结核性胸膜炎的患者一般有发热、胸痛的症状，而哮喘患者除非合并感染，通常无发热，除非合并气胸，否则无胸痛。胸腔积液引起的呼吸困难经胸腔穿刺，积液引流以后症状很快缓解，而平喘药无效。

5. 自发性气胸

病程长的哮喘患者，由于肺气肿和肺大泡的形成，偶可在哮喘急性发作时并发气胸，使呼吸困难的症状突然加重。患者和医务人员如果忽略了并发气胸的可能性，误认为是哮喘发作加剧，而反复使用平喘药物，就必将延误治疗，并发气胸时的特征是出现胸部重压感，大多为单侧性，吸气性呼吸困难，且平喘药物治疗无效。通过医师仔细地检查或者胸部 X 线检查即可及时做出诊断，关键在于不失时机地检查治疗。

6. 肺栓塞

肺栓塞是肺动脉被某种栓子堵住，以致血流不通的严重病症。肺栓塞的早期症状都是显著的胸闷、憋气、呼吸困难，这些症状可使患者坐卧不安，极为难忍。血气分析显示明显的低氧血症，但一般肺部听不到哮鸣音，平喘药无效，这些都是与哮喘明显不同之处。进一步的确诊须借助与核素的肺通气/灌注扫描和肺动脉造影等。

7. 弥漫性肺间质纤维化

这是一组病因极其复杂的疾病综合征，大部分患者病因不清楚，如所谓特发性肺间质纤维化，少数患者的病因较清楚，最常见为系统性红斑狼疮、类风湿性关节炎、系统性进行性硬皮病、皮肌炎、干燥综合征等。弥漫性肺间质纤维化患者的病情变化可急可缓，突出症状是进行性呼吸困难，因此多数患者主诉胸闷、憋气，也可表现刺激性干咳嗽。但这些症状一般无季节性，其发作性的特点也不突出，除非合并感染。肺无哮鸣音，但有时肺可听到爆裂音。肺功能检查显示限制性通气功能障碍。这些特点均与哮喘不同。

8. 高通气综合征

这是一组由于通气过度，超过生理代谢所需要的病症，通常可由焦虑和某种应激反应所引起，因此过度通气激发试验也可引起同样的临床症状。过度通气的结果是呼吸性碱中毒，从而表现呼吸深或快、呼吸困难、气短、胸闷、憋气、心悸、头昏、视物模糊、手指麻木等症状。严重者可出现手指，甚至上肢强直、口周麻木发紧、晕厥、精神紧张、焦虑、恐惧等症状。这组综合征不同于哮喘，它并不由器质性疾病所引起，因此各种内脏的功能检查一般都正常，也无变应原。症状的发作无季节性，肺无哮鸣音。只有过度通气激发试验才能做出本病的诊断，乙酰甲胆碱或组胺吸入均不能诱发本病症。吸入皮质激素和支气管扩张剂均不是本综合征的适应证。

（八）支气管哮喘的并发症

多数哮喘患者的病程是可逆的，但有少数患者由于气道慢性过敏性炎症持续存在，反复发作，造成不可逆的病理变化，肺功能损害严重，或者由于急性严重发作，气道阻塞严重，抢救不及时，或者由于某些药物使用不当等情况，均可引起急性、慢性或治疗性的并发症，常见为以下几种。

1. 肺气肿和肺心病

哮喘患者因气道过敏性炎症持续存在，并对外界的各种特异的或非特异的刺激产生高反应性。这种患者的支气管系统极容易发生收缩，以至痉挛，造成气道阻塞。气流阻塞如果长期得不到控制，肺残气也越来越多，结果使肺体积不断增大，肺泡结构受破坏，这就形成肺气肿。其后随着肺气肿的加重，肺泡里淤积的气体造成的肺泡内压力也不断增加，肺泡周围的血管受到压迫，血液流通障碍，从而造成肺循环阻力增高，压力增大，形成慢性肺动脉高压。肺动脉高压的形成使从周围血管来的静脉血回到心脏发生困难，同时使心脏（主要是右心室）负担加重，结果右心室壁肥厚、心室增大。由于长期的超负荷工作，右心室慢慢就发生疲劳，右心功能不全，慢性肺源性心脏病（简称肺心病）。

2. 呼吸衰竭

哮喘合并呼吸衰竭时，与慢性阻塞性肺疾病（COPD）没有区别，一般都属于Ⅱ型呼吸衰竭（即有缺氧，而且有动脉血二氧化碳分压的升高）。但哮喘严重发作时的呼吸衰竭一般为Ⅰ型呼吸衰竭（即只有缺氧，没有动脉血二氧化碳分压的升高），而且往往合并过度通气。

3. 呼吸骤停

呼吸骤停指哮喘患者的呼吸突然停止的严重并发症。发生这样的并发症前，病情一般并不太重，也没有预兆，大半发生于患者咳嗽或进食时，也可在轻微活动后。大半在家中发生，因此家属应及时救治。如果没有及时进行人工呼吸，常导致在送往医院前就继发心跳停止造成死亡。呼吸骤停的原因可能和发病时的神经反射有关。这种并发症发生的机会非常少见，但应警惕再次发生的可能。

4. 气胸和纵隔气肿

这两种情况都是肺结构受到严重的破坏，肺气肿进一步发展为肺大泡的结果。气胸有多种类型，如张力性气胸、交通性气胸和闭合性气胸等。其中最危险者为张力性气胸。因为这时胸膜的破口形成活瓣样，当患者吸气时，由于外界的大气压高于胸腔内的负压，因此外界的空气很容易进入胸腔。而当患者呼气时，胸膜的活瓣将破口关闭，胸腔里的气体不能排出，因此胸腔内的压力猛长，不但很快将同侧肺完全压瘪，而且可把纵隔向对侧推移，引起纵隔摆动，甚至可压迫对侧肺，因此患者可以突然死亡。对于这种情况，应当马上抢救，刻不容缓。对于其他两种类型的气胸和纵隔气肿也应积极治疗，以尽快使肺复张，恢复其肺功能。不管哪一类型的气胸，如果没有及时处理，肺受压的时间过长，都可能使肺复张困难。这就等于进行了没有开胸的"肺切除"。

5. 过敏性支气管肺曲菌病（ABPA）

少数支气管哮喘病例可以并发过敏性支气管肺曲菌病，表现为乏力、消瘦、咳嗽、盗汗、杵状指、吐痰中出现褐色小块状分泌，真菌培养有烟曲菌生长。胸片显示游走性肺浸润。患者血中对烟曲菌的特异性IgE滴度增高，用烟曲菌抗原给患者作皮肤试验可出现双相反应，即先在15 min时出现速发反应，继而在6～8 h后出现延迟反应。此并发症在支气管哮喘患者中虽然症状典型的不多，但有人报告支气管哮喘患者的痰液中出现曲菌菌丝的病例不少，约有10%的患者痰中可找到菌丝。

6. 心律失常和休克

严重哮喘发作本身可因缺氧等而引起心律失常和休克，但平喘药物，尤其是氨茶碱和异丙肾上腺素如果用量过多或注射速度过快也可引起上述不良反应。即使当前应用的选择性β_2受体激动剂大量静脉给药时也可发生。氨茶碱静脉注射速度太快，量过多会产生血管扩张。哮喘患者发作比较严重的哮喘时，往往丢失较多的水分，造成一定程度的脱水，其血容量相对不足，如果血管明显扩张就容易造成低血容量休克，甚至引起死亡，必须引起高度警惕。为此必须注意：①平喘药物不能过量，尤其老年人或原有心脏病的患者，注射时更要小心，最好先采用吸入疗法。②静脉注射氨茶碱剂量首次应用不超过每千克体重 5 mg，注射速度要慢，不少于 15 min，如果已有脱水表现，宜改用静脉滴注。③患者应该吸氧。

7. 闭锁肺综合征

β_2 受体激动剂本来是扩张支气管的平喘药，但如果哮喘患者用药过多，过于频繁，就可能起不到平喘作用，就好像呼吸道和外界隔绝，被"关闭"或"锁"起来一样。发生闭锁肺综合征主要因素是应用异丙肾上腺素过量或在治疗中因心动过速而不适当地使用了普萘洛尔（心得安）引起。普萘洛尔是一种 β_2 受体阻断剂，阻断 β_2 受体激动剂的作用，本身又可使支气管痉挛加剧，造成"闭锁状态"。异丙肾上腺素应用过量，它的代谢产物在体内积聚，也会发生普萘洛尔样的 β_2 受体的阻断作用，可发生类似的后果。此外，应用利血平或大量普拉洛尔（心得宁）后也有类似作用。因此，哮喘合并冠心病、高血压者应当慎重使用这类药物。

8. 胸廓畸形

哮喘患者尤其是年幼时起病或反复发作者，往往引起胸廓畸形，最常见是桶状胸、鸡胸、肋骨外翻等胸廓畸形。严重者可能对呼吸功能有些影响。

9. 生长发育迟缓

有人认为哮喘病儿长期口服皮质激素者可以出现生长迟缓，但吸入糖皮质激素是否引起生长迟缓，目前看法不一。多数认为规范化使用适量的吸入皮质激素不会引起发育的障碍。

如上所述，哮喘本来是一种可逆的气道疾病，但如果诊断不及时、治疗不适当，可逆的病变就可能转变为不可逆的病变，而且可以产生各种各样的并发症，甚至导致患者死亡。由此可见，哮喘的规范化治疗是极为重要的。

第三节　支气管哮喘的治疗

一、哮喘治疗常用药物简介

哮喘治疗药物分为控制药物和缓解药物。①控制药物：每天需要长期使用的药物，主要通过抗炎作用使哮喘维持临床控制，包括吸入糖皮质激素（简称激素）、全身用激素、白三烯调节剂、长效 β_2 受体激动剂（LABA，须与吸入激素联合应用）、缓释茶碱、色苷酸钠、抗 IgE 抗体及其他有助于减少全身激素剂量的药物等。②缓解药物：按需使用的药物，这些药物通过迅速解除支气管痉挛从而缓解哮喘症状，包括速效吸入 β_2 受体激动剂、全身用激素、吸入性抗胆碱能药物、短效茶碱及短效口服 β_2 受体激动剂等。

1. 激素

激素是最有效的控制气道炎症的药物，给药途径包括吸入、口服和静脉应用等，吸入为首选途径。

（1）吸入给药：吸入激素的局部抗炎作用强，通过吸入给药，药物直接作用于呼吸道，所需剂量较小。通过消化道和呼吸道进入血液药物的大部分被肝脏灭活，因此全身性不良反应较少。吸入激素可有效减轻哮喘症状、提高生活质量、改善肺功能、降低气道高反应性、控制气道炎症，减少哮喘发作的频率和减轻发作的严重程度，降低病死率。多数成人哮喘患者吸入小剂量激素即可较好地控制哮喘。过多增加吸入激素剂量对控制哮喘的获益较小而不良反应增加。由于吸烟可降低激素的效果，故吸烟者须戒烟并给予较高剂量的吸入激素。吸入激素的剂量与预防哮喘严重急性发作的作用之间有非常明确的关系，所以，严重哮喘患者长期大剂量吸入激素是有益的。

吸入激素在口咽部局部的不良反应包括声音嘶哑、咽部不适和念珠菌感染。吸药后及时用清水含漱口咽部，选用干粉吸入剂或加用储雾器可减少上述不良反应。吸入激素的全身不良反应的大小与药物剂量、药物的生物利用度、在肠道的吸收、肝脏首过代谢率及全身吸收药物的半衰期等因素有关。通常成人哮喘患者每天吸入低至中剂量激素，不会出现明显的全身不良反应。长期高剂量吸入激素后可能出现的全身不良反应包括皮肤瘀斑、肾上腺功能抑制和骨密度降低等。吸入激素可能与白内障和青光眼的发生有关，现无证据表明吸入激素可增加肺部感染（包括肺结核）的发生率，因此伴有活动性肺结核的哮喘患者可以在抗结核治疗的同时给予吸入激素治疗。

①气雾剂给药：临床上常用的吸入激素有四种，包括二丙酸倍氯米松、布地奈德、丙酸氟替卡松等。一般而言，使用干粉吸入装置比普通定量气雾剂方便，吸入下呼吸道的药物量较多。

②溶液给药：布地奈德溶液经以压缩空气为动力的射流装置雾化吸入，对患者吸气配合的要求不高，起效较快，适用于轻中度哮喘急性发作时的治疗。

（2）口服给药：适用于中度哮喘发作、慢性持续哮喘吸入大剂量吸入激素联合治疗无效的患者和作为静脉应用激素治疗后的序贯治疗，一般使用半衰期较短的激素（如泼尼松、泼尼松龙或甲泼尼龙等）。对于激素依赖型哮喘，可采用每天或隔天清晨顿服给药的方式，以减少外源性激素对下丘脑-垂体-肾上腺轴的抑制作用。泼尼松的维持剂量为每天≤10 mg。长期口服激素可引起骨质疏松症、高血压、糖尿病、下丘脑-垂体-肾上腺轴的抑制、肥胖症、白内障、青光眼、皮肤菲薄导致皮纹和瘀斑、肌无力。对于伴有结核病、寄生虫感染、骨质疏松、青光眼、糖尿病、严重忧郁或消化性溃疡的哮喘患者，全身给予激素治疗时应慎重并应密切随访。全身使用激素不是一种经常使用的缓解哮喘症状的方法，但严重的急性哮喘是需要的，可预防哮喘的恶化、减少因哮喘而急诊或住院的机会、预防早期复发、降低病死率。推荐剂量：泼尼松龙30~50 mg/d，5~10 d。具体使用要根据病情的严重程度，当症状缓解或其肺功能已经达到个人最佳值，可以考虑停药或减量。地塞米松因对垂体-肾上腺的抑制作用大，不推荐长期使用。

（3）静脉给药：严重急性哮喘发作时，应经静脉及时给予琥珀酸氢化可的松（400~1 000 mg/d）或甲泼尼龙（80~160 mg/d）。无激素依赖倾向者，可在短期（3~5 d）内停药；有激素依赖倾向者应延长给药时间，控制哮喘症状后改为口服给药，并逐步减少激素用量。

2. β_2受体激动剂

通过对气道平滑肌和肥大细胞等细胞膜表面的β_2受体的作用，舒张气道平滑肌、减少肥大细胞和嗜碱粒细胞脱颗粒和介质的释放、降低微血管的通透性、增加气道上皮纤毛的摆动等，缓解哮喘症状。此类药物较多，可分为短效（作用维持4~6 h）和长效（维持12 h）β_2受体激动剂。后者又可分为速效（数分钟起效）和缓慢起效（30 min起效）两种。

（1）短效β_2受体激动剂（SABA）：常用的药物如沙丁胺醇和特布他林等。

①吸入给药：吸入用短效β_2受体激动剂包括气雾剂、干粉剂和溶液等，通常在数分钟内起效，疗效可维持数小时，是缓解轻至中度急性哮喘症状的首选药物，也可用于运动性哮喘。如每次吸入100~200 μg沙丁胺醇或250~500 μg特布他林，必要时每20 min重复1次。这类药物应按需间歇使用，不宜长期、单一使用，也不宜过量应用，否则可引起骨骼肌震颤、低血钾、心律失常等不良反应。压力型定量手控气雾剂（pMDI）和干粉吸入装置吸入短效β_2受体激动剂不适用于重度哮喘发作，其溶液（如沙丁胺醇、特布他林、非诺特罗及其复方制剂）经雾化泵吸入适用于轻至重度哮喘发作。

②口服给药：如沙丁胺醇、特布他林、丙卡特罗片等，通常在服药后15~30 min起效，疗效维持4~6 h。如沙丁胺醇2~4 mg，特布他林1.25~2.5 mg，每天3次；丙卡特罗25~50 μg，每天2次。使用虽较方便，但心悸、骨骼肌震颤等不良反应比吸入给药时明显。缓释剂型和控释剂型的平喘作用维持时间可达12 h，特布他林的前体药班布特罗的作用可维持24 h，可减少用药次数，适用于夜间哮喘患者的预防和治疗。长期、单一应用β_2受体激动剂可造成细胞膜β_2受体的向下调节，表现为临床耐药现象，故应予避免。

③贴剂给药：为透皮吸收剂型。妥洛特罗，分为0.5 mg、1 mg、2 mg三种剂量。药物经皮肤吸收，因此可减轻全身不良反应，每天只需贴敷1次，效果可维持24 h。

（2）长效β_2受体激动剂（LABA）：舒张支气管平滑肌的作用可维持12 h以上。目前常用的吸入型LABA有两种。沙美特罗：给药后30 min起效，平喘作用维持12 h以上。推荐剂量50μg，每天2次吸入。福莫特罗：给药后3～5 min起效，平喘作用维持8 h以上。平喘作用具有一定的剂量依赖性，推荐剂量4.5～9μg，每天2次吸入。吸入LABA适用于哮喘（尤其是夜间哮喘和运动诱发哮喘）的预防和治疗。福莫特罗因起效迅速，可按需用于哮喘急性发作时的治疗。联合吸入激素和LABA，具有协同的抗炎和平喘作用，可获得相当于（或优于）应用加倍剂量吸入激素时的疗效，并可增加患者的依从性、减少较大剂量吸入激素引起的不良反应，尤其适合于中至重度持续哮喘患者的长期治疗。临床上不推荐长期单独使用LABA治疗哮喘，LABA应该与吸入激素联合使用。

3. 白三烯调节剂

主要是通过对气道平滑肌和其他细胞表面白三烯受体的拮抗，抑制肥大细胞和嗜酸性粒细胞释放出的半胱氨酰白三烯的致喘和致炎作用，产生轻度支气管舒张和减轻变应原、运动和二氧化硫（SO_2）诱发的支气管痉挛等作用，并有一定的抗炎作用。可减轻哮喘症状、改善肺功能、减少哮喘的恶化。但作用不如吸入激素，也不能取代激素。但可减少中至重度哮喘患者每天吸入激素的剂量，并可提高吸入激素治疗的临床疗效，尤适用于阿司匹林哮喘、运动性哮喘和伴有过敏性鼻炎哮喘患者的治疗。扎鲁司特20 mg，每天2次；孟鲁司特10 mg，每天1次；异丁司特10 mg，每天2次。

4. 茶碱

茶碱具有舒张支气管平滑肌作用，并具有强心、利尿、扩张冠状动脉、兴奋呼吸中枢和呼吸肌等作用。低浓度茶碱具有抗炎和免疫调节作用，可作为症状缓解药。

（1）口服给药：用于轻至中度哮喘发作和维持治疗。剂量为每天6～10 mg/kg。口服控（缓）释型茶碱后昼夜血药浓度平稳，平喘作用可维持12～24 h，尤适用于夜间哮喘症状的控制。联合应用茶碱、激素和抗胆碱药物具有协同作用。但本品与β_2受体激动剂联合应用时，易出现心率增快和心律失常，应慎用并适当减少剂量。

（2）静脉给药：氨茶碱加入葡萄糖溶液中，缓慢静脉注射［注射速度不宜超过0.25 mg/（kg·min）］或静脉滴注，适用于哮喘急性发作且近24 h内未用过茶碱类药物的患者。负荷剂量为4～6 mg/kg，维持剂量为0.6～0.8 mg/（kg·h）。由于茶碱的"治疗窗"窄以及茶碱代谢存在较大的个体差异，可引起心律失常、血压下降，甚至死亡，临床上应监测其血药浓度，及时调整浓度和滴速。茶碱有效、安全的血药浓度范围应在6～15 mg/L。影响茶碱代谢的因素较多，如发热、妊娠，抗结核治疗可以降低茶碱的血药浓度；而肝脏疾患、充血性心力衰竭以及合用西咪替丁或喹诺酮类、大环内酯类等药物均可影响茶碱代谢而使其排泄减慢，增加茶碱的毒性作用，应酌情调整剂量。多索茶碱的作用与氨茶碱相同，但不良反应较轻。双羟丙茶碱的作用较弱，不良反应也较少。

5. 抗胆碱药物

吸入抗胆碱药物，如溴化异丙托品和噻托溴铵等，可阻断节后迷走神经传出支，通过降低迷走神经张力而舒张支气管。现有气雾剂和雾化溶液两种剂型。经pMDI吸入溴化异丙托品气雾剂，常用剂量为20～40μg，每天3～4次；经雾化泵吸入溴化异丙托品溶液的常用剂量为50～125μg，每天3～4次。噻托溴铵为长效抗胆碱药物，对M_1和M_3受体具有选择性抑制作用，仅需每天1次吸入给药。抗胆碱药物与β_2受体激动剂联合应用具有协同、互补作用，对有吸烟史的老年哮喘患者较为适宜，但对妊娠早期妇女和患有青光眼或前列腺肥大的患者应慎用。

6. 抗IgE治疗

抗IgE单克隆抗体可应用于血清IgE水平增高的哮喘患者，目前主要用于经过吸入糖皮质激素和LABA联合治疗后症状仍未控制的严重哮喘患者。

7. 其他治疗哮喘药物

（1）抗组胺药物：口服第二代抗组胺药物（H_1受体阻断剂）如酮替芬、氯雷他定、阿司咪唑、氮卓司丁、特非那定等具有抗变态反应作用，在哮喘治疗中的作用较弱，可用于伴有变应性鼻炎哮喘患者的治疗。药物的不良反应主要是嗜睡。阿司咪唑和特非那定可引起严重的心血管不良反应，应谨慎使用。

（2）其他口服抗变态反应药物：如曲尼司特、瑞吡司特等可应用于轻至中度哮喘的治疗。其主要不良反应是嗜睡。

二、哮喘治疗原则

从理论上讲，支气管哮喘的预防比治疗更为重要，但由于哮喘的致病因素和诱发因素都非常复杂，各种因素常互相交错，而且往往是多重性的，再加上绝大多数患者还没有建立"预防为主"的坚定信念，导致预防措施难以起到主导的地位，在这种情况下，哮喘的治疗就显得尤为重要。但我们认为应当坚持"防中有治，治中有防"的基本原则。

（1）哮喘的治疗必须规范化，任何哮喘治疗方案都应把预防工作放在首位，为此应当尽可能地让患者了解"自己"，了解病因，了解药物。

（2）所有患者应尽最大可能地避免接触致病因素和诱发因素，对于特应性哮喘患者，采用脱敏疗法来提高患者对变应原的耐受性，也应作为预防措施来看待。

（3）以吸入肾上腺皮质激素（简称激素）为主的抗感染治疗应是哮喘缓解期的首要治疗原则，以达到控制气道的慢性炎症，预防哮喘的急性发作的目的。

（4）哮喘急性发作时，治疗的关键是迅速控制症状，改善通气，纠正低氧血症。

（5）强化对基层医师的培训，对哮喘患者的医学教育是哮喘防治工作的主要环节。

三、哮喘治疗目标

哮喘是一种对患者及其家庭和社会都有明显影响的慢性疾病。气道炎症是所有类型的哮喘的共同病理、症状和气道高反应性的基础，它存在于哮喘的所有时段。虽然目前尚无根治办法，但以抑制气道炎症为主的适当的治疗通常可以使病情得到控制。哮喘治疗的目标为：①有效控制急性发作症状并维持最轻的症状，甚至无任何症状。②防止哮喘的加重。③尽可能使肺功能维持在接近正常水平。④保持正常活动（包括运动）的能力。⑤避免哮喘药物治疗过程发生不良反应。⑥防止发生不可逆的气流受限。⑦防止哮喘死亡，降低哮喘死亡率。

哮喘控制的标准如下：①最少（最好没有）慢性症状，包括夜间症状。②最少（不常）发生哮喘加重。③无须因哮喘而急诊。④基本不需要使用 β_2 受体激动剂。⑤没有活动（包括运动）限制。⑥ PEF 昼夜变异率低于 20%。⑦ PEF 正常或接近正常。⑧药物不良反应最少或没有。

四、哮喘治疗方案的组成

哮喘的治疗可以根据采用不同治疗类型的可能性、文化背景、不同的医疗保健系统通过不同途径进行，一般应包括六个部分，即：

（1）患者教育，并使哮喘患者在治疗中与医师建立伙伴关系。

（2）根据临床症状和尽可能的肺功能测定评估和监测哮喘的严重度。

（3）脱离与危险因素的接触。

（4）建立个体化的儿童和成人的长期的治疗计划。

（5）建立个体化的控制哮喘加重的治疗计划。

（6）进行定期的随访监护。

五、长期治疗方案的确定

1. 以哮喘的严重程度选择治疗药物

哮喘治疗方案的抉择基于其在治疗人群中的疗效及其安全性。药物治疗可以酌情采取不同的给药途径，包括吸入、口服和肠道外途径（皮下、肌内或静脉注射）。吸入给药的主要优点是可以将高浓度的药物送入气道以提高疗效，而避免或使全身不良反应减少到最低程度。哮喘治疗应以患者的严重程度为基础，并根据病情控制变化增减（升级或降级）的阶梯治疗原则选择治疗药物（表7-5）。

表 7-5 哮喘患者长期治疗方案的选择 *

严重度	每天治疗药物	其他治疗选择 **
一级 间歇发作哮喘 ***	不必	
二级 轻度持续哮喘	吸入糖皮质激素（≤ 500μg BDP 或相当剂量）	缓释茶碱，或 色甘酸钠，或 白三烯调节剂
三级 中度持续哮喘	吸入糖皮质激素（200～100μg BDP 或相当剂量），加上长效吸入 β_2 受体激动剂 吸入糖皮质激素（500～1 000μg BDP 或相当剂量），加上缓释茶碱，或 吸入糖皮质激素（500～1 000μg BDP 或相当剂量），加上吸入长效 β_2 受体激动剂，或 吸入大剂量糖皮质激素（> 1 000μg BDP 或相当剂量），或 吸入糖皮质激素（200～1 000μg BDP 或相当剂量），加上白三烯调节剂	
四级 重度持续哮喘	吸入糖皮质激素（> 1 000μg BDP 或相当剂量），加上吸入长效 β_2 受体激动剂，需要时可再加上一种或一种以上下列药物： 缓释茶碱　　　　　　　　　　白三烯调节剂 长效口服 β_2 受体激动剂　　　口服糖皮质激素	

注：* 各级治疗中除了规则的每日控制治疗以外，需要时可快速吸入 β_2 受体激动剂以缓解症状，但每日吸入次数不应多于 3～4 次；

** 其他选择的缓解药包括吸入抗胆碱能药物、短作用口服 β_2 受体激动剂、短作用茶碱；

*** 间歇发作哮喘，但发生严重急性加重者，应按中度持续患者处理。

2. 以患者的病情严重程度为基础

根据控制水平类别选择适当的治疗方案哮喘患者长期治疗方案可分为 5 级。对以往未经规范治疗的初诊哮喘患者可选择第 2 级治疗方案，哮喘患者症状明显，应直接选择第 3 级治疗方案。从第 2 级到第 5 级的治疗方案中都有不同的哮喘控制药物可供选择。而在每一级中都应按需使用缓解药物，以迅速缓解哮喘症状。如果使用含有福莫特罗和布地奈德单一吸入装置进行联合治疗时，可作为控制和缓解药物应用。如果使用该分级治疗方案不能够使哮喘得到控制，治疗方案应升级直至达到哮喘控制为止。当哮喘控制并维持至少 3 个月后，治疗方案可考虑降级。建议减量方案：①单独使用中至高剂量吸入激素的患者，将吸入激素剂量减少 50%。②单独使用低剂量激素的患者，可改为每日 1 次用药。③联合吸入激素和 LABA 的患者：按 2010 年 2 月 18 日美国 FDA（U.S.Food and Drug Administration）在长效 β_2 受体激动剂治疗哮喘的安全通告中的建议：LABA 应该短期应用，一旦哮喘得到有效控制，则应该停止使用 LABA。也就是说，如果哮喘患者应用 ICS 和 LABA 联合治疗哮喘，哮喘达到完全控制后，就需要降阶梯治疗，应用单一的 ICS 吸入治疗，而不再继续使用 LABA 吸入治疗。

若患者使用最低剂量控制药物达到哮喘控制 1 年，并且哮喘症状不再发作，可考虑停用药物治疗。上述减量方案尚待进一步验证。通常情况下，患者在初诊后 2～4 周回访，以后每 1～3 个月随访 1 次。出现哮喘发作时应及时就诊，哮喘发作后 2 周至 1 个月内进行回访。

六、哮喘急性发作期的治疗

哮喘急性发作的严重性决定其治疗方案，表 7-3 为根据检查时所确定的哮喘急性发作严重度而制定的指南，各类别中的所有特征并不要求齐备。如果患者对起始治疗不满意，或症状恶化很快，或患者存在可能发生死亡的高危因素，应按下一个更为严重的级别治疗。

（一）哮喘急性发作的一般治疗

一般来说，如果患者突然咳嗽、胸闷、气促，而且进行性加重，平时所用的常规平喘药效果不明显时就应该到医院进一步检查，包括肺功能和血气分析等。不失时机进行治疗，以尽快缓解症状，纠正低氧血症，保护肺功能。

哮喘轻度急性发作者，可用沙丁胺醇（舒喘灵）或间羟舒喘宁（喘康速）气雾剂作吸入治疗，每次吸 $200\mu g$（2 揿），通常可在数分钟内起作用；也可口服 β_2 受体激动剂，如特布他林（博利康尼）每次 2.5 mg，每日 3 次，通常在服药 15 ~ 30 min 起效，疗效维持 4 ~ 6 h，但心悸、震颤稍多见。如果急性发作或每天用药次数、剂量增加，表示病情加重，就需要合用其他药物，如舒弗美等。

中度哮喘急性发作者，气促明显，稍活动即气促加重，喜坐位，有时焦虑或烦躁，出汗、呼吸快、脉率达 120 次 /min，喘鸣音响亮。吸支气管舒张剂后，仅部分改善症状，因此往往需要联合使用丙酸倍氯松或布地奈德气雾剂吸入，每次 $250\mu g$，每 12 h 或 8 h 一次，有较强的局部抗炎作用。吸入皮质激素的疗效仍不满意者，需改用口服泼尼松每次 10 mg，每日 3 次，一般用 3 ~ 4 d，然后停用口服泼尼松改用吸入皮质激素（在完全停用口服泼尼松以前即应开始辅以吸入皮质激素）。

中度哮喘急性发作者常有夜间哮喘发作或症状加剧，因此常常需要使用长效缓释型茶碱，如舒弗美 200 mg（1 片），每 12 h 一次；也可用控释型 β_2 受体激动剂，如全特宁每次 4 ~ 8 mg，每 12 h 一次。此外，长效 β_2 受体激动剂，如丙卡特罗（美喘清，普鲁卡地鲁）每次 $25\mu g$（小儿每次每千克体重 $1.25\mu g$），沙美特罗（施立稳）每次吸入 $50\mu g$，也可口服班布特罗，每晚 10 mg，能有效防治夜间哮喘发作和清晨加剧。有时可吸入可必特治疗，尤其是使用压缩空气吸入该药时效果更明显，优于单纯吸入 β_2 受体激动剂。

重度急性发作或危重患者，气促更严重，静息时气促也很明显，焦虑烦躁或嗜睡，大汗淋漓，呼吸困难，呼吸 > 30 次 /min，脉率 > 120 次 /min，发绀，用支气管扩张剂效果不明显。此时必须立即送医院。这时吸入 β_2 受体激动剂或糖皮质激素的效果均不明显，往往需在医院急诊室观察，并静脉滴注皮质激素和氨茶碱，一般还必须吸氧等。危重患者伴呼吸衰竭者还应酌情进行插管，并进行机械通气。

（二）机械通气的适应证

哮喘患者急性重度发作，经支气管扩张剂、激素、碱剂和补液等积极治疗，大部分可得到缓解，但仍有 1% ~ 3% 病情继续恶化，发生危重急性呼吸衰竭。动脉血气分析提示严重缺氧和二氧化碳潴留伴呼吸性酸中毒，如不及时抢救，即会危及生命。这时，由于气道阻力很高，胸廓过度膨胀，呼吸肌处于疲劳状态。因此，若注射呼吸兴奋剂（可拉明等），通气量的增加很有限，相反呼吸肌兴奋可能加重呼吸肌疲劳，氧消耗量和二氧化碳的产生也随之增多，不但效果极差，而且会适得其反，加重病情，故只有及时采用机械通气，方能取得满意疗效。

机械通气的指针是：①呼吸心跳停止。②严重低氧血症，PaO_2 < 7.98 kPa（60 mmHg）。③ $PaCO_2$ > 6.67 kPa（50 mmHg）。④重度呼吸性酸中毒，动脉血 pH < 7.25。⑤严重意识障碍，谵妄或昏迷。⑥呼吸浅而快，每分钟超过 30 次，哮鸣音由强变弱或消失，呼吸肌疲劳明显。

危重哮喘患者在机械通气时仍应当强化抗气道炎症的治疗，静脉滴入糖皮质激素是必不可少的，甚至常常需要较大剂量。在这种严重的状态下吸入支气管扩张药往往是无效的，勉强为之，有时还可增加气道阻力，加重呼吸困难。静脉使用氨茶碱是否有效，一直有争议。至于辅助机械通气的方式应根据患者的反应和血气分析的跟踪监测，及时调整。因为这时患者的气道阻力和气道内压和肺泡压显著增高，因此采用控制性低潮气量辅助呼吸（MCHV）或压力支持（PSAV）较为合理。用 MCHV 时呼吸机参数为：通气频率 6 ~ 12 次 /min，潮气量 8 ~ 12 mL/kg，这些参数约为常规预计量的 2/3。也有报道，在机械通气时让患者吸入氦（80%）- 氧（20%）混合气，可使气道内压降低，肺泡通气量增加，改善低氧血症，降低 $PaCO_2$。呼气末正压（PEEP）的治疗是否合适尚有许多争论。因为严重哮喘发作时已存在内源性呼气末正压（PEEPi），肺泡充气过度，呼气末胸膜腔内压增高，小气道陷闭，气道阻力增加呼气流速减慢，肺泡压增高，呼气末肺泡压可高于大气压。此时若进行气道正压通气（CPAP）或 PEEP 通气，虽可提高气道内压力，使之超过肺泡压，部分地克服气道阻力，减少呼吸功，从而改善通气，但内源性压力和外源性压力的相加必使肺泡进一步膨胀，导致气胸等气压性损伤，因此应用时必须非常慎重。同时，正压通气可能影响静脉血回心，使心排血量减少，血压下降，组织灌注不足，因此在正压通气前应充分补液，扩充血容量。机械通气过程注意气道湿化，防止气道内黏液栓的形成。

（三）防止特异性和非特异性因素的触发

这是一个要时刻注意的问题，即使在哮喘急性发作时也应该让患者脱离变应原的接触，如治疗药物的选择，病室环境的布置和消毒都应当在详细了解患者的过敏史和哮喘发作诱发因素后周密的安排。除了避免和清除患者所提供的明确的触发因素以外，一般来说，含乙醇的药物（如普通的氢化可的松）、来苏消毒液、挥发性杀虫剂均不宜使用。急性发作的哮喘患者更不宜安排在新装修的病室内，也不宜在其病室内摆设奇花异草。

七、脱敏疗法

脱敏疗法是特异性脱敏疗法的简称，是针对引起病变的过敏物质的一种治疗方法，即用变应原制成的提取液（即为浸出液），定期给对相应变应原皮肤试验阳性的患者进行注射，以刺激体内产生"封闭"抗体（又名阻断抗体）。"封闭"抗体和特异性IgE抗体一样，也具有识别变应原的功能。当相同变应原再次进入体内，"封闭"抗体与肥大（嗜碱粒）细胞表面的IgE竞争和变应原结合，然后变成复合物而被网状内皮系统清除掉，变应原和附着于肥大（嗜碱粒）细胞表面的IgE结合少了，哮喘的发作也就得以避免或减轻，但有些患者的病情改善和"封闭"抗体的形成没有关系。脱敏疗法的"封闭"抗体的学说近年来已发生动摇，有些学者发现"封闭"抗体（主要是IgG）在身体外虽证实能和特异性变应原相结合，但在体内却不能和进入黏膜的变应原相结合，且血清中"封闭"抗体并不确切反映是来源于局部的"封闭"抗体，而仅提示免疫刺激（注射变应原）的结果，只是一种免疫伴随现象，与病情改善程度缺乏相关性。因此有人认为脱敏疗法能使患者血清中的IgE生成受到抑制，IgE量减少，肥大细胞不再继续致敏，病情也就减轻。脱敏疗法还可使释放炎性介质细胞的反应性减弱等。从而减少或阻止过敏性疾病的发作，这就叫作脱敏疗法，而这种专门配制的脱敏液即为"特异性脱敏抗原"。这种疗法目前主要用于呼吸道疾患，诸如过敏性鼻炎、支气管哮喘等。

脱敏疗法的适应证主要为：①哮喘患者对某些吸入变应原的皮肤试验阳性和（或）血清特异性IgE升高。②皮肤试验虽呈阴性，但病史中强烈提示由某变应原诱发哮喘或经抗原激发试验证实，或血清中查到该特异性IgE，或者特异性嗜碱性粒细胞脱颗粒试验和组胺释放试验均呈阳性。③经一般平喘药物治疗后效果不理想，而当地已证实用某种变应原提取物做脱敏疗法有效。④对药物、食物过敏的患者，一般用避免方法而不用脱敏疗法，无法避免或不能替代者可考虑用脱敏疗法。

脱敏疗法应用于防治哮喘已历经半个世纪，既往国内外多数学者持肯定态度，认为可减轻再次接触变应原后的过敏反应，甚至可长期控制哮喘发作。小儿的效果较成人显著，外源性哮喘效果更好。根据国内报道，用脱敏疗法疗程2～4年，成人哮喘总有效率达79.8%，小儿哮喘总有效率为95%，2年治愈率为61.3%。一般经脱敏疗法后，哮喘病情减轻，发作次数减少，平喘药物用量也减少，皮肤敏感性下降，部分患者变应原的皮肤试验由阳性转变为阴性或反应性降低，引起休克器官的耐受性也提高。特异性IgE抗体先上升，以后下降到低于原来水平，特异性IgG升高而嗜碱性粒细胞敏感性下降。但脱敏疗法有一定的局限性，因此各国学者的评价不尽相同，有些学者对脱敏疗法的钟爱程度不高。有人认为，如果哮喘全年发作，表明气道过敏性炎症持续存在，脱敏疗法不能使之恢复，这时宜选用吸入抗过敏性炎症药物来替代本法。

八、哮喘诊断治疗中应注意的事项

（1）哮喘患者就诊时通常有三种情况：主诉某些与哮喘有关的症状，但没有经过必要的检查，诊断尚不明确；哮喘急性发作；哮喘经过有效治疗而处于缓解期。对于第一类患者，医师的首要任务是进行胸部X线、肺功能、变应原等的系统检查，以确定诊断，并了解肺功能受损情况和哮喘的严重程度，是否具有变应体质，主要变应原是什么。这些基本病情的了解对患者长期的治疗方案的制订，对病情变化的随访都是非常重要的。第二类患者首先应给予紧急处理，缓解症状，改善肺功能，不要勉强进行过多的检查。其他必要的检查可等症状缓解以后进行。第三类患者可以进行全面的诊断性检查，但重要的是要仔细分析患者的病情变化，导致病情进行性发展的因素，对各种药物治疗的反应，调整治疗方案。

（2）在哮喘的诊断依据中，最主要是临床的典型症状体征和肺功能检查的结果。变应原的确定不是哮喘的主要诊断依据，变应原阳性是哮喘诊断的有利旁证和治疗方案设计的重要根据，但变应原阴性不能否定哮喘的诊断。胸部 X 线检查虽然意义不很大，但也必不可少，因为该检查对于了解肺部的并发症和鉴别诊断非常重要。

（3）哮喘的治疗应当尽量按"哮喘防治指南"规范化进行，而且治疗过程应根据症状和肺功能的变化，适时重新评估，调整治疗方案。

（4）哮喘的治疗药物很多，用药的途径也比较特别。大量的研究证明吸入疗法（包括糖皮质激素和支气管舒张药）既有效，而且全身不良反应少，因此是首选的用药途径。但不应滥用吸入途径，如地塞米松不同于丙酸倍氯米松、布地奈德和氟替卡松，不能作为吸入药物。茶碱类药物也不能用于吸入治疗。

定量雾化吸入器（MDI）便于携带，使用方便，因此在临床上广泛使用。但肺功能很差的体弱和重症患者及其不容易合作的幼儿，往往使用困难，很难真正把药吸到下呼吸道，因此疗效差。对于这些患者，建议使用适当类型的储雾器，使由 MDI 释出的药物暂时漂浮在储雾器内，从容吸入。碟式和干粉制剂不含氟利昂，不对气道产生刺激，也不污染大气，使用也比较方便。哮喘急性发作时，或喘息症状比较明显时，通过以压缩空气或高流量氧为动力的射流式雾化吸入装置吸入 β_2 受体激动剂或抗胆碱药可望得到较快的效果。

（5）在哮喘的治疗中，对患者的科普教育，让患者了解什么是哮喘，处方药的作用和可能出现的不良反应，吸入药物及其器械的正确使用都是疗效的基本保证。

第八章 急性呼吸窘迫综合征

第一节 急性呼吸窘迫综合征概述

一、定义

急性呼吸窘迫综合征（acute respiratory distress syndrome，ARDS）是以低氧血症为特征的急性起病的呼吸衰竭。病理基础是各种原因引起的肺泡-毛细血管损伤，肺泡膜通透性增加，肺泡表面活性物质破坏，透明膜形成和肺泡萎陷，肺顺应性降低、通气血流比例失调和肺内分流增加是 ARDS 典型的病理生理改变，进行性低氧血症和呼吸窘迫为 ARDS 特征性的临床表现。

1967 年 Ashbaugh 首先描述并提出 ARDS。4 年以后，"成人呼吸窘迫综合征"被正式推广采用。根据病因和病理特点不同，ARDS 还被称为休克肺、灌注肺、湿肺、白肺、成人肺透明膜病变等。1992 年欧美危重病及呼吸疾病专家召开 ARDS 联席会议，以统一概念和认识，提出了 ARDS 的现代概念和诊断标准。①急性而非成人：ARDS 并非仅发生于成人，儿童亦可发生。成人并不能代表 ARDS 的特征，急性却能反映 ARDS 起病的过程。因此，ARDS 中的 "A" 由成人（adult）改为急性（acute），称为急性呼吸窘迫综合征。②急性肺损伤与 ARDS 是连续的病理生理过程：急性肺损伤是感染、创伤后出现的以肺部炎症和通透性增加为主要表现的临床综合征，强调包括从轻到重的较宽广的连续病理生理过程，ARDS 是其最严重的极端阶段。这一认识反映了当前 ARDS 概念的转变和认识的深化，对早期认识和处理 ARDS 显然是有益的。③ARDS 是多器官功能障碍综合征的肺部表现：ARDS 是感染、创伤等诱导的全身炎症反应综合征（SIRS）在肺部的表现，是 SIRS 导致的多器官功能障碍综合征（MODS）的一个组成部分，可以肺损伤为主要表现，也可继发于其他器官功能损伤而表现为 MODS。④推荐的诊断标准包括急性发病；X 线胸片表现为双肺弥漫性渗出性改变；氧合指数（PaO_2/FiO_2）小于 300 mmHg；肺动脉嵌顿压（PAWP）$\leq$ 18 mmHg，或无左心房高压的证据，达上述标准为急性肺损伤（ALI），PaO_2/FiO_2 小于 200 mmHg 为 ARDS。

创伤是导致 ARDS 的最常见原因之一。根据肺损伤的机制，可将 ARDS 病因分为直接性和间接性损伤。创伤后 ARDS 病因复杂，常有多因素交叉作用。早期主要是直接损伤，包括肺钝挫伤、吸入性损伤和误吸，后期主要为间接性损伤，主要是持续的创伤性休克、挤压综合征和急性肾损伤，积极的液体复苏以及创面的反复感染和菌血症。由于这些因素的长期作用，导致创伤后 ARDS 病程持续时间较长，而且可以出现多次反复，临床上必须高度重视。

时至今日，虽然 ARDS 治疗策略不断改进和更新，但与 1967 最初提出 ARDS 相比，ARDS 的病死率没有显著改善，仍高达 30%~40%。患者年龄、病变严重程度、导致 ARDS 病因以及是否发展为 MODS 均是影响 ARDS 预后的主要因素。其中，感染导致的 ARDS 患者病死率高于其他原因引起的 ARDS。研究表明，发病早期低氧血症的程度与预后无相关性；而发病后 24~72 h OI 的变化趋势可反映患者预后；另外，肺损伤评分（LIS）（表 8-1）也有助于判断预后，有研究显示，LIS > 3.5 患者生存率为

18%，2.5 < LIS < 3.5 生存率为 30%，1.1 < LIS < 2.4 生存率为 59%，LIS < 1.1 生存率可达 66%。

表 8-1 LIS 评分表

	胸片	低氧血症（PiO$_2$/FiO$_2$）（mmHg）	PEEP 水平（mmHg）	呼吸系统顺应性（mL/cmH$_2$O）
0 分	无肺不张	≥ 300	≤ 5	≥ 80
1 分	肺不张位于 1 个象限	225 ~ 299	6 ~ 8	60 ~ 79
2 分	肺不张位于 2 个象限	175 ~ 224	9 ~ 11	40 ~ 59
3 分	肺不张位于 3 个象限	100 ~ 174	12 ~ 14	20 ~ 39
4 分	肺不张位于 4 个象限	< 100	≥ 15	≤ 19

注：上述 4 项或 3 项（除肺顺应性）评分的总和除以项目数（分别为 4 或 3），得到肺损伤评分结果。

二、发病机制

虽然 ARDS 病因各异，但发病机制基本相似，不依赖于特定病因。大量研究表明，感染、创伤等各种原因引发的全身炎症反应综合征（SIRS）是 ARDS 的根本原因。其中炎症细胞如多形核白细胞（PMN）的聚集和活化、花生四烯酸（AA）代谢产物以及其他炎症介质为促进 SIRS 和 ARDS 发生发展的主要因素，彼此之间错综存在，互为影响。

（一）炎症细胞的聚集和活化

1. 多形核白细胞

多形核白细胞（PMN）介导的肺损伤在 ARDS 发生发展中起极为重要的作用。研究显示，ARDS 早期，支气管肺泡灌洗液（BALF）中 PMN 数量增加，PMN 蛋白酶浓度升高，两者与 ALI 的程度和患者的预后直接相关。由脓毒血症导致 ARDS 而死亡的患者 BALF 中，PMN 及其蛋白酶浓度持续升高。

正常情况下，PMN 在肺内仅占 1.6%，PMN 包括中性、嗜酸性和嗜碱性粒细胞，其中中性粒细胞所占比例最高，对 ARDS 的发生和发展的作用也最大。机体发生脓毒血症后数小时内，肺泡巨噬细胞产生白介素（ILs）和肿瘤坏死因子 α（TNF-α），同时上调肺毛细血管内皮细胞和中性粒细胞表面黏附分子的表达，均促进 PMN 在肺内积聚和活化，通过释放蛋白酶、氧自由基、花生四烯酸（AA）代谢产物等损伤肺泡毛细血管膜。另外，PMN 还可通过释放上述炎症介质激活补体、凝血和纤溶系统，诱发其他炎症介质的释放，产生瀑布级联反应，形成恶性循环，进一步促进和加重肺损伤。在 ARDS 发生和发展的过程中，PMN 发挥着中心作用。

2. 巨噬细胞

巨噬细胞为多功能细胞，主要来自骨髓内多核细胞，在机体的防御中起重要作用。根据所在部位不同，巨噬细胞分为不同亚型，包括肺泡巨噬细胞、肺间质和肺血管内巨噬细胞、胸膜巨噬细胞、血管巨噬细胞和支气管巨噬细胞等。肺泡巨噬细胞主要分布在肺泡膜表面的一层衬液中，是体内唯一能与空气接触的细胞群，组成肺组织的第一道防线。受到毒素等的刺激后产生炎症介质，如肿瘤坏死因子（TNF）-α、白细胞介素（IL）-1 等细胞因子和白三烯等，有助于杀灭病原体；同时在肺泡局部释放大量氧自由基、蛋白溶解酶，强烈趋化 PMN 在肺内聚集，进一步促进炎症介质大量释放，导致肺泡 - 毛细血管损伤。肺间质巨噬细胞与间质内其他细胞及细胞外基质密切接触，具有较强的调节功能，形成肺组织防御的第二道防线。该细胞产生和释放炎症介质的能力明显低于肺泡巨噬细胞，但有较强的分泌 IL-1 和 IL-6 的功能。肺血管内巨噬细胞受到毒素等刺激后，也可产生氧自由基、溶酶体酶、前列腺素和白三烯等炎症介质，参与 ALI 的发病。

3. 淋巴细胞

耗竭绵羊的 T 淋巴细胞可缓解内毒素诱导的肺动脉高压，提示 T 淋巴细胞可能释放 TXA$_2$，参与 ARDS 发生。

4. 上皮细胞和内皮细胞

有害气体吸入后，首先损伤肺泡上皮细胞。而创伤或感染等产生的有害物质首先损伤肺毛细血管内皮细胞，释放氧自由基，并表达黏附分子。黏附分子诱导粒细胞和巨噬细胞黏附于血管内皮，损伤内皮细胞。研究表明，肺毛细血管内皮细胞损伤 2 h 后可出现肺间质水肿，严重肺损伤 12～24 h 后可出现肺泡水肿。

（二）炎症介质合成与释放

1. 花生四烯酸代谢产物

花生四烯酸（AA）存在于所有的细胞膜磷脂中，经磷脂酶 A_2（PLA_2）催化后通过两个途径代谢产生氧化产物。经脂氧酶催化，最终转化为白三烯 A_4（LTA_4）、LTB_4、LTC_4 和 LTD_4 等物质。LTB_4 具有强大的化学激动和驱动作用，PMN 的趋化活性几乎全部来源于 LTB_4。LTC_4 和 LTD_4 具有支气管平滑肌和毛细血管收缩作用，增加血管渗透性。另外，经环氧合酶途径代谢为前列腺素 $F_{2\alpha}$（PGF_2）、PGE_2、PGD_2、血栓素 A_2（TXA_2）和前列环素（PGI_2）。TXA_2 显著降低细胞内环磷酸腺苷（cAMP）水平，导致血管的强烈收缩和血小板聚集。PGI_2 主要来自血管内皮细胞，可刺激腺苷酸环化酶，使细胞内 cAMP 水平升高，因此具有对抗 TXA_2 的作用。

脓毒血症、休克、弥散性血管内凝血等导致 TXA_2 与 PGI_2 的产生和释放失调，是引起肺损伤的重要因素。ARDS 动物的血浆和肺淋巴液中 TXA_2 水平明显升高，布洛芬、吲哚美辛等环氧化酶抑制剂能部分缓解 ARDS，ARDS 患者及动物血浆中 LT 亦明显升高。AA 代谢产物是导致 ARDS 的重要介质。

2. 氧自由基

氧自由基（OR）是诱导 ARDS 的重要介质。PMN、肺泡巨噬细胞等被激活后，细胞膜上 NADPH 氧化酶活性增强，引起呼吸爆发，释放大量 OR。OR 包括超氧阴离子（O_2^-）、羟自由基（OH^-）、单线态氧（$^1O_2$）和过氧化氢（H_2O_2）。OR 对机体损伤广泛，损伤机制主要包括：①脂过氧化，主要作用于生物膜磷脂的多不饱和脂肪酸，形成脂过氧化物，产生大量丙二醛及新生 OR。该反应一旦开始，则反复发生。细胞膜上的多不饱和脂肪酸的损失及丙二醛的作用可使细胞膜严重损伤，导致细胞功能改变。细胞线粒体膜受损伤后，失去正常氧化磷酸化过程，导致三羧酸循环障碍和细胞呼吸功能异常。溶酶体膜损伤导致溶酶体酶释放和细胞自溶。核膜的破坏可造成 DNA 等物质损伤。②蛋白质的氧化、肽链断裂与交联。OR 可氧化 α_1-抗胰蛋白酶等含巯基的氨基酸，使该类酶和蛋白质失活。③OR 可导致 DNA 分子的断裂，从而影响细胞代谢的各个方面。④与血浆成分反应生成大量趋化物质，诱导粒细胞在肺内聚集，使炎症性损伤扩大。

3. 蛋白溶解酶

蛋白溶解酶存在于白细胞的颗粒中，白细胞、巨噬细胞等炎症细胞激活时可释放大量蛋白溶解酶，直接参与 ARDS 的发生发展；主要包括中性粒细胞弹性蛋白酶、胶原酶和组织蛋白酶等，其中中性粒细胞弹性蛋白酶具有特异性水解弹性蛋白的作用，破坏力最强。弹性蛋白是构成气血屏障细胞外基质的主要成分，被分解后上皮细胞之间的紧密连接破坏，大量蛋白和活性物质渗透至肺间质。中性粒细胞弹性蛋白酶还分解胶原蛋白和纤维连接蛋白等结构蛋白；降解血浆蛋白；激活补体；诱导细胞因子表达，分解表面活性蛋白，降低表面活性物质的作用。可见中性粒细胞弹性蛋白酶的多重效应构成一个级联网络而形成恶性循环。正常肺组织有 α_1-抗胰蛋白酶（α_1-AT）等抑制物对抗中性粒细胞弹性蛋白酶的破坏作用。但随着病情的发展，机体 α_1-AT 保护性作用受到破坏，导致急性肺损伤。

4. 补体及凝血和纤溶系统

补体激活参与 ARDS 发生。ARDS 发病早期，首先补体系统被激活，血浆补体水平下降，而降解产物 C3a 和 C5a 水平明显升高，导致毛细血管通透性增加。脓毒血症导致的细菌毒素或细胞损伤等可直接激活凝血因子Ⅻ，引起凝血系统的内源性激活，导致高凝倾向和微血栓形成，是导致 ARDS 的重要原因；Ⅻa 可使激肽释放酶原转化为激肽释放酶，引起缓激肽的大量释放，诱导肺毛细血管扩张和通透性增高，导致肺损伤。

5. 血小板活化因子

血小板活化因子（PAF）主要来自血小板、白细胞和血管内皮细胞。血小板受到血循环中的致病因子或肺组织炎症的刺激，在肺内滞留、聚集，并释放 TXA_2、LTC_4、LTD_4 和 PAF 等介质。PAF 引起肺-

毛细血管膜渗透性增加的机制为：①PAF是很强的趋化因子，可促使PMN在肺内聚集，释放炎症介质。②PAF作用于肺毛细血管内皮细胞膜受体，通过第二信使磷酸肌醇的介导，使内皮细胞中Ca^{2+}浓度升高，使微丝中的肌动蛋白等收缩成分收缩，内皮细胞连接部位出现裂隙，通透性增加。

6. 肿瘤坏死因子

肿瘤坏死因子（TNF-α）是肺损伤的启动因子之一，主要由单核-巨噬细胞产生。TNF-α可使PMN在肺内聚集、黏附、损伤肺毛细血管内皮细胞膜，并激活PMN释放多种炎症介质；刺激PCEC合成前凝血质和纤溶酶原抑制物；刺激血小板产生PAF；导致凝血-纤溶平衡失调，促使微血栓形成。TNF-α还能抑制肺毛细血管内皮细胞膜增生，增加血管的渗透性。

7. 白细胞介素

与ARDS关系密切的白细胞介素（IL）包括IL-1、IL-8等。IL-1主要由单核-巨噬细胞产生，是急性相反应的主要调节物质，亦为免疫反应的始动因子，具有组织因子样促凝血作用。IL-1与IL-2和γ干扰素同时存在时可显著增强PMN趋化性。IL-1还诱导单核-巨噬细胞产生IL-6、IL-8、PGE_2等。IL-8是PMN的激活和趋化因子，IL-8不能被血清灭活，在病灶内积蓄，导致持续炎症反应效应。

（三）肺泡表面活性物质破坏

表面活性物质的异常是ARDS不断发展的主要因素之一。表面活性物质由肺Ⅱ型上皮细胞合成，为脂质与蛋白质复合物，其作用包括降低肺泡气液界面的表面张力，防止肺泡萎陷；保持适当的肺顺应性；防止肺微血管内液体渗入肺泡间质和肺泡，减少肺水肿的发生。脓毒血症、创伤等导致Ⅱ型肺泡上皮细胞损伤，表面活性物质合成减少；炎症细胞和介质使表面活性物质消耗过多、活性降低、灭活增快。表面活性物质的缺乏和功能异常，导致大量肺泡陷闭，使血浆易于渗入肺间质与肺泡，出现肺泡水肿和透明膜形成。

（四）神经因素

脓毒血症、休克和颅脑外伤等都通过兴奋交感神经而收缩肺静脉，导致肺毛细血管充血、静水压力升高和通透性增加，导致ALI。动物实验显示使用α-肾上腺能阻断剂，可防止颅脑外伤导致的肺水肿，提示交感神经兴奋在ARDS发病机制中的作用。颅内压增高常伴随周围性高血压，使肺组织血容量骤增，也是诱发ALI的原因。

（五）肝脏和肠道等器官在ALI发生中的作用

1. 肝功能

正常人大约90%的功能性网状内皮细胞存在于肝脏，主要为Kupffer细胞，能够清除循环中的毒素和细菌。肝脏功能损害可能加重ARDS，主要机制如下：①肝功能不全时，毒素和细菌可越过肝脏进入体循环，诱导或加重肺损伤。②肝脏Kupffer细胞受内毒素刺激时，释放大量TNF-α、IL-1等炎症介质，进入循环损伤肺等器官。③Kupffer细胞具有清除循环中的毒性介质的功能，肝功能不全时炎症介质作用时间会延长，可能使ARDS恶化。④肝脏是纤维连接蛋白的主要来源，肝功能损害时，纤维连接蛋白释放减少，将导致肺毛细血管通透性增高。$α_1$-抗胰蛋白酶主要也来源于肝脏，对灭活蛋白酶具有重要作用。

2. 肠道功能

胃肠黏膜的完整性是机体免受细菌和毒素侵袭的天然免疫屏障。胃肠黏膜对缺血、缺氧以及再灌注损伤的反应非常敏感，脓毒血症、创伤、休克等均可导致胃肠黏膜缺血缺氧性损伤，造成肠道黏膜对毒素和细菌的通透性增高，毒素和细菌移位入血，诱导或加重肺损伤。

（六）炎症反应在ARDS发病机制中的地位

目前认为，ARDS是感染、创伤等原因导致机体炎症反应失控的结果。外源性损伤或毒素对炎症细胞的激活是ARDS的启动因素，炎症细胞在内皮细胞表面黏附及诱导内皮细胞损伤是导致ARDS的根本原因。代偿性炎症反应综合征（CARS）和SIRS作为炎症反应对立统一的两个方面，一旦失衡将导致内环境失衡，引起肺内、肺外器官功能损害。

感染、创伤等原因导致器官功能损害的发展过程常表现为两种极端。一种是大量炎症介质释放入循环，刺激炎症介质瀑布样释放，而内源性抗炎介质又不足以抵消其作用，结果导致 SIRS。另一种极端是内源性抗炎介质释放过多，结果导致 CARS。SIRS/CARS 失衡的后果是炎症反应扩散和失控，使其由保护性作用转变为自身破坏性作用，不但损伤局部组织细胞，同时打击远隔器官，导致 ARDS 等器官功能损害。就其本质而言，ARDS 是机体炎症反应失控的结果，也就是说是 SIRS/CARS 失衡的严重后果。

总之，感染、创伤、误吸等直接和间接损伤肺的因素均可导致 ARDS。但 ARDS 并不是细菌、毒素等直接损害的结果，而是机体炎症反应失控导致的自身破坏性反应的结果。ARDS 实际上是 SIRS/CARS 失衡在具体器官水平的表现。

第二节　急性呼吸窘迫综合征的病理和病理生理

一、病理学改变

各种原因所致 ARDS 的病理变化基本相同，分为渗出期、增生期和纤维化期，三个阶段相互关联并部分重叠（图 8-1）。

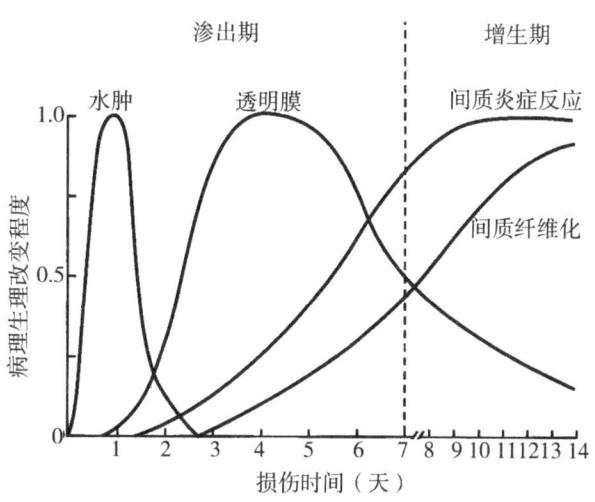

图 8-1　ARDS 病理分期

1. 病理分期

（1）渗出期：发病后 24～96 h，主要特点是毛细血管内皮细胞和 I 型肺泡上皮细胞受损。毛细血管内皮细胞肿胀，细胞间隙增宽，胞饮速度增加，基底膜裂解，导致血管内液体漏出，形成肺水肿。由于同时存在修复功能，与肺水肿的程度相比，毛细血管内皮细胞的损伤程度较轻。肺间质顺应性较好，可容纳较多水肿液，只有当血管外肺水超过肺血管容量的 20% 时，才出现肺泡水肿。I 型肺泡上皮细胞变性肿胀，空泡化，脱离基底膜。II 型上皮细胞空泡化，板层小体减少或消失。上皮细胞破坏明显处有透明膜形成和肺不张，呼吸性细支气管和肺泡管处尤为明显。肺血管内有中性粒细胞扣留和微血栓形成，有时可见脂肪栓子，肺间质内中性粒细胞浸润。电镜下可见肺泡表面活性物质层出现断裂、聚集或脱落到肺泡腔，腔内充满富蛋白质水肿液，同时可见灶性或大片性肺泡萎陷不张。

（2）增生期：发病后 3～7 d，显著增生出现于发病后 2～3 周，主要表现为 II 型肺泡上皮细胞大量增生，覆盖脱落的基底膜，肺水肿减轻，肺泡膜因 II 型上皮细胞增生、间质多形核白细胞和成纤维细胞浸润而增厚，毛细血管数目减少。肺泡囊和肺泡管可见纤维化，肌性小动脉内出现纤维细胞性内膜增生，导致管腔狭窄。

（3）纤维化期：肺组织纤维增生出现于发病后 36 h，7～10 d 后增生显著，若病变迁延不愈超过

3~4周，肺泡间隔内纤维组织增生致肺泡隔增厚，Ⅲ型弹性纤维被Ⅰ型僵硬的胶原纤维替代。有研究显示，死亡的ARDS患者其肺内该胶原纤维的含量增加至正常的2~3倍。电镜下显示肺组织纤维化的程度与患者死亡率呈正相关。另外可见透明膜弥漫分布于全肺，此后透明膜中成纤维细胞浸润，逐渐转化为纤维组织，导致弥漫性不规则性纤维化。肺血管床发生广泛管壁增厚，动脉变性扭曲，肺毛细血管扩张，肺容积明显缩小。肺泡管的纤维化是晚期ARDS患者的典型病理变化。进入纤维化期后，ARDS患者有15%~40%死于难以纠正的呼吸衰竭。

2. 病理学特征

ARDS肺部病变的不均一性是其特征性、标志的病理变化，这种不均一性导致ARDS机械通气治疗策略实施存在困难。不均一性主要包括病变部位的不均一性、病理过程的不均一和病理改变的不均一。

（1）病变部位的不均一性：ARDS病变可分布于下肺，也可能分布于上肺，呈现不均一分布的特征。另外病变分布有一定的重力依赖性，即下肺区和背侧肺区病变重，上肺区和前侧肺区病变轻微，中间部分介于两者之间。

（2）病理过程的不均一性：不同病变部位可能处于不同的病理阶段，即使同一病变部位的不同部分，可能也处于不同的病理阶段。

（3）病因相关的病理改变呈多样性：不同病因引起的ARDS，肺的病理形态变化有一定差异。全身性感染和急性胰腺炎所致的ARDS，肺内中性粒细胞浸润十分明显。创伤后ARDS肺血管内常有纤维蛋白和血小板微血栓形成，而脂肪栓塞综合征则往往造成严重的肺小血管炎症改变。

二、病理生理改变

1. 肺容积减少

ARDS患者早期就有肺容积减少，表现为肺总量、肺活量、潮气量和功能残气量明显低于正常，其中以功能残气量减少最为明显。严重ARDS患者实际参与通气的肺泡可能仅占正常肺泡的1/3。因此，ARDS的肺是小肺或婴儿肺。

2. 肺顺应性降低

肺顺应性降低是ARDS的特征之一，主要与肺泡表面活性物质减少引起的表面张力增高和肺不张、肺水肿导致的肺容积减少有关，表现为肺泡压力-容积（P-V）曲线与正常肺组织相比有显著不同，需要较高气道压力，才能达到所需的潮气量。

以功能残气量（FRC）为基点，肺泡压力变化为横坐标，肺容量变化为纵坐标绘制的关系曲线为肺顺应性曲线（肺P-V曲线）。正常肺P-V曲线呈反抛物线形，分为两段一点，即陡直段和高位平坦段，两段交点为高位转折点（upper inflection point，UIP）。曲线陡直段的压力和容量的变化呈线性关系，较小的压力变化即能引起较大的潮气量变化，提示肺顺应性好；而在高位平坦段，较小的容量变化即可导致压力的显著升高，提示肺顺应性减低，发生肺损伤的机会增加。正常情况下，UIP为肺容量占肺总量85%~90%和跨肺压达35~50 cmH_2O的位置。

ARDS患者由于肺泡大量萎陷，肺顺应性降低，故肺P-V曲线呈现"S"形改变，起始段平坦，出现低位转折点（lower inflection point，LIP），同时FRC和肺总量下降，导致中间陡直段的容积显著减少。低位平坦段显示随着肺泡内压增加，肺泡扩张较少，提示肺顺应性低；随着肺泡内压的进一步升高，陷闭肺泡大量开放，肺容积明显增加，肺P-V曲线出现LIP，代表大量肺泡在非常窄的压力范围内开放；随着肺泡内压的进一步增加，正常肺组织和开放的陷闭肺组织的容积增加，出现陡直段；同正常肺组织相似，肺容积扩张到一定程度，曲线也会出现UIP和高位平坦段，提示肺泡过度膨胀，肺顺应性降低。

在ARDS的纤维化期，肺组织广泛纤维化使肺顺应性进一步降低。

3. 通气/血流比值失调

通气/血流比值失调是导致低氧血症的主要原因。ARDS由于肺部病变的不均一性，通气/血流比值升高和通气/血流比值降低可能同时存在于不同的肺部病变区域中。

（1）通气/血流比值降低及真性分流：间质肺水肿压迫小气道、小气道痉挛收缩和表面活性物质减少均导致肺泡部分萎陷，使相应肺单位通气减少，通气/血流比值降低，产生生理性分流。另外，广泛肺泡不张和肺泡水肿引起局部肺单位只有血流而没有通气，即出现真性分流或解剖样分流。ARDS早期肺内分流率（Qs/Qt）可达10%~20%，甚至更高，后期可高达30%以上。

（2）通气/血流比值升高：肺微血管痉挛或狭窄、广泛肺栓塞和血栓形成使部分肺单位周围的毛细血管血流量明显减少或中断，导致无效腔样通气。ARDS后期无效腔率可高达60%。

4. 对CO_2清除的影响

ARDS早期，由于低氧血症致肺泡通气量增加，且CO_2弥散能力为O_2的20倍，故CO_2排出增加，引起低碳酸血症；但到ARDS后期，随着肺组织纤维化，毛细血管闭塞，通气/血流比值升高的气体交换单位数量增加，通气/血流比值降低的单位数量减少，无效腔通气增加，有效肺泡通气量减少，导致CO_2排出障碍，动脉血CO_2分压升高，出现高碳酸血症。

5. 肺循环改变

（1）肺毛细血管通透性明显增加：由于大量炎症介质释放及肺泡内皮细胞、上皮细胞受损，肺毛细血管通透性明显增加。通透性增高性肺水肿是主要的ARDS肺循环改变，也是ARDS病理生理改变的特征。

（2）肺动脉高压：肺动脉高压，但肺动脉嵌顿压正常是ARDS肺循环的另一个特点。ARDS早期，肺动脉高压是可逆的，与低氧血症和缩血管介质（TXA_2、TNF-α等）引起肺动脉痉挛以及一氧化氮生成减少有关。ARDS后期的肺动脉高压为不可逆的，除上述原因外，主要与肺小动脉平滑肌增生和非肌性动脉演变为肌性动脉等结构性改变有关。值得注意的是，尽管肺动脉压力明显增高，但ARDS肺动脉嵌顿压一般为正常，这是与心源性肺水肿的重要区别。

第三节　急性呼吸窘迫综合征的临床表现、分期和辅助检查

一、临床表现

ARDS由于病因复杂，部分患者存在严重创伤，包括截肢、巨大创面及骨折等，同时又具有强烈的精神创伤，故临床表现可以隐匿或不典型，主要表现为呼吸困难不典型，临床表现与X线胸片明显不一致，临床医生必须高度警惕。

1. 症状

呼吸频速、呼吸窘迫、口唇及指端发绀是ARDS的主要临床表现之一。其特点是起病急，呼吸频速、呼吸困难和发绀进行性加重是其临床特点。通常在ARDS起病1~2d内，发生呼吸频速，呼吸频率大于20次/min，并逐渐进行性加快，可达30~50次/min。随着呼吸频率增快，呼吸困难也逐渐明显，危重者呼吸频率可达60次/min以上，呈现呼吸窘迫症状。

随着呼吸频数和呼吸困难的发展，缺氧症状也日益明显，患者表现烦躁不安、心率增速、唇及指甲发绀。缺氧症状以鼻导管或面罩吸氧的常规氧疗方法无法缓解。此外，在疾病后期，多伴有肺部感染，表现为发热、畏寒、咳嗽和咳痰等症状。

2. 体征

疾病初期除呼吸频数外，可无明显的呼吸系统体征，随着病情进展，出现唇及指甲发绀，吸气时锁骨上窝及胸骨上窝下陷，有的患者两肺听诊可闻及干湿性啰音、哮鸣音，后期可出现肺实变体征，如呼吸音减低或水泡音等。

二、分期

按照 Moore 标准，一般将 ARDS 分为 4 期。

1. 第一期（急性损伤期）

损伤后数小时，原发病为主要临床表现。呼吸频率开始增快，导致过度通气。无典型的呼吸窘迫。可不出现 ARDS 症状，血气分析示低碳酸血症，动脉血氧分压尚属正常或正常低值。X 线胸片无阳性发现。

2. 第二期（相对稳定期）

多在原发病发生 6~48 h 后，表现为呼吸增快、浅速，逐渐出现呼吸困难，肺部可听到湿啰音或少数干啰音。血气分析示低碳酸血症，动脉血氧分压下降，肺内分流增加。X 线胸片显示细网状浸润阴影，反映肺血管周围液体积聚增多，肺间质液体含量增加。

3. 第三期（急性呼吸衰竭期）

此期病情发展迅速，出现发绀，并进行性加重。呼吸困难加剧，表现为呼吸窘迫。肺部听诊湿性啰音增多，心率增快。动脉血氧分压进一步下降，常规氧疗难以纠正。X 线胸片因间质与肺泡水肿而出现典型的、弥漫性雾状浸润阴影。

4. 第四期（终末期）

呼吸窘迫和发绀持续加重，患者严重缺氧，出现神经精神症状，如嗜睡、谵妄、昏迷等。血气分析示严重低氧血症、高碳酸血症，常有混合性酸碱失衡，最终导致心力衰竭或休克。X 线胸片显示融合成大片状阴影，呈"白肺"（磨玻璃状）。

不同原因引起的 ARDS，其临床表现可能会有所差别。通常内科系统疾病引起的 ARDS 起病较缓慢，临床分期不如创伤等原因引起的 ARDS 分期那样明确。但总的来说，ARDS 的病程往往呈急性过程。但也有一部分病例，病程较长。

三、辅助检查

1. X 线胸片

早期胸片常为阴性，进而出现肺纹理增加和斑片状阴影，后期为大片实变阴影，并可见支气管充气征。ARDS 的 X 线改变常较临床症状延迟 4~24 h，而且受治疗干预的影响很大。为纠正休克而大量液体复苏时，常使肺水肿加重，X 线胸片上斑片状阴影增加，而加强利尿使肺水肿减轻，阴影减少；机械通气，特别是呼气末正压（PEEP）和其他提高平均气道压力的手段，也增加肺充气程度，使胸片上阴影减少，但气体交换异常并不一定缓解。

2. CT 扫描

与正位胸片相比，CT 扫描能更准确地反映病变肺区域的大小。通过病变范围可较准确地判定气体交换和肺顺应性病变的程度。另外，CT 扫描可发现气压伤及小灶性的肺部感染。

3. 肺气体交换障碍的监测

监测肺气体交换对 ARDS 的诊断和治疗具有重要价值。动脉血气分析是评价肺气体交换的主要临床手段。ARDS 早期至急性呼吸衰竭期，常表现为呼吸性碱中毒和不同程度的低氧血症，肺泡-动脉氧分压差 $[P_{(A-a)}O_2]$ 升高，高于 35~45 mmHg。由于肺内分流增加（>10%），通过常规氧疗，低氧血症往往难以纠正。对于肺损伤恶化、低氧血症进行性加重而实施机械通气的患者，PaO_2/FiO_2 进行性下降，可反映 ARDS 低氧血症程度，与 ARDS 患者的预后直接相关，该指标也常用于肺损伤的评分系统。另外，除表现为低氧血症外，ARDS 患者的换气功能障碍还表现为无效腔通气增加，在 ARDS 后期往往表现为动脉二氧化碳分压升高。

4. 肺力学监测

肺力学监测是反映肺机械特征改变的重要手段，可通过床边呼吸功能监测仪监测，主要改变包括顺应性降低和气道阻力增加。

5. 肺功能检测

肺容量和肺活量、功能残气量和残气量均减少；呼吸无效腔增加，无效腔量/潮气量 > 0.5；静－动脉分流量增加。

6. 血流动力学监测

血流动力学监测对 ARDS 的诊断和治疗具有重要意义。ARDS 的血流动力学常表现为肺动脉嵌顿压正常或降低。监测肺动脉嵌顿压，有助于与心源性肺水肿的鉴别；同时，可直接指导 ARDS 的液体治疗，避免输液过多或容量不足。

7. 支气管灌洗液的检查

支气管灌洗及保护性支气管刷片是诊断肺部感染及细菌学调查的重要手段，ARDS 患者肺泡灌洗液的检查常可发现中性粒细胞明显增高（非特异性改变），可高达 80%（正常小于 5%）。肺泡灌洗液发现大量嗜酸性粒细胞，对诊断和治疗有指导价值。

8. 肺泡毛细血管屏障功能和血管外肺水的检查

肺泡毛细血管屏障功能受损是 ARDS 的重要特征。测定屏障受损情况，对评价肺损伤程度具有重要意义。测定肺泡灌洗液中蛋白浓度或肺泡灌洗液蛋白浓度与血浆蛋白浓度的比值，可反映从肺泡毛细血管中漏入肺泡的蛋白量，是评价肺泡毛细血管屏障损伤的常用方法。

肺泡灌洗液中蛋白含量与血浆蛋白含量之比 > 0.7，应考虑 ARDS，而心源性肺水肿的比值 < 0.5。血管外肺水增加也是肺泡毛细血管屏障受损的表现。肺血管外含水量测定可用来判断肺水肿的程度、转归和疗效，目前用热燃料双示踪剂稀释法测定。正常人血管外肺水含量不超过 500 mL，ARDS 患者的血管外肺水可增加到 3 000 ~ 4 000 mL。

9. 电阻抗断层成像技术

新近电阻抗断层成像技术（electrical impedance tomography，EIT），由于无辐射、无创伤等优点，被认为是有广泛应用前景的床旁呼吸监测技术。EIT 能较准确反映肺不同区域气体分布状态和容积改变，有研究发现 EIT 可能是实现 ARDS 床旁个体化潮气量选择、实施肺复张和指导 PEEP 选择的重要手段和希望。

第四节 急性呼吸窘迫综合征的诊断和鉴别诊断

一、诊断

1. 诊断依据

具有脓毒血症、休克、重症肺部感染、大量输血、急性胰腺炎等引起 ARDS 的原发病；疾病过程中出现呼吸频速、呼吸窘迫、低氧血症和发绀，常规氧疗难以纠正缺氧；血气分析示肺换气功能进行性下降；胸片示肺纹理增多，边缘模糊的斑片状或片状阴影，排除其他肺部疾病和左心功能衰竭。

2. 诊断标准

（1）Murray 评分法诊断标准：1988 年 Murray 等提出了 ARDS 的评分法诊断标准，对 ARDS 做量化诊断。评分内容包括三个方面：①肺损伤程度的定量评分。②具有 ARDS 患病的危险因素。③合并肺外器官功能不全。

根据 PaO_2/FiO_2、PEEP 水平、X 线胸片中受累象限数及肺顺应性变化的评分评价肺损伤程度。0 分为无肺损伤；0.1 ~ 2.5 分为轻度－中度肺损伤；评分 > 2.5 分为重度肺损伤，即 ARDS。

Murray 评分法 ARDS 诊断标准强调了肺损伤从轻到重的连续发展过程，对肺损伤做量化评价。Owens 等研究显示肺损伤评分与肺脏受累范围呈显著正相关（r = 0.75，P < 0.01），而且也与肺血管通透性密切相关（r = 0.73，P < 0.01）。可见，该标准可较准确地评价肺损伤程度。

（2）欧美联席会议诊断标准：尽管 Murray 标准有利于临床科研，但应用于临床就显得过于烦琐，难以推广。1992年欧美ARDS联席会议提出新标准（表8-2），被广泛推广采用。

表8-2 急性肺损伤与ARDS的诊断标准

	起病	氧合障碍程度	X线胸片	肺动脉嵌顿压
急性肺损伤	急性	$PaO_2/FiO_2 \leq 300$ mmHg	双肺有斑片状阴影	肺动脉嵌顿压 ≤ 18 mmHg，或无左心房
ARDS	急性	$PaO_2/FiO_2 \leq 200$ mmHg	双肺有斑片状阴影	肺动脉嵌顿压 ≤ 18 mmHg，或无左心房

急性肺损伤：①急性起病。② $PaO_2/FiO_2 \leq 300$ mmHg（不管PEEP水平）。③正位X线胸片显示双肺均有斑片状阴影。④肺动脉嵌顿压 ≤ 18 mmHg，或无左心房压力增高的临床证据。诊断ARDS除要满足上述急性肺损伤的诊断标准外，PaO_2/FiO_2 需 ≤ 200 mmHg，反映肺损伤程度更严重。

该标准与以往标准有很大区别：① PEEP改善氧合的效应具有时间依赖性，而且其水平的提高与氧合改善并不呈正相关，因此不考虑PEEP水平。②医师的经验及指征掌握等许多因素均影响机械通气应用，可因未及时采用机械通气，而使患者延误诊断，因此，也不把机械通气作为诊断条件。③肺动脉嵌顿压 ≤ 18 mmHg作为诊断条件，有助于排除心源性肺水肿。④与以往诊断标准中的 $PaO_2/FiO_2 \leq 100 \sim 150$ mmHg相比，$PaO_2/FiO_2 \leq 200$ mmHg作为诊断条件能使ARDS患者更早地得到诊断和治疗。

Moss等将欧美ARDS标准与Murray的评分标准做比较，结果显示对于具有明确ARDS危险因素的患者来说，特异性分别为96%和94%，灵敏度分别为100%和81%，诊断准确率分别为97%和90%，显然前者优于后者。对于无明确ARDS危险因素患者来说，欧美ARDS标准也略优于Murray的评分标准。因此，欧美ARDS诊断标准对临床更有价值，目前已被广泛采用。

二、鉴别诊断

ARDS突出的临床征象为肺水肿和呼吸困难。在诊断标准上无特异性，因此需要与其他能够引起和ARDS症状类似的疾病相鉴别。

1. 心源性肺水肿

见于冠心病、高血压性心脏病、风湿性心脏病和尿毒症等引起的急性左心功能不全。其主要原因是左心功能衰竭，致肺毛细血管静水压升高，液体从肺毛细血管漏出，至肺水肿和肺弥散功能障碍，水肿液中蛋白含量不高。而ARDS的肺部改变主要是由于肺泡毛细血管膜损伤，致通透性增高引起的肺间质和肺泡性水肿，水肿液中蛋白含量增高。根据病史、病理基础和临床表现，结合X线胸片和血气分析等，可进行鉴别诊断（表8-3）。

表8-3 ARDS与心源性肺水肿的鉴别诊断

	ARDS	心源性肺水肿
发病机制	肺实质细胞损害、肺毛细血管通透性增加	肺毛细血管静水压升高
起病	较缓	急
病史	感染、创伤、休克等	心血管疾病
痰的性质	非泡沫状稀血样痰	粉红色泡沫痰
痰内蛋白含量	高	低
痰中蛋白/血浆蛋白	> 0.7	< 0.5
体位	能平卧	端坐呼吸
胸部听诊	早期可无啰音 后期湿啰音广泛分布，不局限于下肺	湿啰音主要分布于双肺底
肺动脉嵌顿压	< 18 mmHg	> 18 mmHg
X线		

续 表

心脏大小	正常	常增大
血流分布	正常或对称分布	逆向分布
叶间裂	少见	多见
支气管血管袖	少见	多见
胸膜渗出	少见	多见
支气管气象	多见	少见
水肿液分布	斑片状，周边区多见	肺门周围多见
治疗		
强心利尿	无效	有效
提高吸入氧浓度	难以纠正低氧	低氧血症可改善

2. 其他非心源性肺水肿

ARDS属于非心源性肺水肿的一种，但其他多种疾病也可导致非心源性肺水肿，如肝硬化和肾病综合征等。另外，还可见于胸腔抽液，抽气过多、过快或抽吸负压过大，使胸膜腔负压骤然升高形成的肺复张性肺水肿。其他少见的情况有纵隔肿瘤、肺静脉纤维化等引起的肺静脉受压或闭塞，致肺循环压力升高所致的压力性肺水肿。此类患者的共同特点为有明确的病史，肺水肿的症状、体征及X线征象出现较快，治疗后消失也快。低氧血症一般不重，通过吸氧易于纠正。

3. 急性肺栓塞

各种原因导致的急性肺栓塞，患者突然起病，表现为剧烈胸痛、呼吸急促、呼吸困难、烦躁不安、咯血、发绀和休克等症状。动脉血氧分压和二氧化碳分压同时下降，与ARDS颇为相似。但急性肺栓塞多有长期卧床、深静脉血栓形成、手术、肿瘤或羊水栓塞等病史，查体可发现气急、心动过速、肺部湿啰音、胸膜摩擦音或胸腔积液、肺动脉第二音亢进伴分裂、右心衰竭和肢体肿胀、疼痛、皮肤色素沉着、深静脉血栓体征。X线胸片检查可见典型的三角形或圆形阴影，还可见肺动脉段突出。典型的心电图可见Ⅰ导联S波加深、Ⅲ导联Q波变深和T波倒置（即SⅠQTⅢ改变）、肺性P波、电轴右偏、不完全或完全性右束支传导阻滞。D-二聚体（+）。选择性肺动脉造影和胸片结合放射性核素扫描可确诊本病。

4. 特发性肺间质纤维化

此病病因不明，临床表现为刺激性干咳、进行性呼吸困难、发绀和持续性低氧血症，逐渐出现呼吸功能衰竭，可与ARDS相混淆。但本病起病隐袭，多属慢性经过，少数呈亚急性；肺部听诊可闻及高调的、爆裂性湿性啰音，声音似乎非常表浅，如同在耳边发生一样，具有特征性；血气分析呈Ⅰ型呼吸衰竭（动脉血氧分压降低，二氧化碳分压降低或不变）；X线胸片可见网状结节影，有时呈蜂窝样改变；免疫学检查示IgG和IgM常有异常；病理上以广泛间质性肺炎和肺间质纤维化为特点；肺功能检查可见限制性通气功能障碍和弥散功能降低。

5. 慢性阻塞性肺疾病并发呼吸衰竭

此类患者既往有慢性胸、肺疾病史，常于感染后发病；临床表现为发热、咳嗽、气促、呼吸困难和发绀；血气分析示动脉血氧分压降低，多合并有二氧化碳分压升高。而ARDS患者既往心肺功能正常，血气分析早期以动脉低氧血症为主，二氧化碳分压正常或降低；常规氧疗不能改善低氧血症。可见，根据病史、体征、X线胸片、肺功能和血气分析等检查不难与ARDS鉴别。

第五节 急性呼吸窘迫综合征的治疗

ARDS 是 MODS 的一个重要组成部分，对 ARDS 的治疗是防治 MODS 的一部分。其原因为纠正缺氧，提高全身氧输送，维持组织灌注，防止组织进一步损伤，同时尽可能避免医源性并发症，主要包括液体负荷过高、氧中毒、容积伤和院内感染。在治疗上可分为病因治疗和支持治疗。调控机体炎症反应和以纠正病理生理改变为基础的肺保护性通气策略始终是 ARDS 主要的研究方向。目前对于 ARDS 肺毛细血管通透性增加、肺泡上皮受损以及失衡的炎症反应而言，缺乏特异且有效的治疗手段。主要限于器官功能支持及全身支持治疗，呼吸支持治疗为缓解肺损伤的发展创造时间、为促进肺组织恢复和减轻炎症反应提供可能，肺保护性通气是近十多年来 ARDS 机械通气策略的重大突破，但大量阴性结果的 RCT 使得肺保护性机械通气策略面临前所未有的争议和挑战。

一、病因治疗仍是治疗、控制 ARDS 的关键。

1. 控制致病因素

原发病是影响 ARDS 预后和转归的关键，及时去除或控制致病因素是 ARDS 治疗最关键的环节，主要包括充分引流感染灶、有效的清创和使用合理的抗生素。当然，腹腔、肺部感染的迁延，急性胰腺炎的发展等都使病因治疗相当困难。

2. 调控机体炎症反应

ARDS 作为机体过度炎症反应的后果，SIRS 是其根本原因，调控炎症反应不但是 ARDS 病因治疗的重要手段，而且也可能是控制 ARDS、降低病死率的关键。近年来，国内外学者对 SIRS 的调控治疗进行了大量研究。①糖皮质激素：糖皮质激素是 ARDS 治疗中最富有争议的药物。前瞻性、多中心、安慰剂对照试验显示，ARDS 早期应用大剂量激素，不能降低病死率，同时可能增加感染的发生率。1998 年 Meduri 进行的临床研究显示，糖皮质激素可明显改善 ARDS 肺损伤，降低住院病死率，但该研究样本量较小，需进一步扩大样本量，进行多中心的对照研究。近几年有研究显示 ARDS 晚期应用糖皮质激素有助于阻止肺纤维化的进展，可改善患者生存率。但应用的同时必须监测患者病情，防止并发或加重感染，其作用也有待于进一步大规模临床、前瞻、对照研究进行验证。②环氧化酶抑制剂及前列腺素 E_1：布洛芬、吲哚美辛等环氧化酶抑制剂对炎症反应有强烈抑制作用，可改善 ARDS 炎症反应，降低体温和心率。前列腺素 E_1 具有扩张血管，抑制血小板聚集和调节炎症反应，降低肺动脉和体循环压力，提高心排血量、氧合指数和组织供氧量的作用。但有关前列腺素 E_1 对 ARDS 的治疗作用尚不肯定，需进一步研究明确其作用。③酮康唑：酮康唑是强烈的血栓素合成酶抑制剂，对白三烯的合成也有抑制作用。初步的临床研究显示，对于全身性感染等 ARDS 高危患者，酮康唑治疗组 ARDS 患病率明显降低；而对于 ARDS 患者，酮康唑能明显降低病死率。④己酮可可碱：己酮可可碱是一种磷酸二酯酶抑制剂。在全身性感染和 ARDS 的动物实验研究中，乙酮可可碱能明显抑制白细胞趋化和激活，对肿瘤坏死因子等炎症性细胞因子的表达具有明显抑制效应。但己酮可可碱对 ARDS 的临床疗效尚不肯定，需进一步临床研究证实。⑤内毒素及细胞因子单抗：内毒素单克隆抗体、细菌通透性增高蛋白可阻断内毒素对炎性细胞的激活，而 TNF、IL-1 和 IL-8 等细胞因子单克隆抗体或受体拮抗剂（IL-1Ra）可直接中和炎症介质，在动物实验中均能防止肺损伤发生，降低动物病死率，结果令人鼓舞。但针对细胞因子等炎症介质的免疫治疗措施在感染及 ARDS 患者的临床试验均未观察到肯定疗效。

二、呼吸支持治疗

纠正低氧血症是 ARDS 治疗的首要任务，早期有力的呼吸支持是 ARDS 治疗的主要手段，其根本目的是保证全身氧输送，改善组织细胞缺氧。氧疗是最基本的纠正 ARDS 低氧血症、提高全身氧输送的支持治疗措施。

临床上有多种氧疗装置可供选择和应用，在选择氧疗装置时需考虑患者低氧血症的严重程度，装置给氧浓度的精确性，患者的舒适度及对氧疗的依从性等。Beers 将氧疗装置依据流速的高低分为两大类（表8-4）：低流速系统和高流速系统。低流速系统给氧的流速较低，一般 < 6 L/min，患者每次吸入的为氧疗装置送出氧与室内空气混合的气体，因此吸入的氧浓度是可变化的，它取决于氧气流速、患者呼吸的频率和潮气量。高流速系统则以高流速给氧，通常超过患者每分通气量的4倍，患者的呼吸方式对吸入氧浓度没有影响。

表8-4 低流速氧疗系统和高流速氧疗系统氧流速与吸入氧浓度关系

氧疗系统	氧疗装置	氧流速（L/min）	吸入氧浓度（%）
低流速氧疗系统	鼻导管或鼻塞	1	25
		2	29
		3	33
		4	37
		5	41
		6	45
	简单面罩	0.5 ~ 4	24 ~ 40
		5 ~ 6	40
		6 ~ 7	50
		7 ~ 8	60
	附贮袋面罩	6	60
		7	70
		8	80
		9	90
		10	> 99
	非重复呼吸面罩	4 ~ 10	60 ~ 100
高流速氧疗系统	Venturi 面罩	3（80）*	24
		6（68）	28
		9（50）	40
		12（50）	0.40
		15（41）	0.50

注：* 括号内数值表示进入面罩的空气流量。

当常规氧疗不能纠正低氧血症和缓解呼吸窘迫时，应早期积极进行气管插管实施机械通气，使患者不致死于早期严重的低氧血症，为治疗赢得时间。近年来，呼吸支持治疗取得长足的进步，并系统地提出机械通气治疗的新策略，主要包括以下内容。

1. 小潮气量

避免高潮气量、限制气道平台压。

小潮气量通气是 ARDS 病理生理改变的要求和结果："小肺"或"婴儿肺"是 ARDS 的特征，ARDS 参与通气的肺容积显著减少，大量研究显示，常规或大潮气量通气易导致肺泡过度膨胀和气道平台压力过高，激活炎症细胞，促进炎症介质释放增加，引起或加重肺泡上皮细胞和肺泡毛细血管内皮细胞损伤，产生肺间质或肺泡水肿，导致呼吸机相关肺损伤以及肺外器官如肠道、肾脏损伤，诱发多器官功能障碍综合征。因此，ARDS 患者应避免高潮气量和高气道平台压，应尽早采用小潮气量（6 mL/kg 理想体重，参见表8-5公式计算理想体重）通气，并使吸气末气道平台压力不超过 30 cmH$_2$O。

目前 5 个多中心、随机、对照试验比较了常规潮气量与小潮气量通气对 ARDS 病死率的影响（表8-5）。其中 3 项研究显示患者病死率均无显著改变。Amato 和 NIH ARDSNet 的研究则表明，与常规潮气量通气组比较，小潮气量通气组 ARDS 患者病死率显著降低。进一步对比分析各项研究显示，阴性结果的研究中常规潮气量组和小潮气量组的潮气量差别较小，可能是导致阴性结果的主要原因之一。可见，ARDS 患者应采用小潮气量通气。

表 8-5　NIH ARDSNet 机械通气模式和参数设置方法

NIH ARDSNet 机械通气模式和参数设置方法
通气模式——容量辅助/控制通气
潮气量 6 mL/kg（理想体重*）
保持气道平台压 < 30 cmH$_2$O
潮气量 6 m/kg 时气道平台压 > 30 cmH$_2$O，减少潮气量至 4 mL/kg（理想体重）
动脉血氧饱和度或经皮血氧饱和度 88%～95%
不同 FiO$_2$ 对应的预期 PEEP 水平
FiO$_2$　0.3　0.4　0.4　0.5　0.5　0.6　0.7　0.7　0.7　0.8　0.9　0.9　0.9　1.0
PEEP　5　　5　　8　　8　　10　10　10　12　14　14　14　16　18　20～24

注：*理想体重的计算公式男性 = 50 + 2.3[身高（英尺）- 60]或 50 + 0.91[身高（cm）- 152.4]，女性 = 45.5 + 2.3[身高（英尺）-60]或 45.5 + 0.91[身高（cm）- 152.4]。

潮气量个体化的选择和实施：ARDS 患者由于病因、病变类型和病变累及范围不同，塌陷肺泡区域大小、分布不同，导致肺的不均一性，患者正常通气肺泡的数量和容积存在显著差异。尽管 ARDSNet 的研究发现 6 mL/kg 的小潮气量可以降低 ARDS 患者的病死率，但随后的研究和临床工作中均发现不是所有 ARDS 患者都适合 6 mL/kg 的潮气量，如何实现潮气量的个体化选择呢，需进一步研究。

结合平台压设置潮气量较合理：ARDS 机械通气期间肺泡内压过高是产生呼吸机相关肺损伤的重要原因之一，气道平台压能够客观反映肺泡内压。Amato 对上述 5 项多中心、随机、对照研究进行综合分析，结果显示 4 项研究（NIH ARDSNet 研究除外）中小潮气量通气组气道平台压力低于 30 cmH$_2$O，而常规潮气量通气组高于 30 cmH$_2$O。然而进一步研究发现随着平台压的降低（> 33 cmH$_2$O、27～33 cmH$_2$O、23～27 cmH$_2$O、< 23 cmH$_2$O 四组），患者的病死率显著下降，即使平台压已经小于 30 cmH$_2$O，仍需考虑是否可进一步降低潮气量，降低平台压，改善患者预后。对于应用 6 mL/kg 潮气量，平台压仍在 28～30 cmH$_2$O 以上的患者，提示肺顺应性差，病情较重，需要逐步降低潮气量，降低平台压。Terragni 等的研究中以控制气道平台压在 25～28 cmH$_2$O 为目标，减小潮气量至 4 mL/kg，减轻肺的炎症反应，减轻肺损伤。因此，结合患者的平台压设置潮气量较合理，限制平台压在 28 cmH$_2$O 以下，甚至更低。提示 ARDS 机械通气时应限制气道平台压力，以防止肺泡内压过高，这可能比限制潮气量更为重要。

肺顺应性指导潮气量的设定：顺应性差的患者给予较小的潮气量，控制其平台压，减轻肺损伤。Deans 对 ARDSNet 的研究分析发现，对于基础肺顺应性下降不明显、顺应性较好的患者，若仍给予 6 mL/kg 潮气量，病死率是增加的；而肺顺应性差的患者给予 6 mL/kg 潮气量，预后会改善。Brander 等研究发现：肺顺应性越好，患者所需潮气量越大；肺顺应性越差，所需潮气量越小。但由于患者胸腔肺容积和胸壁顺应性的差异，潮气量与顺应性之间暂无明确的换算关系，限制了临床的实施。

根据肺组织应力和应变选择潮气量更为科学：目前认为引起 VILI 的始动因素是肺组织整体和局部异常的应力和应变。ARDS 患者可以根据不同的 FRC 设置潮气量，以控制应力和应变在安全范围内（目前认为应力上限为 27 cmH$_2$O、应变上限为 2 cmH$_2$O）。即低 FRC 患者需要小潮气，而相对较高的 FRC 患者则可能应给予较大潮气量。可见，依据肺组织应力和应变有助于潮气量的个体化设置。与平台压相比，肺组织应力更为直接地反映了肺组织力学改变。由于去除了胸壁顺应性的影响，肺组织应力直接反映了克服肺组织弹性阻力所需要的压力。与平台压相比，依据肺组织应力和应变设置潮气量的方法更为合理。目前 FRC 和跨肺压的床旁监测已成为可能，依据肺组织应力和应变设定潮气量为临床医生提供新的途径。

ARDS 患者机械通气时应采用小潮气量（6 mL/kg 以下）通气，同时限制气道平台压力不超过 30 cmH$_2$O，以避免呼吸机相关肺损伤和肺外器官损伤，防止多器官功能障碍综合征，最终能够降低 ARDS 病死率。

高碳酸血症不再是限制小潮气量实施的主要原因：高碳酸血症是小潮气量通气最常见的并发症。虽然有研究发现 ARDS 患者可以耐受一定程度的 $PaCO_2$ 升高，但急性二氧化碳升高导致包括脑及外周血管扩张、心率加快、血压升高和心排血量增加等一系列病理生理学改变。颅内压增高是应用允许性高碳酸血症的禁忌证，而某些代谢性酸中毒的患者合并允许性高碳酸血症时，严重的酸血症可能抑制心肌收缩力，降低心脏和血管对儿茶酚胺等药物的反应性。$PaCO_2$ 升高至 80 mmHg 以上时，需考虑增加呼吸频率（40 次 /min）、补充碳酸氢钠（最高剂量 20 mEq/h）等方法处理，若 $PaCO_2$ 仍高时可用体外膜肺清除 CO_2，随着科学技术和医疗水平的提高，体外膜肺清除 CO_2 逐渐成为小潮气量通气顺利实施的有力保障。

2. 积极、充分肺复张

ARDS 广泛肺泡塌陷和肺水肿不但导致顽固的低氧血症，而且导致可复张肺泡反复吸气复张与呼气塌陷产生剪切力，导致呼吸机相关肺损伤。大量临床和实验研究均表明，适当水平呼气末正压（PEEP）防止呼气末肺泡塌陷，改善通气 / 血流比值失调和低氧血症。另一方面消除肺泡反复开放与塌陷产生的剪切力损伤。另外还可减少肺泡毛细血管内液体渗出，减轻肺水肿。因此，ARDS 患者应在充分肺复张的前提下，采用适当水平的 PEEP 进行机械通气。

充分肺复张是应用 PEEP 防止肺泡再次塌陷的前提。PEEP 维持塌陷肺泡复张的功能依赖于吸气期肺泡的充张程度，吸气期肺泡充张越充分，PEEP 维持塌陷肺泡复张的程度越高。

（1）肺复张手法（recruitment maneuver, RM）：是在可接受的气道峰值压范围内，间歇性给予较高的复张压，以期促使塌陷的肺泡复张进而改善氧合。目前常用的 RM 方式主要包括控制性肺膨胀（sustained inflation, SI）、PEEP 递增法（incremental PEEP, IP）及压力控制法（PCV 法）（图 8-2）。

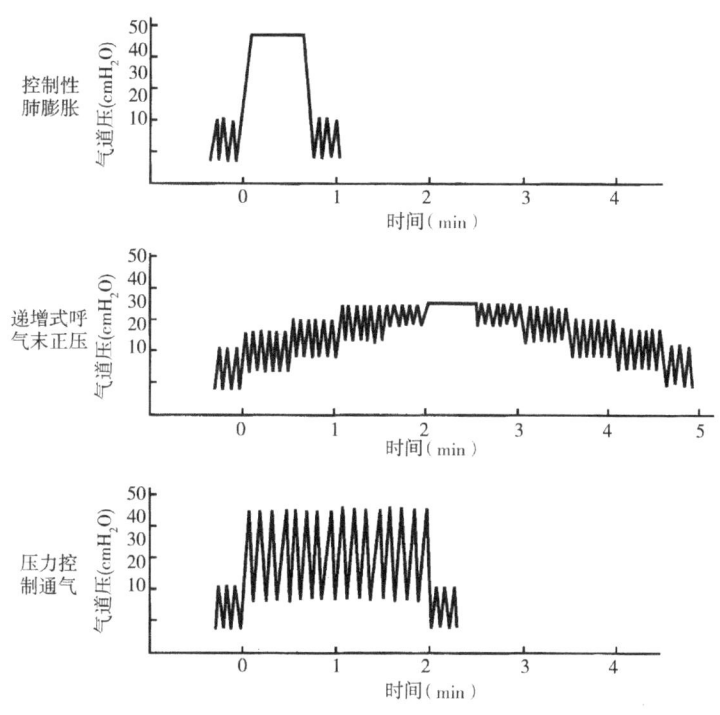

图 8-2 肺复张手法实施过程压力 - 时间波型

控制性肺膨胀：控制性肺膨胀的实施是在机械通气时采用持续气道正压的方式，一般设置正压水平 30 ~ 45 cmH_2O，持续 30 ~ 40 s，然后调整到常规通气模式。

PEEP 递增法：PEEP 递增法的实施是将呼吸机调整到压力模式，首先设定气道压上限，一般为 35 ~ 40 cmH_2O，然后将 PEEP 每 30 s 递增 5 cmH_2O，气道高压也随之上升 5 cmH_2O，为保证气道压不大于 35 cmH_2O，高压上升到 35 cmH_2O 时，可每 30 s 递增 PEEP 5 cmH_2O，直至 PEEP 为 35 cmH_2O，维持 30 s。随后每 30 s 递减 PEEP 和气道高压各 5 cmH_2O，直到实施肺复张前水平。

压力控制法：压力控制法的实施是将呼吸机调整到压力模式，同时提高气道高压和 PEEP 水平，一般高压 40～45 cmH$_2$O，PEEP 15～20 cmH$_2$O，维持 1～2 min，然后调整到常规通气模式。

临床上肺复张手法的实施应考虑患者的耐受性，可予以充分的镇静以保证 RM 的顺利实施。由于 ARDS 患者存在程度不等的肺不张，因此打开塌陷肺泡所需的跨肺压也不同。实施 RM 时临床医师需结合患者具体情况选择合适的肺复张压力。

（2）肺复张效果的评价：如何评价肺泡复张效果，目前还无统一认识。CT 是测定肺复张容积的金标准，但无法在床边实施开展。目前，临床上常用肺复张后氧合指数 ≥ 400 mmHg 或反复肺复张后氧合指数变化 < 5%，来判断是否达到完全复张。也可用 PaO$_2$ + PaCO$_2$ ≥ 400 mmHg（吸入氧浓度 100%）评价肺复张的效果，Borges 等通过观察复张后氧合和胸部 CT 的关系，发现 PaO$_2$ + PaCO$_2$ ≥ 400 mmHg（吸入氧浓度 100%）时，CT 显示只有 5% 的肺泡塌陷，而且 PaO$_2$ + PaCO$_2$ ≥ 400 mmHg 对塌陷肺泡的预测 ROC 曲线下面积 0.943，说明 PaO$_2$ + PaCO$_2$ ≥ 400 mmHg 是维持肺开放可靠指标。此外，电阻抗法评价肺开放效果尚处于实验阶段。目前临床上还可根据 P-V 曲线和呼吸力学的变化判断肺复张效果。

（3）肺复张的影响因素：肺复张对 ARDS 预后影响的不确定性可能与多种因素有关。以下因素影响患者对肺复张的反应性：导致 ARDS 的病因、肺损伤的严重程度、患者的病程、实施肺复张的压力、时间和频率、不同的肺复张方法、患者的体位、肺的可复张性等。

3. 最佳 PEEP 的滴定

ARDS 最佳 PEEP 的水平目前存在争议。尽管如此，Barbas 等通过荟萃分析比较了不同 PEEP 对 ARDS 患者生存率的影响，结果表明 PEEP > 12 cmH$_2$O 尤其是高于 16 cmH$_2$O 明显改善患者生存率。通过胸部 CT 观察 PEEP 肺泡复张效应的研究也显示，PEEP 水平为肺静态压力 - 容积曲线低位转折点对应的压力（Pflex）+ 2 cmH$_2$O 通气条件下仍有大量肺泡塌陷。2003 年由 Slutsky 等进行的一项临床研究显示，NIH ARDSNet 研究中小潮气量通气组呼吸频率较快，导致呼气不完全，产生一定水平的内源性 PEEP（5.8 ± 3.0）cmH$_2$O，使得总 PEEP 水平升高，可达（16.3 + 2.9）cmH$_2$O，而常规潮气量组呼吸频率较慢，内源性 PEEP 仅（1.4 + 1.0）cmH$_2$O，总 PEEP 为（11.7 + 0.9）cmH$_2$O，显著低于小潮气量通气组，故小潮气量通气组患者病死率的降低可能部分源于高水平 PEEP 的维持塌陷肺泡复张效应。提示，ARDS 需要设置较高水平 PEEP 防止呼气末肺泡塌陷。

ARDS 患者 PEEP 的设置方法目前缺乏大规模、前瞻、随机、对照研究，无统一标准，实验和临床研究的设置方法各不相同。目前主要有以下几种方法：①上述 NIH ARDSNet 关于小潮气量的对比研究中，依赖氧合障碍的严重程度以及维持足够氧合所需的吸入氧浓度（FiO$_2$）来设置 PEEP，从表 8-5 中可见，该方法以维持一定动脉血氧饱和度为目标，所需 FiO$_2$ 越高，设置的 PEEP 水平也越高。故 PEEP 的设置基于患者氧合障碍的严重程度，但 PEEP 维持肺泡复张的效应如何不明确。②一些专家认为依据床边测定的肺顺应性来滴定 PEEP 水平，即设置为获得最大顺应性所需的 PEEP 水平，但最大顺应性并不代表最佳的肺泡复张。③以 Pflex 作为设置 PEEP 的依据（Pflex + 2 cmH$_2$O），该方法综合考虑 PEEP 对动脉氧合和心排血量的影响，但 Pflex 对应的压力仅代表塌陷肺泡开始复张，随着气道压力的升高，塌陷肺泡的复张仍在继续，故 Pflex + 2 cmH$_2$O 也不能反映充分的肺复张。

上述方法各有利弊，近来有学者提出新的 PEEP 设置方法。① Lahhaman 和 Amato 等学者提出肺泡充分复张后依据 PEEP 变化引起的动脉血氧分压变化来选择 PEEP。即 PEEP 递增法复张塌陷肺泡后逐步降低 PEEP，当动脉氧分压较前一次 PEEP 对应的值降低 5% 以上时提示肺泡重新塌陷，则动脉氧分压显著降低前的 PEEP 为最佳 PEEP。② Slutsky 和 Ranieri 等提出通过测定恒定流速、容量控制通气条件下气道压力、时间曲线吸气支的应激指数确定 ARDS 患者的 PEEP 水平，应激指数位于 0.9～1.1 时，提示塌陷肺泡充分复张，该指数对应的 PEEP 为最佳 PEEP。可见，上述两种方法从维持塌陷肺泡复张的角度设置 PEEP，更加符合 ARDS 的病理生理改变，可能成为设置 PEEP 的主要方法，但其临床实用和可靠性需要循证医学的证据加以证实。③ 2010 年 Zhao 等在床边利用 EIT，通过观察塌陷和复张肺组织容积分布的变化及肺组织均一性的改变来滴定最佳 PEEP，EIT 法来滴定 PEEP 不再局限于既往单纯呼吸力学和氧合的变化，而是着眼于使用合适 PEEP 后，ARDS 肺病理生理、组织形态学的改善，并且 EIT 可以在床旁即时反映整体及局部肺的容积变化，从而直观、快速反应肺复张和 PEEP 的效果，指导肺开放策略的实施，具有一定的优势和临床应用前景。④ 2010 年 Sinderby 等利用单次潮气量和膈肌电活动电位（Edi）比值来滴定最佳 PEEP，为 PEEP 选择提供全新的视角和理念。

4. 调整吸呼比

吸呼比影响肺内气体分布和通气/血流比值。对于 ARDS 患者，采用反比通气，有助于传导气道与肺泡之间气体的均匀分布；延长气体交换时间；升高平均肺泡压力，改善通气/血流比值，纠正低氧血症；降低气道峰值压力，减少气压伤的可能性；形成内源性 PEEP（PEEPi），有助于时间常数长的肺泡保持复张状态，改善通气/血流比值。当然，通过延长吸气时间而产生的 PEEPi 与外源性 PEEP 不同，PEEPi 有助于稳定时间常数长的肺泡，而外源性 PEEP 主要使时间常数短的肺泡趋于稳定；辅助通气时，患者触发吸气需额外做功克服 PEEPi，增加呼吸负荷；PEEPi 难以监测和调节，且 ARDS 肺单位以时间常数短的肺泡为主，因此，临床多采用外源性 PEEP 治疗 ARDS。

5. 保留自主呼吸

采用保留部分自主呼吸的通气模式是 ARDS 呼吸支持的趋势。部分通气支持模式可部分减少对机械通气的依赖，降低气道峰值压，减少对静脉回流和肺循环的影响，从而可能通过提高心排血量而增加全身氧输送；有助于使塌陷肺泡复张，而改善通气/血流比值；可减少镇静剂和肌松剂的使用，保留患者主动运动能力和呼吸道清洁排痰能力，减少对血流动力学和胃肠运动的干扰，同时，有助于早期发现合并症。当然，部分通气支持尚存在一些问题，例如，自主呼吸引起胸腔内压降低，可能使肺泡的跨肺压增大，有可能增加气压伤的危险性，需进一步研究观察。

压力预设通气为减速气流，吸气早期的气流高，有助于塌陷肺泡复张，也有助于低顺应性肺泡的充气膨胀，改善肺内气体分布和通气/血流比值；吸气期气道压力恒定，使肺泡内压不会超过预设压力水平，可防止跨肺压过高，同时气道压力恒定，防止气道峰值压力过高，均可降低气压伤发生的可能性；气道平均压力较恒流高，有利于肺泡复张，改善氧合；减速气流与生理条件下的气流类似，患者易耐受，减少人机对抗。由此可见，ARDS 患者采用减速气流的通气模式更为有益。常用的支持自主呼吸的压力预设通气主要包括压力支持通气（PSV）、容量支持通气（VSV）、气道压力释放通气（APRV）及双相气道压力正压通气（BIPAP）等。

双相气道正压通气（BIPAP）是一种定时改变 CPAP 水平的通气模式，可支持患者的自主呼吸。高水平 CPAP 促使肺泡扩张，CPAP 的压力梯度、肺顺应性、气道阻力及转换频率决定肺泡通气量。在无自主呼吸情况下，BIPAP 实际上就是压力控制通气，但有自主呼吸时，自主呼吸可在高、低两个水平 CPAP 上进行。目前认为 BIPAP 是实施低潮气量通气的最佳模式之一。容量支持通气（VSV）是 PSV 的改进模式，通过自动调节 PSV 支持水平，使潮气量保持恒定，具有较好的应用前景。另外，成比例通气（PAV）是一种新型的通气模式，吸气期呼吸机提供与患者吸气气道压力成比例的辅助压力，而不控制患者的呼吸方式。该通气模式需要患者具有正常的呼吸中枢驱动。采用 PAV 时，患者较舒适，可减少人机对抗和对镇静剂的需求量；同时利于恢复和提高患者的呼吸控制能力，适应自身通气的需求。可见，PAV 是根据患者自主呼吸设计的通气模式，更接近于生理需求，或许是治疗 ARDS 的更有前途的通气模式。

6. 俯卧位通气

ARDS 病变分布不均一，重力依赖区更易发生肺泡塌陷和不张，相应地塌陷肺泡的复张较为困难。俯卧位通气降低胸膜腔压力梯度，减少心脏的压迫效应，促进重力依赖区肺泡复张，有利于通气/血流失调和氧合的改善，同时还有助于肺内分泌物的引流，利于肺部感染的控制。俯卧位通气是 ARDS 肺保护性通气策略的必要补充。既往研究显示即使已经采用小潮气量肺保护性通气和积极肺复张，仍有 10%～16% 的重症 ARDS 患者死于严重低氧血症，可见严重、顽固性低氧血症仍是十分棘手的临床难题。俯卧位时通过体位改变改善肺组织压力梯度，改变重力依赖区和非重力依赖区的分布，明显减少背侧肺泡的过度膨胀和肺泡反复塌陷-复张，减小肺组织应力、改善肺均一性，改善氧合，并且减少肺复张时的压力和 PEEP 水平，避免或减轻呼吸机相关肺损伤。另外，俯卧位后体位的改变有利于气道分泌物的引流。因此，俯卧位不仅有利于氧合改善，减轻肺损伤，还有助于气道分泌物的引流，有利于肺部炎症的控制。早期的研究发现俯卧位通气虽然能够改善 ARDS 患者氧合，对病死率影响不大。新近的 Meta 分析发现对于严重 ARDS 患者（氧合指数低于 100 mmHg）俯卧位通气不仅可以改善氧合，还可以明显改善患者预后。

俯卧位的持续时间及病情严重程度影响俯卧位的效果。俯卧位的持续时间长短与患者病情的严重程度及导致 ARDS 原因有关，肺损伤越严重，需要俯卧位时间越长，有研究发现对于重症 ARDS 患者，俯卧位的时间甚至需要长达 20 h/d；另外，肺内原因的 ARDS 对俯卧位反应慢，需要时间长，肺外原因的 ARDS 患者俯卧位后氧合改善较快，需时间相对较短，一般建议看到氧合不再升高时应该停止俯卧位通气。

俯卧位通气可通过翻身床来实施，实施过程中避免压迫气管插管，注意各导管的位置和连接是否牢靠。没有翻身床的情况下，需在额部、双肩、下腹部和膝部垫入软垫，防止压迫性损伤和胸廓扩张受限。

俯卧位通气伴随危及生命的潜在并发症，包括气管内插管及中心静脉导管的意外脱落。但予以恰当的预防，这些并发症是可以避免的。对于合并有休克、室性或室上性心律失常等的血流动力学不稳定患者，存在颜面部创伤或未处理的不稳定性骨折的患者，为俯卧位通气的禁忌证。

7. 45° 半卧位

机械通气患者平卧位易于发生院内获得性肺炎。研究表明，由于气管内插管或气管切开导致声门的关闭功能丧失，机械通气患者胃肠内容物易于反流误吸进入下呼吸道，是发生院内获得性肺炎的主要原因。前瞻性、随机、对照试验观察了机械通气患者仰卧位和半卧位院内获得性肺炎的发生率，结果显示平卧位和半卧位（头部抬高 45° 以上）可疑院内获得性肺炎的发生率分别为 34% 和 8%（P = 0.003），经微生物培养确诊后发生率分别为 23% 和 5%（P = 0.018）。可见，半卧位显著降低机械通气患者院内获得性肺炎的发生。进一步相关分析显示，仰卧位和肠内营养是机械通气患者发生院内获得性肺炎的独立危险因素，哥拉斯格评分低于 9 分则是附加因素，进行肠内营养的患者发生院内感染肺炎的概率最高。因此，机械通气患者尤其对于进行肠内营养或（和）昏迷患者，除颈部术后、进行操作、发作性低血压等情况下保持平卧位外，其余时间均应持续处于半卧位，以减少院内获得性肺炎的发生。

8. 每日唤醒、进行自主呼吸测试

机械通气一方面纠正低氧血症，改善肺泡通气，促进肺泡复张，降低患者呼吸做功；另一方面可产生呼吸机相关肺炎、呼吸机相关肺损伤、呼吸机依赖等并发症。因此，机械通气期间应客观评估患者病情，相应做出合理的临床决策，每日唤醒、适时进行 SBT，尽早脱机拔管，尽可能缩短机械通气时间。

自主呼吸测试（SBT）的目的是评估患者是否可终止机械通气。因此，当患者满足以下条件时，应进行 SBT，以尽早脱机拔管：①清醒。②血流动力学稳定（未使用升压药）。③无新的潜在严重病变。④需要低的通气条件及 PEEP。⑤面罩或鼻导管吸氧可达到所需的 FiO_2。若 SBT 成功，则考虑拔管。SBT 可采用 5 cmH_2O 持续气道压通气或 T 管进行（图 8-3）。

最近前瞻、随机、多中心、对照研究表明，对达到上述条件的机械通气患者每日进行 SBT，可缩短机械通气时间，提高脱机拔管成功率。SBT 方式包括 T 管、5 cmH_2O 持续气道正压通气（CPAP）或低水平（依据气管插管的内径采用 5 ~ 10 mmHg）的压力支持通气。另外，有研究对比了 SBT 持续 30 min 与 120 min 对患者的影响，结果显示两种 SBT 时间对患者成功脱机拔管和再插管率均无显著差异，而 SBT 持续 30 min 组 ICU 停留时间和总住院时间均显著缩短（表 8-6），故 SBT 推荐持续 30 min。需要指出的是，该方法也适用于 ALI/ARDS 以外的机械通气患者。

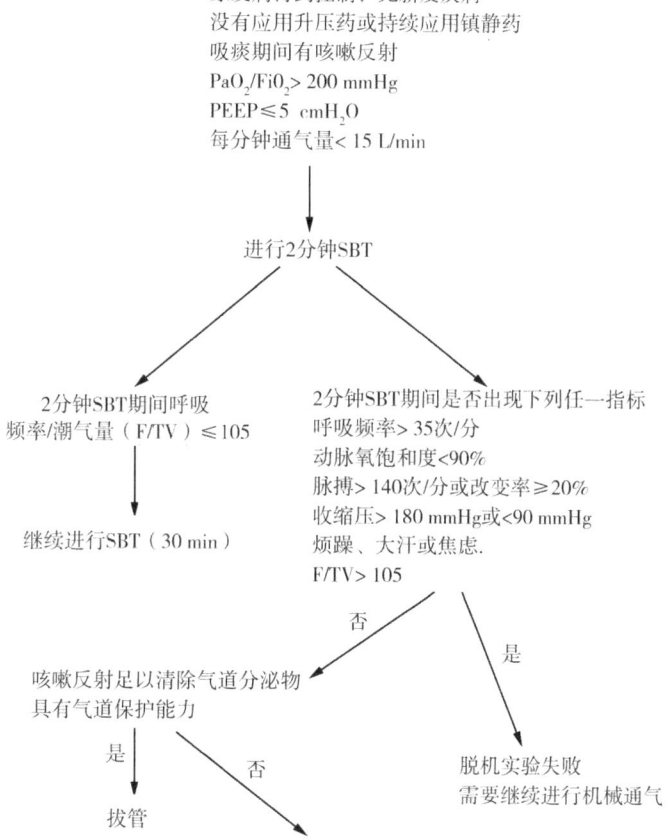

图 8-3 自主呼吸试验流程

表 8-6 SBT 持续时间（30 min 和 120 min）对患者的影响

	SBT 时间（min）		P
	30	120	
患者数（例）	270	256	
脱机拔管率（%）	87.8	84.4	0.32
SBT 失败率（%）	12.2	15.6	0.32
48 小时无再插管率（%）	13.5	13.4	0.91
ICU 病死率（%）	13	9	0.18
住院病死率（%）	19	18	0.96
ICU 停留时间（天）	10	12	0.005
总住院时间（天）	22	27	0.02

9. 一氧化氮吸入

近年来一氧化氮在 ARDS 中的作用受到重视。其生理学效应主要表现为以下几方面。①调节肺内免疫和炎症反应：主要通过杀灭细菌、真菌及寄生虫等病原体而增强非特异性免疫功能，同时可抑制中性粒细胞的趋化、黏附、聚集和释放活性物质，减少炎性细胞释放 TNF-α、IL-1、IL-6、IL-8 等炎症性细胞因子，减轻肺内炎症反应。②减轻肺水肿：吸入一氧化氮可选择性扩张肺血管、降低肺动脉压力，减轻肺水肿。③减少肺内分流：一氧化氮吸入后进入通气较好的肺泡，促进肺泡周围毛细血管的扩张，促进血液由通气不良的肺泡向通气较好的肺泡转移，从而改善通气/血流失调，降低肺内分流，改善气体交换，改善氧合。可见，吸入一氧化氮不仅对症纠正低氧，而且还具有病因治疗作用。吸入的一氧化氮很快与血红蛋白结合而失活，可避免扩张体循环血管，对动脉血压和心排血量无不良影响。一般认为，吸入低于 20 ppm 的一氧化氮就能明显改善气体交换，而对平均动脉压及心排血量无明显影响。由于一氧化氮吸入改善顽固性低氧血症，能够降低呼吸机条件和吸入氧浓度，对需高通气条件和高吸入氧浓度的重度 ARDS 患者，可能减少医源性肺损伤，并赢得宝贵的治疗时间。

10. 补充外源性肺泡表面活性物质

肺泡表面活性物质有助于降低肺泡表面张力，防止肺泡萎陷和肺容积减少，维持正常气体交换和肺顺应性，阻止肺组织间隙的液体向肺泡内转移。ARDS 时，肺泡 II 型上皮细胞损伤，表面活性物质合成减少；肺组织各种非表面活性蛋白如免疫球蛋白、血清蛋白、纤维蛋白、脂肪酸、溶血卵磷脂以及 C-反应蛋白等浓度大大增加，竞争表面活性物质在气液界面的作用，稀释表面活性物质的浓度，并且抑制磷脂和表面活性物质合成和分泌；导致肺泡表面活性物质明显减少和功能异常。补充外源性肺泡表面活性物质在动物试验和小儿患者取得了良好效果，能够降低肺泡表面张力，防止和改善肺泡塌陷，改善通气/血流比例失调、降低气道压力以及防止肺部感染。另外，有研究认为外源性补充肺泡表面活性物质还具有抑制微生物生长和免疫调节的作用。

目前，关于表面活性物质对成人 ARDS 治疗的时机、使用方法、剂型（人工合成或来源于动物）、使用剂量、是否需要重复使用以及应用所采取的机械通气模式和参数设置等均需进行进一步的研究和探讨。

11. 液体通气

液体通气，特别是部分液体通气明显改善 ARDS 低氧血症和肺功能，可能成为 ARDS 保护性通气策略的必要补充。目前液体通气多以 Perflubron（有人译为潘氟隆，PFC）为氧气和二氧化碳的载体。其有效性机制包括以下几方面：①促进肺下垂部位和背部肺泡复张：PFC 的比重较高，进入肺内位于下垂部位或背部，使该区域肺内压升高，有效对抗由重力引起的附加静水压，促进肺泡复张。可见，PFC 的作用类似于 PEEP 的作用，但可避免 PEEP 引起的非下垂区域肺泡过度膨胀引起的气压伤以及心排血量下降的副作用。②改善肺组织病变：PFC 可减轻血浆向肺泡内渗出，促进肺泡复张；PFC 比重较大，作为灌洗液将肺泡内渗出物及炎症介质稀释清除。③类表面活性物质效应：PFC 的表面张力低，进入肺泡可作为表面活性物质的有效补充。促进肺泡复张，改善通气/血流失调，纠正低氧血症。

尽管液体通气用于动物 ARDS 模型的研究已经取得相当成功的经验，但用于人类的研究尚处于初级阶段。由于液体通气的作用机制是针对 ARDS 的病理生理过程，故成为 ARDS 治疗的新途径。但液体通气需较强镇静甚至肌松抑制自主呼吸，循环易发生波动；PFC 的高放射密度，可能影响观察肺部病理改变；PFC 剂量和效果维持时间的进一步探讨均是应用液体通气需关注的方面。

12. 体外膜肺氧合

部分重症 ARDS 患者即使已经采用最优化的机械通气策略，仍难以改善氧合，继而出现严重低氧血症和继发性器官功能障碍。体外膜肺氧合（extracorporeal membrane oxygenation，ECMO）是通过体外氧合器长时间体外心肺支持，也就是通过体外循环代替或部分代替心肺功能的支持治疗手段。重症低氧血症患者通过 ECMO 保证氧合和二氧化碳清除，同时积极治疗原发病，是重症 ARDS 患者的救援措施，可有效纠正患者气体交换障碍，改善低氧血症。2009 年 CESAR 用 ECMO 治疗重症甲型（H1N1）流感并发 ARDS 患者的多中心研究显示，若病因可逆的严重 ARDS 患者，通过 ECMO 保证氧合和二氧化碳清除，同时采用较低机械通气条件，等待肺损伤的修复，能明显降低患者病死率。由此可见，对充分肺复张、俯卧位通气、高频震荡通气和 NO 吸入等措施仍然无效的 ARDS，ECMO 可能是不错的选择。

13. 神经电活动辅助通气

神经电活动辅助通气（neurally adjusted ventilatory assist，NAVA）是一种新型的机械通气模式。NAVA 通过监测膈肌电活动信号（electrical activity of diaphragm，EAdi）感知患者的实际通气需要，并提供相应的通气支持。越来越多的研究显示，NAVA 在肺保护方面有下列突出优势：①改善人机同步性，NAVA 利用 EAdi 信号触发呼吸机通气，不受内源性 PEEP 和通气支持水平的影响，与自身呼吸形式相匹配。②降低呼吸肌肉负荷。由于 NAVA 能保持良好的人机同步性，并且滴定合适的 NAVA 水平，从而提供最佳的压力支持，使得患者呼吸肌肉负荷显著降低。③有利于个体化潮气量选择，避免肺泡过度膨胀。

NAVA 采用 EAdi 信号触发呼吸机送气和吸/呼气切换,通过患者自身呼吸回路反馈机制调节 EAdi 强度,从而实现真正意义的个体化潮气量选择。④增加潮气量和呼吸频率变异度,促进塌陷肺泡复张。动物实验证实潮气量的变异度增加能够促进塌陷肺泡复张,改善呼吸系统顺应性,同时降低气道峰压,减少肺内分流及无效腔样通气,改善肺部气体分布不均一性。研究表明,NAVA 潮气量大小的变异度是传统通气模式的两倍,更加接近生理变异状态。⑤有利于指导 PEEP 选择。由于 ARDS 大量肺泡塌陷和肺泡水肿,激活迷走神经反射,使膈肌在呼气末不能完全松弛,以维持呼气末肺容积,防止肺泡塌陷,这种膈肌呼气相的电紧张活动称为 Tonic EAdi。若 PEEP 选择合适,即在呼气末维持最佳肺容积、防止肺泡塌陷,Tonic EAdi 也应降至最低。在 ALI 动物实验中发现当 Tonic EAdi 降至最低的 PEEP 水平即为 EAdi 导向的最佳 PEEP,还需进一步临床研究证实 Tonic EAdi 选择 PEEP 的可行性和价值。

14. 变异性通气

变异性通气(variable mechanical ventilation)是指呼吸频率和潮气量按照一定的变异性(随机变异或生理变异)进行变化的机械通气模式。这种通气模式不是简单通气参数的变化,而是符合一定规律的通气参数的变异,可能更符合患者生理需要。临床及动物研究均发现变异性通气能改善 ARDS 氧合和肺顺应性,促进肺泡复张,减轻肺损伤。Suki 等研究发现,变异性通气可以促进重力依赖区塌陷肺泡的复张,增加相应区域血流分布,有肺保护作用。可能的原因为:变异性通气过程中产生与患者需要相匹配的不同的气道压力和吸气时间,从而使得不同时间常数的肺泡达到最大限度的复张和稳定。Gama 等在动物实验中发现 PSV- 变异性通气可以明显改善 ALI 动物氧合。变异性通气的肺保护作用还需要进一步研究。

15. ARDS 机械通气策略的具体实施步骤

机械通气是 ARDS 重要的治疗手段,经过大量的临床研究和具体实践,小潮气量肺保护性通气、肺开放策略和针对重症 ARDS 的救援措施均逐步应用于临床。面对重症 ARDS,尤其是严重、顽固性低氧血症的患者,临床医生对于机械通气治疗措施的选择和实施需要有正确的判断和清晰的思路。有学者根据文献及实践经验初步拟订 ARDS 机械通气治疗流程图(图 8-4),以使 ARDS 机械通气治疗更加规范、有序,为临床医生提供清晰的治疗临床思路。

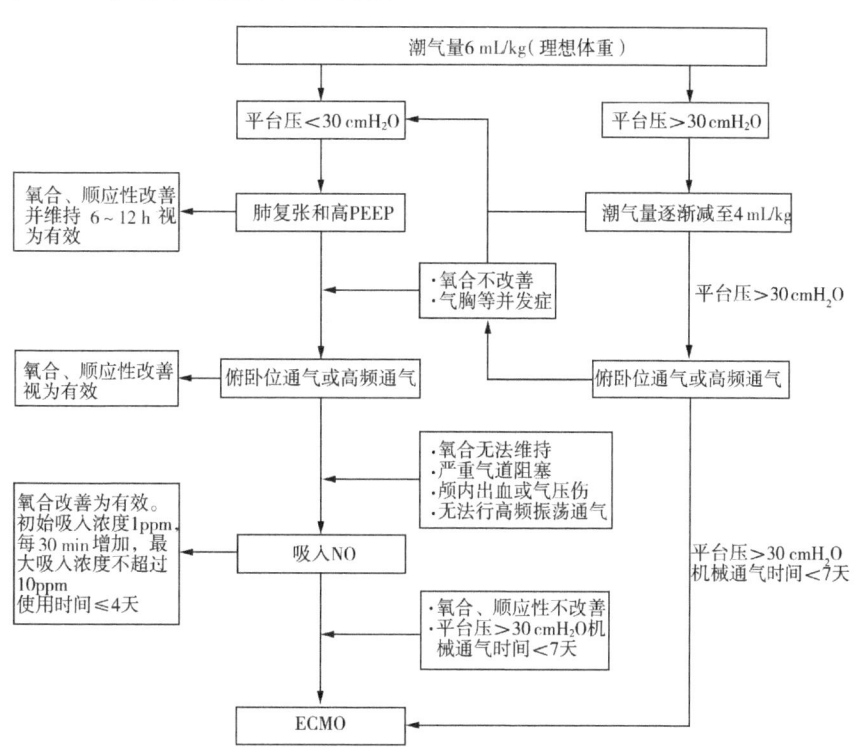

图 8-4 ARDS 患者在脱机过程中自主呼吸试验(SBT)的实施程序

三、药物治疗

1. 糖皮质激素

全身和局部炎症反应是 ARDS 发生和发展的重要机制，调控炎症反应是 ARDS 的根本治疗措施。利用糖皮质激素的抗炎作用预防和治疗 ARDS 一直存在争议。大剂量糖皮质激素不能起到预防 ARDS 发生和发展的作用，反而增加感染等并发症已普遍被临床医生接受。小剂量糖皮质激素治疗 ARDS 的起始时间、剂量、疗程与适用人群也一直备受关注。近期 Meta 分析显示，应用小剂量糖皮质激素治疗早期 ARDS 患者可改善 ARDS 患者氧合，缩短机械通气时间并降低患者的病死率，提示对于重症 ARDS 患者早期应用小剂量糖皮质激素可能是有利的，但其有益作用仍需要大规模的随机对照研究进一步证实。特别值得注意的是，近期研究显示对继发于流行性感冒的重症 ARDS 患者，早期应用糖皮质激素可能是有害的。

持续的过度炎症反应和肺纤维化是导致 ARDS 晚期病情恶化和治疗困难的重要原因，有学者提出可应用糖皮质激素防治晚期 ARDS 患者肺纤维化。但 ARDSNet 研究显示，ARDS 发病大于 14 d 的患者应用小剂量糖皮质激素后病死率显著增加，提示晚期 ARDS 患者也不宜常规应用糖皮质激素治疗。因此，对于早期重症 ARDS 患者，可根据患者个体情况权衡利弊决定小剂量糖皮质激素的应用，而晚期 ARDS 患者不宜应用糖皮质激素治疗。

2. 鱼油

鱼油富含 ω-3 脂肪酸，是有效的免疫调理营养素，通过多种机制对 ARDS 患者发挥免疫调节作用。Mate 分析证实，应用鱼油可以显著改善氧合和肺顺应性，缩短机械通气时间及 ICU 住院时间并降低 ARDS 患者的病死率。尽管应用鱼油治疗 ARDS 取得了较大进展，但其给药途径、时机及剂量等问题仍值得关注。肠内给予 ω-3 脂肪酸虽然能增加肠道黏膜血供，保护肠黏膜屏障功能，但吸收差，尤其是鱼油在脂质代谢过程中会大量丢失。肠外给药避开了脂质代谢的影响，目前常用于重症患者的治疗，但仍有并发感染、胆汁淤积及肝功能损伤的风险。研究显示，鱼油剂量大于 0.05 g/（kg·d）时可改善危重症患者生存率并缩短住院时间。目前认为 0.2 g/（kg·d）的鱼油可改善危重患者的预后，但该剂量是否适用于 ARDS 患者仍需大规模临床研究验证。

3. 一氧化氮

NO 吸入可选择性扩张肺血管，吸入 NO 后分布于肺内通气良好的区域，可扩张该区域的肺血管，降低肺动脉压，减少肺内分流，改善通气血流比例失调。临床研究及 Meta 分析均显示，一氧化氮吸入治疗的 24 h 内可明显改善 ARDS 患者氧合，但并不能降低 ARDS 患者的病死率。因此，吸入 NO 不作为 ARDS 的常规治疗手段，仅在一般治疗无效的严重低氧血症时考虑应用。

4. 神经肌肉阻滞剂

多数 ICU 机械通气患者包括 ARDS 患者使用小潮气量通气和允许性高碳酸血症通气策略在恰当的镇痛、镇静下能够耐受机械通气。然而，有些重症 ARDS 患者即使在深度镇静时仍然存在明显的人机不同步，特别是在应用反比通气、俯卧位通气等非常规机械通气模式时。2002 年美国危重病医学会（SCCM）神经肌肉阻滞剂使用指南指出：ICU 中只有在其他治疗（如镇静、镇痛）均无效后才考虑使用神经肌肉阻滞剂。《新英格兰杂志》发表的多中心、随机、对照研究显示，严重 ARDS 机械通气患者与对照组相比，早期 ARDS 患者短期（48 h）应用顺式阿曲库铵可明显提高人机同步性，降低呼吸肌氧耗，减少呼吸机相关肺损伤，改善氧合并降低 ARDS 患者病死率，但并不增加肌肉无力的发生。同时发现，对于氧合指数低于 120 mmHg 的重症 ARDS 患者病死率的改善更为明显。虽然该研究结果不能推论到其他种类神经肌肉阻滞剂的应用，但仍提示对于镇静、镇痛治疗无效的部分重症早期 ARDS 患者短期应用神经肌肉阻滞剂可能有益。值得注意的是，神经肌肉阻滞剂的种类及疗程均可影响用药后肌肉无力的发生。同时，在使用神经肌肉阻滞剂前，应充分镇静以使患者达到无意识状态。

5. 其他药物治疗

ARDS 患者存在肺泡表面活性物质减少或功能丧失，易引起肺泡塌陷。因此，补充肺泡表面活性物质可能成为 ARDS 的治疗手段。但研究显示，补充表面活性物质并缩短机械通气时间也不降低病死率，而且目前药物来源、用药剂量、具体给药时间、给药间隔等诸多问题仍有待解决，因此，目前表面活性物质还不能作为 ARDS 的常规治疗手段。

鉴于炎症反应在 ARDS 发病过程中的重要作用，细胞因子拮抗剂可能成为 ARDS 治疗的药物之一。但由于炎症反应的复杂性，目前仍无有利临床证据证实任何细胞因子的拮抗剂对于 ARDS 治疗的有效性，因此，细胞因子的拮抗剂不能用于 ARDS 常规治疗。

此外，虽然部分临床或动物实验发现重组人活化蛋白 C、前列腺素 E_1、抗氧化剂等环氧化酶抑制剂可能对于 ARDS 患者具有有益作用，但目前上述药物均不能用于 ARDS 的常规治疗。

四、液体管理

液体管理是 ARDS 治疗的重要环节。ARDS 的肺水肿主要与肺泡毛细血管通透性增加导致血管内液体漏出有关，其次毛细血管静水压升高可加重肺水肿的形成。故对 ARDS 应严格限制液体输入。通过限制输液和利尿而保持较低肺动脉嵌压的 ARDS 患者，有较好的肺功能和转归。而且，早期限制输液和利尿并不增加肾衰竭和休克的危险性。因此，在维持足够心排血量的前提下，通过利尿和适当限制输液量，保持较低前负荷，使肺动脉嵌顿压不超过 12 mmHg 是必要的。

1. 保证器官灌注，限制性液体管理

高通透性肺水肿是 ARDS 的病理生理特征，肺水肿程度与 ARDS 预后呈正相关。研究显示，创伤导致的 ARDS 患者，液体正平衡时患者病死率明显增加。积极的液体管理改善 ARDS 患者肺水肿具有重要的临床意义。研究表明，应用利尿剂减轻肺水肿可改善氧合、减轻肺损伤，缩短 ICU 住院时间。但减轻肺水肿的同时可能会导致有效循环血量下降，器官灌注不足。因此，ARDS 患者的液体管理必须考虑二者的平衡。在维持循环稳定、保证器官灌注的前提下，限制性液体管理是积极有利的。

2. 增加胶体渗透压

ARDS 患者采用晶体液还是胶体液进行液体复苏一直存在争论。值得注意的是，胶体渗透压是决定毛细血管渗出和肺水肿严重程度的重要因素。研究证实，低蛋白血症可导致 ARDS 病情恶化，机械通气时间延长，病死率增加。尽管清蛋白联合呋塞米治疗未能明显降低低蛋白血症（总蛋白 < 50 ~ 60 g/L）ARDS 患者病死率，但与单纯应用呋塞米相比氧合明显改善、休克时间缩短。因此，对低蛋白血症的 ARDS 患者，有必要输入白蛋白或人工胶体液，有助于提高胶体渗透压，实现液体负平衡，减少肺水生成，甚至改善预后。

3. 改善肺毛细血管通透性

肺泡上皮细胞和毛细血管内皮细胞受损，导致通透性增加，是 ARDS 主要的病理改变，因此改善肺毛细血管通透性是减轻 ARDS 肺水肿的关键。但临床上可行的方法不多，近年来有研究发现，ARDS 患者 β 受体阻滞剂雾化吸入 7 d 后血管外肺水明显低于对照组、气道平台压降低，提示 β 受体阻滞剂有改善肺毛细血管通透性的作用。

五、营养和代谢支持

早期营养支持值得重视。危重患者应尽早开始营养代谢支持，根据患者的肠道功能情况，决定营养途径。肠道功能障碍的患者，采用肠外营养，应包括糖、脂肪、氨基酸、微量元素和维生素等营养要素，根据全身情况决定糖脂热量比和热氮比。总热量不应超过患者的基本需要，一般为 104 ~ 126 kJ/（kg·d）。如总热量过高，可能导致肝功能不全、容量负荷过高和高血糖等并发症。肠道功能正常或部分恢复的患者，尽早开始肠内营养，有助于恢复肠道功能和保持肠黏膜屏障，防止毒素及细菌移位引起 ARDS 恶化。

六、间充质干细胞可能成为 ARDS 治疗的未来

促进损伤肺毛细血管内皮细胞和肺泡上皮细胞的有效修复可能是 LI/ARDS 治疗的关键和希望。随着干细胞工程学的发展，间充质干细胞（MSC）作为一种理想的组织修复来源，且具有低免疫原性、免疫调节及抗炎作用，在 ALI/ARDS 治疗中受到越来越多关注。MSC 具有减轻肺损伤、抗纤维化和抑制炎症反应的作用。研究发现给予外源性的 MSC 后，能明显减轻肺的炎症反应和纤维化，减少细胞外基质成分层粘连蛋白和透明质烷的分泌。另外，MSC 可增加肺泡液体清除能力，有助于维持肺泡血管屏障的完整性。MSC 还可作为基因治疗的细胞载体，使基因在肺组织高选择性和持久表达，并针对损伤局部提供治疗蛋白。

第九章 呼吸衰竭

第一节 呼吸衰竭概述

呼吸衰竭是指各种原因引起的肺通气和（或）换气功能严重障碍，以致在静息状态下亦不能维持足够的气体交换，导致低氧血症伴（或不伴）高碳酸血症，进而引起一系列病理生理改变和相应临床表现的综合征。其临床表现缺乏特异性，明确诊断有赖于动脉血气分析：在海平面、静息状态、呼吸空气条件下，动脉血氧分压（PaO_2）< 60 mmHg，伴或不伴二氧化碳分压（$PaCO_2$）> 50 mmHg，并排除心内解剖分流和原发于心排出量降低等因素，可诊为呼吸衰竭。

一、病因

完整的呼吸过程由相互衔接并同时进行的外呼吸、气体运输和内呼吸三个环节来完成。参与外呼吸即肺通气和肺换气的任何一个环节的严重病变，都可导致呼吸衰竭。

（一）气道阻塞性病变

气管-支气管的炎症、痉挛、肿瘤、异物、纤维化瘢痕，如慢性阻塞性肺疾病（COPD）、重症哮喘等引起气道阻塞和肺通气不足，或伴有通气/血流比例失调，导致缺氧和CO_2储留，发生呼吸衰竭。

（二）肺组织病变

各种累及肺泡和（或）肺间质的病变，如肺炎、肺气肿、严重肺结核、弥漫性肺纤维化、肺水肿、硅肺等，均致肺泡减少、有效弥散面积减少、肺顺应性减低、通气/血流比例失调，导致缺氧或合并CO_2潴留。

（三）肺血管疾病

肺栓塞、肺血管炎等可引起通气/血流比例失调，或部分静脉血未经过氧合直接流入肺静脉，导致呼吸衰竭。

（四）胸廓与胸膜病变

胸部外伤造成连枷胸、严重的自发性或外伤性气胸、脊柱畸形、大量胸腔积液或伴有胸膜肥厚与粘连、强直性脊柱炎、类风湿性脊柱炎等，均可影响胸廓活动和肺脏扩张，造成通气减少及吸入气体分布不均，导致呼吸衰竭。

（五）神经肌肉疾病

脑血管疾病、颅脑外伤、脑炎以及镇静催眠剂中毒，可直接或间接抑制呼吸中枢。脊髓颈段或高位胸段损伤（肿瘤或外伤）、脊髓灰质炎、多发性神经炎、重症肌无力、有机磷中毒、破伤风以及严重的钾代谢紊乱，均可累及呼吸肌，造成呼吸肌无力、疲劳、麻痹，导致呼吸动力下降而引起肺通气不足。

二、分类

在临床实践中，通常按动脉血气分析、发病急缓及病理生理的改变进行分类。

（一）按照动脉血气分析分类

1. Ⅰ型呼吸衰竭

即缺氧性呼吸衰竭，血气分析特点是 $PaO_2 < 60\ mmHg$，$PaCO_2$ 降低或正常，主要见于肺换气障碍（通气/血流比例失调、弥散功能损害和肺动-静脉分流）疾病，如严重肺部感染性疾病、间质性肺疾病、急性肺栓塞等。

2. Ⅱ型呼吸衰竭

即高碳酸性呼吸衰竭，血气分析特点是 $PaO_2 < 60\ mmHg$，同时伴有 $PaCO_2 > 50\ mmHg$，系肺泡通气不足所致。单纯通气不足，低氧血症和高碳酸血症的程度是平行的，若伴有换气功能障碍，则低氧血症更为严重，如COPD。

（二）按照发病急缓分类

1. 急性呼吸衰竭

由于某些突发的致病因素，如严重肺疾患、创伤、休克、电击、急性气道阻塞等，使肺通气和（或）换气功能迅速出现严重障碍，在短时间内引起呼吸衰竭。因机体不能很快代偿，若不及时抢救，会危及患者生命。

2. 慢性呼吸衰竭

慢性呼吸衰竭指一些慢性疾病，如COPD、肺结核、间质性肺疾病、神经肌肉病变等，其中以COPD最常见，造成呼吸功能的损害逐渐加重，经过较长时间发展为呼吸衰竭。早期虽有低氧血症或伴高碳酸血症，但机体通过代偿适应，生理功能障碍和代谢紊乱较轻，仍保持一定的生活活动能力，动脉血气分析pH在正常范围（7.35～7.45）。另一种临床较常见的情况是在慢性呼吸衰竭的基础上，因合并呼吸系统感染、气道痉挛或并发气胸等情况，病情急性加重，在短时间内出现 PaO_2 显著下降和 $PaCO_2$ 显著升高，称为慢性呼吸衰竭急性加重，其病理生理学改变和临床情况兼有急性呼吸衰竭的特点。

（三）按照发病机制分类

可分为通气性呼吸衰竭和换气性呼吸衰竭，也可分为泵衰竭和肺衰竭。驱动或制约呼吸运动的中枢神经系统、外周神经系统、神经肌肉组织（包括神经-肌肉接头和呼吸肌）以及胸廓统称为呼吸泵，这些部位的功能障碍引起的呼吸衰竭称为泵衰竭。通常泵衰竭主要引起通气功能障碍，表现为Ⅱ型呼吸衰竭。肺组织、气道阻塞和肺血管病变造成的呼吸衰竭，称为肺衰竭。肺组织和肺血管病变常引起换气功能障碍，表现为Ⅰ型呼吸衰竭。严重的气道阻塞性疾病（如COPD）影响通气功能，造成Ⅱ型呼吸衰竭。

三、发病机制和病理生理

（一）低氧血症和高碳酸血症的发生机制

各种病因通过引起肺泡通气不足、弥散障碍、肺泡通气/血流比例失调、肺内动-静脉解剖分流增加和氧耗量增加五个主要机制，使通气和（或）换气过程发生障碍，导致呼吸衰竭。临床上单一机制引起的呼吸衰竭很少见，往往是多种机制并存或随着病情的发展先后参与发挥作用。

1. 肺通气不足

正常成人在静息状态下有效肺泡通气量约为 4 L/min，才能维持正常的肺泡氧分压（PAO_2）和二氧化碳分压（$PACO_2$）。肺泡通气量减少会引起 PAO_2 下降和 $PACO_2$ 上升，从而引起缺氧和 CO_2 潴留。呼吸空气条件下，$PACO_2$ 与肺泡通气量（V_A）和 CO_2 产生量（VCO_2）的关系可用下列公式反映：$PACO_2 = 0.863 \times VCO_2/V_2$。若 VCO_2 是常数，V_A 与 $PACO_2$ 呈反比关系。

2. 弥散障碍

弥散障碍系指 O_2、CO_2 等气体通过肺泡膜进行交换的物理弥散过程发生障碍。气体弥散的速度取决于肺泡膜两侧气体分压差、气体弥散系数、肺泡膜的弥散面积、厚度和通透性，同时气体弥散量还受血液与肺泡接触时间以及心排出量、血红蛋白含量、通气/血流比例的影响。静息状态时，流经肺泡壁毛细血管的血液与肺泡接触的时间约为 0.27 s，而 O_2 完成气体交换的时间为 0.25～0.3 s，CO_2 则只需 0.13 s，并且 O_2 的弥散能力仅为 CO_2 的 1/20，故在弥散障碍时，通常以低氧血症为主。

3. 通气/血流比例失调

血液流经肺泡时，能否保证得到充足的 O_2 和充分地排出 CO_2，使血液动脉化，除需有正常的肺通气功能和良好的肺泡膜弥散功能外，还取决于肺泡通气量与血流量之间的正常比例。正常成人静息状态下，通气/血流比值约为 0.8。肺泡通气/血流比值失调有下述两种主要形式：①部分肺泡通气不足：肺部病变如肺泡萎陷、肺炎、肺不张、肺水肿等引起病变部位的肺泡通气不足，通气/血流比值减小，部分未经氧合或未经充分氧合的静脉血（肺动脉血）通过肺泡的毛细血管或短路流入动脉血（肺静脉血）中，故又称肺动-静脉样分流或功能性分流。②部分肺泡血流不足：肺血管病变如肺栓塞引起栓塞部位血流减少，通气/血流比值增大，肺泡通气不能被充分利用，又称为无效腔样通气。通气/血流比例失调通常仅导致低氧血症，而无 CO_2 潴留。其原因主要是：①动脉与混合静脉血的氧分压差为 59 mmHg，是 CO_2 分压差 5.9 mmHg 的 10 倍。②氧离曲线呈 S 形，正常肺泡毛细血管血氧饱和度已处于曲线的平台段，无法携带更多的氧以代偿低 PaO_2 区的血氧含量下降。而 CO_2 解离曲线在生理范围内呈直线，有利于通气良好区对通气不足区的代偿，排出足够的 CO_2，不至出现 CO_2 潴留。然而，严重的通气/血流比例失调亦可导致 CO_2 潴留。

4. 肺内动-静脉解剖分流增加

肺动脉内的静脉血未经氧合直接流入肺静脉，导致 PaO_2 降低，是通气/血流比例失调的特例。在这种情况下，提高吸氧浓度并不能提高分流静脉血的血氧分压。分流量越大，吸氧后提高动脉血氧分压的效果越差；若分流量超过 30%，吸氧并不能明显提高 PaO_2，常见于肺动-静脉瘘。

5. 氧耗量增加

发热、寒战、呼吸困难和抽搐均增加氧耗量。寒战时耗氧量可达 500 mL/min；严重哮喘时，随着呼吸功的增加，用于呼吸的氧耗量可达到正常的十几倍。氧耗量增加，肺泡氧分压下降，正常人借助增加通气量以防止缺氧。故氧耗量增加的患者，若同时伴有通气功能障碍，则会出现严重的低氧血症。

（二）低氧血症和高碳酸血症对机体的影响

呼吸衰竭时发生的低氧血症和高碳酸血症，能够影响全身各系统器官的代谢、功能甚至使组织结构发生变化。通常先引起各系统器官的功能和代谢发生一系列代偿适应反应，以改善组织的供氧，调节酸碱平衡和适应改变了的内环境。当呼吸衰竭进入严重阶段时，则出现代偿不全，表现为各系统器官严重的功能和代谢紊乱直至衰竭。

1. 对中枢神经系统的影响

脑组织耗氧量大，占全身耗氧量的 1/5 ~ 1/4。中枢皮质神经元细胞对缺氧最为敏感，通常完全停止供氧 4 ~ 5 min 即可引起不可逆的脑损害。对中枢神经影响的程度与缺氧的程度和发生速度有关。当 PaO_2 降至 60 mmHg 时，可以出现注意力不集中、智力和视力轻度减退；当 PaO_2 迅速降至 40 ~ 50 mmHg 时，会引起一系列神经精神症状，如头痛、不安、定向与记忆力障碍、精神错乱、嗜睡；低于 30 mmHg 时，神志丧失乃至昏迷；PaO_2 低于 20 mmHg 时，只需数分钟即可造成神经细胞不可逆性损伤。

CO_2 潴留使脑脊液 H^+ 浓度增加，影响脑细胞代谢，降低脑细胞兴奋性，抑制皮质活动；但轻度的 CO_2 增加，对皮质下层刺激加强，间接引起皮质兴奋。CO_2 潴留可引起头痛、头晕、烦躁不安、言语不清、精神错乱、扑翼样震颤、嗜睡、昏迷、抽搐和呼吸抑制，这种由缺氧和 CO_2 潴留导致的神经精神障碍症候群称为肺性脑病，又称 CO_2 麻醉。肺性脑病早期，往往有失眠、兴奋、烦躁不安等症状。除上述神经精神症状外，患者还可表现出木僵、视力障碍、球结膜水肿及发绀等。肺性脑病的发病机制尚未完全阐明，但目前认为低氧血症、CO_2 潴留和酸中毒三个因素共同损伤脑血管和脑细胞是最根本的发病机制。

缺氧和 CO_2 潴留均会使脑血管扩张，血流阻力降低，血流量增加以代偿脑缺氧。缺氧和酸中毒还能损伤血管内皮细胞使其通透性增高，导致脑间质水肿；缺氧使红细胞 ATP 生成减少，造成 Na^+-K^+ 泵功能障碍，引起细胞内 Na^+ 及水增多，形成脑细胞水肿。以上情况均可引起脑组织充血、水肿和颅内压增高，压迫脑血管，进一步加重脑缺血、缺氧，形成恶性循环，严重时出现脑疝。另外，神经细胞内的酸中毒可引起抑制性神经递质 γ-氨基丁酸生成增多，加重中枢神经系统的功能和代谢障碍，也成为肺性脑病以及缺氧、休克等病理生理改变难以恢复的原因。

2. 对循环系统的影响

一定程度的 PaO_2 降低和 $PaCO_2$ 升高，可以引起反射性心率加快、心肌收缩力增强，使心排出量增加；缺氧和 CO_2 潴留时，交感神经兴奋引起皮肤和腹腔器官血管收缩，而冠状血管主要受局部代谢产物的影响而扩张，血流量增加。严重的缺氧和 CO_2 潴留可直接抑制心血管中枢，造成心脏活动受抑和血管扩张、血压下降和心律失常等严重后果。心肌对缺氧十分敏感，早期轻度缺氧即在心电图上显示出来。急性严重缺氧可导致心室颤动或心脏骤停，长期慢性缺氧可导致心肌纤维化、心肌硬化。在呼吸衰竭的发病过程中，缺氧、肺动脉高压以及心肌受损等多种病理变化导致肺源性心脏病。

3. 对呼吸系统的影响

呼吸衰竭患者的呼吸变化受到 PaO_2 降低和 $PaCO_2$ 升高所引起的反射活动及原发疾病的影响，因此实际的呼吸活动需要视诸多因素综合而定。

低氧血症对呼吸的影响远较 CO_2 潴留的影响为小。低 PaO_2（< 60 mmHg）作用于颈动脉体和主动脉体化学感受器，可反射性兴奋呼吸中枢，增强呼吸运动，甚至出现呼吸窘迫。当缺氧程度缓慢加重时，这种反射性兴奋呼吸中枢的作用迟钝。缺氧对呼吸中枢的直接作用是抑制作用，当 PaO_2 < 30 mmHg 时，此作用可大于反射性兴奋作用而使呼吸抑制。

CO_2 是强有力的呼吸中枢兴奋剂，$PaCO_2$ 急骤升高，呼吸加深加快；长时间严重的 CO_2 潴留，会造成中枢化学感受器对 CO_2 的刺激作用发生适应；当 $PaCO_2$ > 80 mmHg 时，会对呼吸中枢产生抑制和麻醉效应，此时呼吸运动主要靠 PaO_2 降低对外周化学感受器的刺激作用得以维持。因此对这种患者进行氧疗时，如吸入高浓度氧，由于解除了低氧对呼吸的刺激作用，可造成呼吸抑制，应注意避免。

4. 对肾功能的影响

呼吸衰竭的患者常常合并肾功能不全，若及时治疗，随着外呼吸功能的好转，肾功能可以恢复。

5. 对消化系统的影响

呼吸衰竭的患者常合并消化道功能障碍，表现为消化不良、食欲不振，甚至出现胃肠黏膜糜烂、坏死、溃疡和出血。缺氧可直接或间接损害肝细胞使丙氨酸氨基转移酶上升，若缺氧能够得到及时纠正，肝功能可逐渐恢复正常。

6. 呼吸性酸中毒及电解质紊乱

肺通气、弥散和肺循环功能障碍引起肺泡换气减少、血 $PaCO_2$ 增高（> 45 mmHg）、pH 下降（< 7.35）、H^+ 浓度升高（> 45 mmol/L），导致呼吸性酸中毒。早期可出现血压增高，中枢神经系统受累，如躁动、嗜睡、精神错乱、扑翼样震颤等。由于 pH 值取决于 HCO_3^- 子与 H_2CO_3 的比值，前者靠肾脏调节（需 1~3 d），而 H_2CO_3 的调节靠呼吸（仅需数小时），因此急性呼吸衰竭时 CO_2 潴留可使 pH 迅速下降。在缺氧持续或严重的患者体内，组织细胞能量代谢的中间过程如三羧酸循环、氧化磷酸化作用和有关酶的活动受到抑制，能量生成减少，导致体内乳酸和无机磷产生增多而引起代谢性酸中毒（实际碳酸氢盐 AB < 22 mmol/L）。此时患者出现呼吸性酸中毒合并代谢性酸中毒，可引起意识障碍，血压下降，心律失常，乃至心脏停搏。由于能量不足，体内转运离子的钠泵功能障碍，使细胞内 K^+ 转移至血液，而 Na^+ 和 H^+ 进入细胞，造成细胞内酸中毒和高钾血症。

慢性呼吸衰竭时因 CO_2 潴留发展缓慢，肾减少 HCO_3^- 排出以维持 pH 的恒定。但当体内 CO_2 长期增高时，HCO_3^- 也持续维持在较高水平，导致呼吸性酸中毒合并代谢性碱中毒。此时 pH 可处于正常范围，称为代偿性呼吸性酸中毒合并代谢性碱中毒。因血中主要阴离子 HCO_3^- 和 Cl^- 之和相对恒定（电中性原理），当 HCO_3^- 持续增加时血中 Cl^- 相应降低，产生低氯血症。当呼吸衰竭恶化，CO_2 潴留进一步加重时，HCO_3^- 已不能代偿，pH 低于正常范围（7.35）则呈现失代偿性呼吸性酸中毒合并代谢性碱中毒。

第二节 慢性呼吸衰竭

一、病因

慢性呼吸衰竭多由支气管-肺疾病引起,如COPD、严重肺结核、肺间质纤维化、肺尘埃沉着症等。胸廓和神经肌肉病变,如胸部手术、外伤、广泛胸膜增厚、胸廓畸形、脊髓侧索硬化症等,亦可导致慢性呼吸衰竭。

二、临床表现

慢性呼吸衰竭的临床表现与急性呼吸衰竭大致相似,但以下几个方面有所不同。

(一)呼吸困难

慢性阻塞性肺疾病所致的呼吸衰竭,病情较轻时表现为呼吸费力伴呼气延长,严重时发展成浅快呼吸。若并发CO_2潴留,$PaCO_2$升高过快或显著升高以致发生CO_2麻醉时,患者可由呼吸过速转为浅慢呼吸或潮式呼吸。

(二)神经症状

慢性呼吸衰竭伴CO_2潴留时,随$PaCO_2$升高可表现为先兴奋后抑制现象。兴奋症状包括失眠、烦躁、躁动、夜间失眠而白天嗜睡(昼夜颠倒现象)。但此时切忌用镇静或催眠药,以免加重CO_2潴留,发生肺性脑病。肺性脑病表现为神志淡漠、肌肉震颤或扑翼样震颤、间歇抽搐、昏睡,甚至昏迷等;亦可出现腱反射减弱或消失,锥体束征阳性等。此时应与合并脑部病变作鉴别。

(三)循环系统表现

CO_2潴留使外周体表静脉充盈、皮肤充血、温暖多汗、血压升高、心排出量增多而致脉搏洪大,多数患者有心率加快,因脑血管扩张产生搏动性头痛。

三、诊断

慢性呼吸衰竭的血气分析诊断标准参见急性呼吸衰竭,但在临床上Ⅱ型呼吸衰竭患者还常见于另一种情况,即吸氧治疗后,$PaO_2 > 60$ mmHg,但$PaCO_2$仍高于正常水平。

四、治疗

治疗原发病、保持气道通畅、恰当的氧疗等治疗原则,与急性呼吸衰竭基本一致。

(一)氧疗

COPD是导致慢性呼吸衰竭的常见呼吸系统疾病,患者常伴有CO_2潴留,氧疗时需注意保持低浓度吸氧,防止血氧含量过高。CO_2潴留是通气功能不良的结果。慢性高碳酸血症患者呼吸中枢的化学感受器对CO_2反应性差,呼吸主要靠低氧血症对颈动脉体、主动脉体化学感受器的刺激来维持。若吸入高浓度氧,使血氧迅速上升,解除了低氧对外周化学感受器的刺激,便会抑制患者呼吸,造成通气状况进一步恶化,CO_2上升,严重时陷入CO_2麻醉状态。

(二)机械通气

根据病情选用无创机械通气或有创机械通气。在COPD急性加重早期给予无创机械通气可以防止呼吸功能不全加重,缓解呼吸肌疲劳,减少后期气管插管率,改善预后。

(三)抗感染

慢性呼吸衰竭急性加重的常见诱因是感染,一些非感染因素诱发的呼吸衰竭也容易继发感染。抗感染治疗抗生素的选择可以参考相关章节。

(四)呼吸兴奋剂的应用

需要时,慢性呼吸衰竭患者可服用呼吸兴奋剂阿米三嗪50~100 mg,2次/d。该药通过刺激颈动脉体和主动脉体的化学感受器兴奋呼吸中枢,增加通气量。

（五）纠正酸碱平衡失调

慢性呼吸衰竭常有 CO_2 潴留，导致呼吸性酸中毒。呼吸性酸中毒的发生多为慢性过程，机体常常以增加碱储备来代偿，以维持 pH 于相对正常水平。当以机械通气等方法较为迅速地纠正呼吸性酸中毒时，原已增加的碱储备会使 pH 升高，对机体造成严重危害，故在纠正呼吸性酸中毒的同时，应当注意同时纠正潜在的代谢性碱中毒，通常给予患者盐酸精氨酸和补充氯化钾。

慢性呼吸衰竭的其他治疗方面与急性呼吸衰竭和 ARDS 有类同之处，不再复述。

第三节　急性呼吸衰竭

一、病因

呼吸系统疾病如严重呼吸系统感染、急性呼吸道阻塞性病变、重度或危重哮喘、各种原因引起的急性肺水肿、肺血管疾病、胸廓外伤或手术损伤、自发性气胸和急剧增加的胸腔积液，导致肺通气或（和）换气障碍；急性颅内感染、颅脑外伤、脑血管病变（脑出血、脑梗死）等直接或间接抑制呼吸中枢；脊髓灰质炎、重症肌无力、有机磷中毒及颈椎外伤等可损伤神经–肌肉传导系统，引起通气不足。上述各种原因均可造成急性呼吸衰竭。

二、临床表现

急性呼吸衰竭的临床表现主要是低氧血症所致的呼吸困难和多器官功能障碍。

（一）呼吸困难

呼吸困难是呼吸衰竭最早出现的症状。多数患者有明显的呼吸困难，可表现为频率、节律和幅度的改变。较早表现为呼吸频率增快，病情加重时出现呼吸困难，辅助呼吸肌活动加强，如三凹征。中枢性疾病或中枢神经抑制性药物所致的呼吸衰竭，表现为呼吸节律改变，如潮式呼吸、比奥呼吸等。

（二）发绀

发绀是缺氧的典型表现。当动脉血氧饱和度低于 90% 时，可在口唇、指甲出现发绀；另应注意，因发绀的程度与还原型血红蛋白含量相关，所以红细胞增多者发绀更明显，贫血者则发绀不明显或不出现；严重休克等原因引起末梢循环障碍的患者，即使动脉血氧分压尚正常，也可出现发绀，称作外周性发绀。而真正由于动脉血氧饱和度降低引起的发绀，称作中央性发绀。发绀还受皮肤色素及心功能的影响。

（三）精神神经症状

急性缺氧可出现精神错乱、躁狂、昏迷、抽搐等症状。如合并急性二氧化碳潴留，可出现嗜睡、淡漠、扑翼样震颤，以至呼吸骤停。

（四）循环系统表现

多数患者有心动过速；严重低氧血症、酸中毒可引起心肌损害，亦可引起周围循环衰竭、血压下降、心律失常、心搏停止。

（五）消化和泌尿系统表现

严重呼吸衰竭对肝、肾功能都有影响，部分病例可出现丙氨酸氨基转移酶与血浆尿素氮升高，个别病例可出现尿蛋白、红细胞和管型。因胃肠道黏膜屏障功能损伤，导致胃肠道黏膜充血水肿、糜烂渗血或应激性溃疡，引起上消化道出血。

三、诊断

除原发疾病和低氧血症及 CO_2 潴留导致的临床表现外，呼吸衰竭的诊断主要依靠血气分析。而结合肺功能、胸部影像学和纤维支气管镜等检查对于明确呼吸衰竭的原因至为重要。

(一)动脉血气分析

动脉血气分析对于判断呼吸衰竭和酸碱失衡的严重程度及指导治疗具有重要意义。pH 可反映机体的代偿状况,有助于对急性或慢性呼吸衰竭加以鉴别。当 $PaCO_2$ 升高、pH 正常时,称为代偿性呼吸性酸中毒,若 $PaCO_2$ 升高、pH < 7.35,则称为失代偿性呼吸性酸中毒。需要指出,由于血气受年龄、海拔高度、氧疗等多种因素的影响,在具体分析时一定要结合临床情况。

(二)肺功能检测

尽管在某些重症患者,肺功能检测受到限制,但通过肺功能的检测能判断通气功能障碍的性质(阻塞性、限制性或混合性)及是否合并有换气功能障碍,并对通气和换气功能障碍的严重程度进行判断。而呼吸肌功能测试能够提示呼吸肌无力的原因和严重程度。

(三)胸部影像学检查

此检查包括普通 X 线胸片、胸部 CT、放射性核素肺通气/灌注扫描、肺血管造影等。

(四)纤维支气管镜检查

此检查对于明确大气道情况和取得病理学证据具有重要意义。

四、治疗

呼吸衰竭总的治疗原则是:加强呼吸支持,包括保持呼吸道通畅、纠正缺氧和改善通气等;呼吸衰竭病因和诱发因素的治疗;加强一般支持治疗和对其他重要脏器功能的监测与支持。

(一)保持呼吸道通畅

对任何类型的呼吸衰竭,保持呼吸道通畅是最基本、最重要的治疗措施。气道不畅使呼吸阻力增加,呼吸功消耗增多,会加重呼吸肌疲劳;气道阻塞致分泌物排出困难将加重感染,同时也可能发生肺不张,使气体交换面积减少;气道如发生急性完全阻塞,会发生窒息,在短时间内导致患者死亡。

保持气道通畅的方法主要有:①若患者昏迷应使其处于仰卧位,头后仰,托起下颌并将口打开。②清除气道内分泌物及异物。③若以上方法不能奏效,必要时应建立人工气道。人工气道的建立一般有三种方法,即简便人工气道、气管插管及气管切开,后二者属气管内导管。简便人工气道主要有口咽通气道、鼻咽通气道和喉罩,是气管内导管的临时替代方式,在病情危重不具备插管条件时应用,待病情允许后再行气管插管或切开。气管内导管是重建呼吸通道最可靠的方法。

若患者有支气管痉挛,需积极使用支气管扩张药物,可选用 β_2 肾上腺素受体激动剂、抗胆碱药、糖皮质激素或茶碱类药物等。在急性呼吸衰竭时,主要经静脉给药。

(二)氧疗

通过增加吸入氧浓度来纠正患者缺氧状态的治疗方法即为氧疗。对于急性呼吸衰竭患者,应给予氧疗。

1. 吸氧浓度

确定吸氧浓度的原则是保证 PaO_2 迅速提高到 60 mmHg 或脉搏容积血氧饱和度(SpO_2)达 90% 以上的前提下,尽量降低吸氧浓度。Ⅰ型呼吸衰竭的主要问题为氧合功能障碍而通气功能基本正常,较高浓度(> 35%)给氧可以迅速缓解低氧血症而不会引起 CO_2 潴留。对于伴有高碳酸血症的急性呼吸衰竭,往往需要低浓度给氧。

2. 吸氧装置

(1)鼻导管或鼻塞:主要优点为简单、方便,不影响患者咳痰、进食。缺点为氧浓度不恒定,易受患者呼吸的影响;高流量时对局部黏膜有刺激,氧流量不能大于 7 L/min。吸入氧浓度与氧流量的关系:吸入氧浓度(%)= 21 + 4× 氧流量(L/min)。

(2)面罩:主要包括简单面罩、带储气囊无重复呼吸面罩和文丘里面罩,主要优点为吸氧浓度相对稳定,可按需调节,该方法对鼻黏膜刺激小;缺点为在一定程度上影响患者咳痰、进食。

(三)增加通气量,改善 CO_2 潴留

1. 呼吸兴奋剂

呼吸兴奋剂的使用原则:必须保持气道通畅,否则会促发呼吸肌疲劳,并进而加重 CO_2 潴留;脑缺

氧、水肿未纠正而出现频繁抽搐者慎用；患者的呼吸肌功能基本正常；不可突然停药。它主要适用于以中枢抑制为主、通气量不足引起的呼吸衰竭，对以肺换气功能障碍为主所导致的呼吸衰竭患者，不宜使用。常用的药物有尼可刹米和洛贝林，用量过大可引起不良反应。近年来，这两种药物在西方国家几乎已被淘汰，取而代之的有多沙普仑，该药对于镇静催眠药过量引起的呼吸抑制和COPD并发急性呼吸衰竭有显著的呼吸兴奋效果。

2. 机械通气

当机体出现严重的通气和（或）换气功能障碍时，以人工辅助通气装置（呼吸机）来改善通气和（或）换气功能，即为机械通气。呼吸衰竭时应用机械通气能维持必要的肺泡通气量，降低$PaCO_2$；改善肺的气体交换效能；使呼吸肌得以休息，有利于恢复呼吸肌功能。

气管插管的指征因病而异。急性呼吸衰竭患者昏迷逐渐加深，呼吸不规则或出现暂停，呼吸道分泌物增多，咳嗽和吞咽反射明显减弱或消失时，应行气管插管使用机械通气。机械通气过程中应根据血气分析和临床资料调整呼吸机参数。机械通气的主要并发症为通气过度，造成呼吸性碱中毒；通气不足，加重原有的呼吸性酸中毒和低氧血症；出现血压下降、心输出量下降、脉搏增快等循环功能障碍；气道压力过高或潮气量过大可致气压伤，如气胸、纵隔气肿或间质性肺气肿；人工气道长期存在，可并发呼吸机相关肺炎（ventilator associated pneumonia，VAP）。

近年来，无创正压通气（non-invasive positive pressure ventilation，NIPPV）用于急性呼吸衰竭的治疗已取得了良好效果。经鼻/面罩行无创正压通气，无须建立有创人工气道，简便易行，与机械通气相关的严重并发症的发生率低。但患者应具备以下基本条件：①清醒能够合作。②血流动力学稳定。③不需要气管插管保护（即患者无误吸、严重消化道出血、气道分泌物过多且排痰不利等情况）。④无影响使用鼻/面罩的面部创伤。⑤能够耐受鼻/面罩。

（四）病因治疗

如前所述，引起急性呼吸衰竭的原发疾病多种多样，在解决呼吸衰竭本身造成危害的前提下，针对不同病因采取适当的治疗措施十分必要，也是治疗呼吸衰竭的根本所在。

（五）一般支持疗法

电解质紊乱和酸碱平衡失调的存在，可以进一步加重呼吸系统乃至其他系统器官的功能障碍，并可干扰呼吸衰竭的治疗效果，因此应及时加以纠正。加强液体管理，防止血容量不足和液体负荷过大，保证血细胞比容（Hct）在一定水平，对于维持氧输送能力和防止肺水过多具有重要意义。呼吸衰竭患者由于摄入不足或代谢失衡，往往存在营养不良，需保证充足的营养及热量供给。

（六）其他重要脏器功能的监测与支持

呼吸衰竭往往会累及其他重要脏器，因此应及时将重症患者转入ICU，加强对重要脏器功能的监测与支持，预防和治疗肺动脉高压、肺源性心脏病、肺性脑病、肾功能不全、消化道功能障碍和弥散性血管内凝血（DIC）等。特别要注意防治多器官功能障碍综合征（MODS）。

第十章 肺循环疾病

第一节 肺源性心脏病

慢性肺源性心脏病是由于肺、胸廓或肺动脉血管慢性病变所致的肺循环阻力增加、肺动脉高压，进而使右心室扩大、肥厚，伴或不伴右侧心力衰竭的心脏病。

本病在我国较为常见，根据国内近年的统计，肺源性心脏病平均患病率为0.41%～0.47%。其患病率与多种因素有关，患病年龄多在40岁以上，随着年龄增长而患病率增高；地区分布也有很大的差异，在我国东北、西北和华北的患病率明显高于南方地区；农村高于城市，吸烟者高于不吸烟者；冬春季节气候骤然变化时易急性发作，但男女患病无明显差异。

一、病因和发病机制

（一）病因

（1）支气管、肺疾病：以慢性支气管炎并发阻塞性肺气肿最为多见，占80%～90%，其次为支气管哮喘、支气管扩张、重症肺结核、尘肺、慢性弥漫性肺间质纤维化、结节病、过敏性肺泡炎、嗜酸性肉芽肿等。

（2）胸廓运动障碍性疾病：较少见，严重的脊椎后凸、侧凸、脊椎结核、类风湿关节炎、胸膜广泛粘连及胸廓形成术后造成的严重胸廓或脊柱畸形，以及神经肌肉疾患如脊髓灰质炎，可引起胸廓活动受限、肺受压、支气管扭曲或变形，导致肺功能受限，呼吸道引流不畅，肺部反复感染，并发肺气肿或纤维化，最终发展成肺源性心脏病。

（3）肺血管疾病：甚少见。累及肺动脉的过敏性肉芽肿病，广泛或反复发生的多发性肺小动脉栓塞及肺小动脉炎，以及原发性肺动脉高压症，均可使肺小动脉狭窄、阻塞，引起肺动脉血管阻力增加、肺动脉高压和右心室负荷加重，发展成肺源性心脏病。

（二）发病机制

（1）肺动脉高压的形成：①肺动脉高压形成的解剖因素，长期反复发作的慢性支气管炎可引起血管炎，使管壁增厚，管腔狭窄或纤维化，甚至完全闭塞；肺气肿又可以压迫肺泡毛细血管，造成毛细血管管腔狭窄或闭塞；肺泡壁的破裂则可造成毛细血管网的毁损。②肺动脉高压形成的功能因素，缺氧既可以使收缩血管的活性物质增多而导致肺血管收缩，也可以直接导致血管平滑肌收缩；高碳酸血症虽不能收缩血管，但可增加血管壁对缺氧的敏感性。③血黏度增加血容量增多，慢性缺氧既可以导致红细胞继发性增多，使血液黏稠度明显增加；又可使醛固酮增加，导致水、钠潴留使血容量增多。

（2）心脏病变和心力衰竭：肺动脉高压使右心室的后负荷增加，右心室代偿性肥厚。肺动脉高压早期，右心室尚能代偿，舒张末期压仍正常。随着病情的进展，特别是急性加重期，肺动脉压持续而严重性升高，超过右心室的代偿能力，右心排血量下降而发生右心室功能衰竭。此外，由于心肌缺氧、反复肺部感染、酸碱平衡失调、电解质紊乱导致心律失常等，均可影响心肌功能，加重心力衰竭。

(3)其他重要器官的损害：缺氧和高碳酸血症除对心脏影响外，尚对其他重要器官如脑、肝、肾、胃肠及内分泌系统、血液系统等发生病理改变，引起多脏器的功能损害。

二、临床表现

本病发展缓慢，除原有肺、胸疾病的各种症状和体征外，主要是逐步出现肺、心功能衰竭以及其他器官损害的征象。临床上根据病情可分为肺、心功能代偿期与失代偿期。

（一）肺、心功能代偿期

此期主要表现为原发病的表现及肺动脉高压及右心室增大的体征。

（1）症状：慢性咳嗽、咳痰、气急，活动后可感心悸、呼吸困难、乏力和劳动耐力下降。

（2）体征：可有明显肺气肿征，听诊多有呼吸音减弱，偶有干、湿性啰音，心浊音界常因肺气肿而不易叩出，心音遥远。肺动脉瓣区可有第二心音亢进，提示有肺动脉高压。三尖瓣区出现收缩期杂音或剑突下示心脏搏动，多提示有右心室增大。

（二）肺、心功能失代偿期

本期临床主要表现以呼吸衰竭为主，有或无心力衰竭。

（1）呼吸衰竭：常因急性呼吸道感染而诱发，表现为呼吸困难明显加重，常出现食欲下降、头痛、睡眠颠倒，甚至出现表情淡漠、神志恍惚、谵妄等肺性脑病的表现。体格检查可以发现患者面色发绀、球结膜充血、水肿，严重时可有颅内压增高的表现。

（2）心力衰竭：以右侧心力衰竭为主，也可出现心律失常，主要表现为食欲缺乏、腹胀、恶心等消化道症状。体格检查时发现患者发绀更加明显，颈静脉怒张，肝大，肝-颈静脉回流征阳性，下肢水肿。心率增快，可出现心律失常，甚至出现舒张期奔马律。

三、并发症

（一）肺性脑病

肺性脑病是指由于呼吸衰竭所致缺氧、二氧化碳潴留而引起精神神经系统症状的一种综合征，为肺源性心脏病死亡的首要原因，应积极防治。

（二）酸碱失衡及电解质紊乱

呼吸衰竭时，由于缺氧和二氧化碳潴留，可发生各种不同类型的酸碱平衡失调及电解质紊乱，使呼吸衰竭、心力衰竭、心律失常的病情更加恶化。对治疗及预后皆有重要意义，应进行监测及时采取治疗措施。

（三）心律失常

心律失常多表现为房性期前收缩及阵发性室上性心过速，也可有心房扑动及心房颤动。少数病例由于急性严重心肌缺氧，可出现心室颤动以至心搏骤停。

四、实验室和其他检查

（一）X线检查

X线检查是诊断肺源性心脏病的主要依据，主要表现如下。

（1）肺动脉高压症：①右下肺动脉干扩张，横径不低于15 mm；其横径与气管横径之比不低于1.07。②肺动脉段明显凸出或其高度不低于3 mm。

（2）右心室增大：个别患者心力衰竭控制后可见心脏外影有所缩小。

（二）心电图检查

心电图检查主要表现为右心室增大的改变，如电轴右偏，额面平均电轴不低于+90°，重度顺钟向转位，$R_{V_1} + S_{V_5}$不低于1.05 mV及肺型P波；也可见右束支传导阻滞及低电压图形，可作为诊断肺源性心脏病的参考条件。

（三）超声心动图检查

右心室流出道内径不低于30 mm，右心室内径不低于20 mm，右心室前壁的厚度，左、右心室内径之比小于2，右肺动脉内径或肺动脉干及右心房增大等，可以诊断肺源性心脏病。

（四）血气分析

肺源性心脏病肺功能失代偿期可出现低氧血症或合并高碳酸血症，当 PaO_2 小于 8.0 kPa（60 mmHg）、$PaCO_2$ 大于 6.7 kPa（50 mmHg），表示有呼吸衰竭。H^+ 浓度可正常或升高，碱中毒时可以降低。

（五）血液检查

红细胞及血红蛋白可升高。全血黏度及血浆黏度可增加；合并感染时，白细胞计数增高、中性粒细胞增加。部分患者血清学检查可有肾功能或肝功能改变；除血清钾以外，其他电解质如钠、氯、钙、镁均可低于正常。

五、诊断和鉴别诊断

（一）诊断

根据患者有慢性支气管炎、肺气肿等慢性肺胸疾病或肺血管病变，并出现了肺动脉高压、右心室增大或右心功能不全表现，如肺动脉瓣区第二心音亢进、三尖瓣区听到收缩期杂音、颈静脉怒张、肝大压痛、肝-颈静脉反流征阳性、下肢水肿及静脉高压等，心电图、X线片及超声心动图出现肺动脉扩张及右心室增大的表现，可以做出诊断。

（二）鉴别诊断

（1）冠心病：肺源性心脏病与冠心病均多见于老年人，有许多相似之处，而且常两病共存。冠心病有典型的心绞痛、心肌梗死的病史或心电图表现，如合并高血压病、高脂血症、糖尿病史更有助鉴别。体检、X线片及心电图检查呈左心室肥厚为主的征象，可资鉴别。肺源性心脏病合并冠心病时鉴别有较多的困难，应详细询问病史，体格检查和有关心、肺功能检查加以鉴别。

（2）风湿性心瓣膜病：风湿性心脏病三尖瓣疾患应与肺心病的相对三尖瓣闭不全相鉴别。前者往往有风湿性关节炎和心肌炎的病史，常合并其他瓣膜的病变，X线片、心电图、超声心动图有特殊表现。

（3）原发性心肌病：本病多为全心增大，无慢性呼吸道疾病史、无肺动脉高压的X线片表现等。

六、治疗

（一）急性加重期

治疗原则是积极控制感染；通畅呼吸道，改善呼吸功能；纠正缺氧和二氧化碳潴留；控制呼吸衰竭和心力衰竭。

（1）控制感染：参考痰菌培养及药物敏感试验选择抗生素。在未出培养结果前，院外感染以革兰阳性菌占多数；院内感染则以革兰阴性菌为主，或选用二者兼顾的抗生素，常用的有青霉素类、氨基糖苷类、喹诺酮类及头孢菌素类抗生素。原则上选用窄谱抗生素为主，选用广谱抗生素时必须注意可能的继发真菌感染。

（2）氧疗：在通畅呼吸道的基础上给予氧疗，可采用鼻导管或面罩给予持续低流量吸氧。

（3）呼吸衰竭治疗。

（4）控制心力衰竭：肺源性心脏病患者一般在积极控制感染，改善呼吸功能后心力衰竭便能得到改善，因此只有在改善呼吸功能后，心力衰竭的症状仍存在的较重患者可适当选用利尿、强心或血管扩张药。

利尿药：原则上应选用作用轻的利尿药，小剂量、间断使用。如氢氯噻嗪口服，每次25 mg，1～3次/d，一般不超过4 d；氨苯蝶啶口服，每次50～100 mg，1～3次/d。重度心力衰竭而急需利尿的患者可用呋塞米20 mg肌内注射或口服。利尿药应用后出现低钾、低氯性碱中毒，使痰液黏稠不易排痰和血液浓缩，应注意预防。

强心药：肺源性心脏病患者对洋地黄类药物耐受性很低，疗效较差，且易发生中毒，因此使用洋地黄应严格掌握指征：①感染已被控制，呼吸功能已改善，利尿药不能取得良好的疗效而反复水肿的心力衰竭患者。②以右侧心力衰竭为主要表现而无明显急性感染的患者。③出现急性左侧心力衰竭者。使用洋地黄时剂量宜小，一般约为常规剂量的1/2或2/3，并选用作用快、排泄快的强心药，如毒毛花苷K

0.125～0.25 mg，或毛花苷 C 0.2～0.4 mg，加入 10% 葡萄糖液内静脉缓慢注射。

血管扩张药：血管扩张药对部分顽固性心力衰竭有一定效果，但并不像治疗其他心脏病那样效果明显。由于血管扩张药可反射性使心率增快，氧分压下降、二氧化碳分压升高，限制了一般血管扩张药在肺源性心脏病的临床应用。

（5）控制心律失常：一般心律失常经过治疗肺源性心脏病的感染、缺氧后可自行消失。如果持续存在可根据心律失常的类型选用药物。

（二）缓解期

增强患者的免疫功能，去除诱发因素，减少或避免急性加重期的发生，一般可采用中西医结合的综合措施。

七、转诊

（一）转诊指征

肺源性心脏病失代偿期须转上级医院诊疗。

（二）转诊注意事项

转诊过程中须注意：①转诊过程中应给予持续吸氧。②转诊途中应有医务人员陪送，备急救药物及其他医疗器械用品。

八、健康指导

主要是防治足以引起本病的支气管、肺和肺血管等疾病。包括积极采取各种措施戒烟；积极防治原发病的诱发因素，如呼吸道感染、各种过敏源、有害气体的吸入、粉尘作业等的防护工作和个人卫生的宣教；开展多种形式的群众性体育活动和卫生宣教，提高人群的卫生知识，增强抗病能力。

九、预后

肺源性心脏病常反复急性加重，随肺功能的损害病情逐渐加重，多数预后不良，病死率在 10%～15%，但经积极治疗可以延长寿命，提高患者生活质量。

第二节　肺动静脉瘘

一、病因和分类

肺血管之间的异常交通可见于先天或后天获得性疾病，可表现为动脉到静脉（如甲状腺转移癌）、动脉到动脉（如慢性局部缺血或感染引起的支气管动脉到肺动脉的分流）或静脉到静脉（如晚期肺气肿合并的支气管静脉到肺静脉的分流）的异常交通。肺动静脉瘘是肺动脉与肺静脉之间的直接交通，也可为先天性或后天性获得性疾病，两者临床表现和治疗原则类似。

先天性肺动静脉瘘是胚胎时期肺循环内形成的一支或多支肺动脉与肺静脉的异常交通。如皮肤、黏膜和其他器官的遗传性出血性毛细血管扩张症，称为 Tendu-Osler-Weber 病，为常染色体显性遗传。

肺动静脉瘘与其他部位的血管瘤相似，常呈囊状扩张，主要包括两种成分，分别为内皮细胞连接的血管腔和起支持作用的结缔组织基质，也可有少量平滑肌。由于血管内压力较低，周围基质也不多，囊壁较薄，类似静脉壁。囊腔内可有血栓形成致细菌性动脉内膜炎，但不影响周围肺组织，不引起肺不张、支气管扩张或肺炎。其中 1/3 为多发性，常位于肺下叶近胸膜脏层，少数发生在肺实质深处。

二、临床表现

其临床表现与肺动静脉瘘的大小、数量、对气体交换影响和有无并发症有关。大多数小的无并发症的肺动静脉瘘患者无症状，直到常规胸部 X 线检查或因其他疾病做胸部影像学检查时，才被发现。约一半患者主诉呼吸困难，其原因可能是大量来自肺动脉的混合静脉血未经氧合即进入了肺静脉，引起动脉血氧分压大幅度降低，刺激呼吸中枢末梢化学感受器引起。另一些常见症状是囊腔破裂出血引起的系列表现，可发生在既往无症状的患者中。症状和体征以囊腔破裂部位和出血程度而异。囊腔破向支气管时表现为咯血，囊腔破向胸膜腔则引起血胸。大量的咯血或血胸可因血容量大量丢失或影响呼吸功能引起休克、严重呼吸困难，甚至死亡。半数患者表现鼻出血，常合并遗传性出血性毛细血管扩张症。这些患者还可有上消化道出血、卒中、脑脓肿或癫痫发作等表现。30% 患者可表现为神经症状，如头痛、耳鸣、头晕、复视和感觉异常，甚至偏瘫。

体检发现主要为肺动脉动静脉瘘本身的体征和并发症的表现。1/3 患者有黏膜皮下毛细血管扩张，表现为面部、前胸、大腿红色圆形散在或集聚的血管痣性血管扩张。呼吸困难患者常有发绀和杵状指。肺动静脉瘘本身特有的体征是心脏杂音并随呼吸而变化，表现为吸气时杂音增强，呼气时减弱。这是因为流经肺动静脉瘘的肺血流吸气时增加，呼气时减少所致。这一体征在关闭声门用力吸气时（Muller 法）明显增强，用力呼气时（Valsalva 法）明显减弱甚至消失。但是偶尔可出现非典型杂音，表现为呼气增强或在心脏舒张期听到。

三、辅助检查

对诊断有重要意义的辅助检查是影像学，但较小的肺动静脉瘘胸部 X 线平片可正常。典型的肺动静脉瘘表现为圆或椭圆形、密度均匀一致周边光滑的单个或葡萄状阴影，少于 5% 的肺动静脉瘘可有钙化点。断层和 CT 或 MRI 扫描有帮助诊断瘘囊与肺门血管的关系，可见到流入和流出血管与肺门血管相连。透视可证明瘘囊的波动性质，特别在透视中做 Muller 法和 Valsalva 法时，瘘囊的波动会更加明显。对诊断困难者可进行肺血管造影，并可据其判断瘘囊的数量和大小。反复和大量咯血的患者可有红细胞减少，无咯血且有分流明显增加的患者可有低氧血症，而且不随吸纯氧相应升高。

四、诊断和鉴别诊断

当患者有气急、杵状指、红细胞增多、低氧血症难以吸纯氧纠正、局部胸壁听到连续性杂音，而且随 Muller 法和 Valsalva 法明显改变时，应怀疑本病，应及时做胸部影像学检查明确诊断。但部分支气管扩张、结核、肉芽肿疾病、孤立性肺结节或转移性肺癌影像学表现可与本病类似。杂音近心脏时，还应与先天性心脏病和心脏瓣膜病鉴别。红细胞明显增多时，应与红细胞增多症鉴别，但肺动静脉瘘白细胞和血小板计数正常，无脾大。鉴别困难时，应进行肺动脉造影以明确诊断。

五、治疗

手术是肺动静脉瘘的最有效疗法。有明显发绀、红细胞增多、咯血或病变迅速增大时应考虑手术。根据病变范围，可采取与病灶有一定距离的楔形、肺段或肺叶切除手术。同时尽可能多保留肺组织，因为附近的肺组织是正常的。然而，多达 1/3 的患者有多处病灶，术后可能复发。为提高手术根治率，术前应常规肺动脉造影，全面了解肺动静脉瘘的数量和波及范围，以便手术时彻底切除。

第三节 肺水肿

肺内正常的解剖和生理机制保持肺间质水分恒定和肺泡处于理想的湿润状态，以利于完成肺的各种功能。若某些原因引起肺血管外液体量过度增多甚至渗入肺泡，引起生理功能紊乱，则称之为肺水肿。其临床表现主要为呼吸困难、发绀、咳嗽、咳白色或血性泡沫痰，两肺散在湿啰音，影像学呈现为以肺门为中心的蝶状或片状模糊阴影。理解肺液体和溶质转运的基本原理是合理有效治疗肺水肿的基础。

一、肺内液体交换的形态学基础

肺泡表面为上皮细胞，肺泡表面约有 90% 被扁平 I 型肺泡细胞覆盖，其余为 II 型肺泡细胞（图

10-1）。细胞间连接紧密，正常情况下液体不能透过。Ⅱ型肺泡细胞含有丰富的磷脂类物质，主要成分是二软脂酰卵磷脂，其分泌物进入肺泡，在肺泡表面形成一薄层减低肺泡表面张力的肺泡表面活性物质，维持肺泡开放，并有防止肺泡周围间质液向肺泡腔渗漏的功能。Ⅱ型肺泡细胞除了分泌表面活性物质外，还参与钠运输。钠先通过肺泡腔侧的阿米洛利敏感性钠通道进入细胞内，再由位于基底膜侧的 Na^+-K^+-ATP 酶将钠泵入肺间质。肺毛细血管内衬着薄而扁平的内皮细胞，内皮细胞间的连接较为疏松，允许少量液体和某些蛋白质颗粒通过。近来的研究还发现，支气管肺泡上皮还表达四种特异性水转运蛋白或称为水通道蛋白（aquaporin，AQP）1、3、4、5，可加速水的转运，参与肺泡液体的交换。

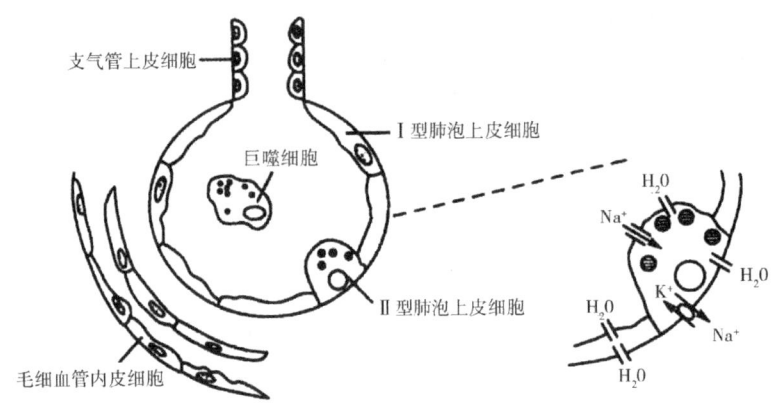

图 10-1　肺泡液体交换形态学基础示意图

电镜观察可见肺泡的上皮与血管的基底膜之间不是完全融合，与毛细血管相关的肺泡壁存在一侧较薄和一侧较厚的边（图 10-2）。薄侧上皮与内皮的基底膜相融合，即由肺泡上皮、基底膜和毛细血管内皮三层所组成，有利于血与肺泡的气体交换。厚侧由肺毛细血管内皮层、基底膜、胶原纤维和弹力纤维交织网、肺泡上皮、极薄的液体层和表面活性物质层组成。上皮与内皮基底膜之间被间隙（肺间质）分离，该间隙与支气管血管束周围间隙、小叶间隔和脏层胸膜下的间隙相连通，以利液体交换。进入肺间质的液体主要通过淋巴系统回收。在厚侧肺泡隔中，电镜下可看到神经和点状胶原物质组成的感受器。当间质水分增加，胶原纤维肿胀刺激"J"感受器，传至中枢，反射性使呼吸加深加快，引起胸腔负压增加，淋巴管液体引流量增多。

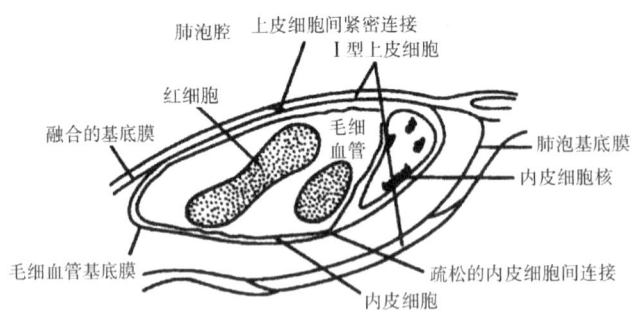

图 10-2　肺泡毛细血管结构示意图

二、发病机制

无肺泡液体清除时，控制水分通过生物半透膜的各种因素可用 Starling 公式概括，若同时考虑到滤过面积和回收液体至血管内的机制，可改写为下面公式：

$$EVLW = \{(SA \times Lp)[(P_{mv} - P_{pmv}) - \sigma(\pi_{mv} - \pi_{pmv})]\} - Flymph$$

式中 EVLW 为肺血管外液体含量；SA 为滤过面积；Lp 为水流体静力传导率；P_{mv} 和 P_{pmv} 分别为微血管内和微血管周围静水压；σ 为蛋白反射系数；π_{mv} 和 π_{pmv} 分别为微血管内和微血管周围胶体渗透

压；Flymph 为淋巴流量，概括了所有将液体回收到血管内的机制。

这里之所以使用微血管而不是毛细血管这一术语，是因为液体滤出还可发生在小动脉和小静脉处。此外，$SA \times Lp = Kf$，是水过系数。虽然很难测定 SA 和 Lp，但其中强调了 SA 对肺内液体全面平衡的重要性。反射系数表示血管对蛋白的通透性。如果半透膜完全阻止可产生渗透压的蛋白通过，σ 值为 1.0；相反，如其对蛋白的滤过没有阻力，σ 值为 0。因此，σ 值可反映血管通透性变化影响渗透压梯度，进而涉及肺血管内外液体流动的作用。肺血管内皮的 σ 值为 0.9，肺泡上皮的 σ 值为 1.0。因此，在某种程度上内皮较肺泡上皮容易滤出液体，导致肺间质水肿发生在肺泡水肿前。

从公式可看出，如果 SA、Lp、P_{mv} 和 π_{pmv} 部分或全部增加，其他因素不变，EVLW 即增多。P_{pmv}、σ、π_{mv} 和 Flymph 的减少也产生同样效应。由于重力和肺机械特性的影响，肺内各部位的 P_{mv} 和 P_{pmv} 并不是均匀一致的。在低于右心房水平的肺区域中，虽然 P_{mv} 和 P_{pmv} 均可升高，但前者的升高程度大于后者，这有助于解释为什么肺水肿易首先发生在重力影响最明显的部位。

正常时，尽管肺微血管和间质静水压力受姿势、重力、肺容量乃至循环液体量变化的影响，但肺间质和肺泡均能保持理想的湿润状态。这是由于淋巴系统、肺间质蛋白和顺应性的特征有助于对抗液体潴留并连续不断地清除肺内多余的水分。肺血管静水压力和通透性增加时，淋巴流量可增加 10 倍以上对抗肺水肿的产生。起次要作用的是肺间质内蛋白的稀释效应，它由微血管内静水压力升高后致使液体滤过增多引起，效应是降低 π_{pmv}，反过来减少净滤过，但对血管通透性增加引起的肺水肿不起作用。预防肺水肿的另一因素是顺应性变化效应。肺间质中紧密连接的凝胶结构不易变形，顺应性差，肺间质轻度积液后压力即迅速升高，阻止进一步滤出。但同时由于间质腔扩张范围小，当移除肺间质内水分的速度赶不上微血管滤出的速度时，易发生肺泡水肿。

近来的研究又发现，肺水肿的形成还受肺泡上皮液体清除功能的影响。肺泡 II 型细胞在儿茶酚胺依赖性和非依赖性机制的调节下，可主动清除肺泡内的水分，改善肺水肿。据此可以推论，肺水肿的发病机制除了 Starling 公式中概括的因素外，还受肺泡上皮主动液体转运功能的左右。只有液体漏出的作用强于回收的作用，并超过了肺泡液体的主动转运能力后才发生肺水肿。而且，肺泡液体转运功能完整也有利于肺水肿的消散。

三、分类

为便于指导临床诊断和治疗，可将肺水肿分为微血管压升高性（高压性肺水肿）、微血管压正常性（常压性肺水肿）和高微血管压合并高肺毛细血管膜通透性肺水肿（混合性肺水肿）三类（表 10-1）。

表 10-1 肺水肿分类

I	高压性肺水肿
	心源性：左心衰、二尖瓣病、左房黏液瘤
	肺静脉受累：原发性静脉闭塞性疾病、纵隔纤维化或肉芽肿病变
	神经源性：颅脑外伤、颅内压升高、癫痫发作后
II	常压性肺水肿
	吸入有毒烟雾和可溶性气溶胶：二氧化氮、二氧化硫、一氧化碳、高浓度氧、臭氧、烟雾烧伤、氨气、氯气、光气、有机磷酸酯
	吸入有毒液体：液体性胃内容物、淹溺、高张性造影剂、乙醇
	高原肺水肿
	新生儿暂时性呼吸急促
	胸穿后肺复张性肺水肿
	血浆胶体渗透压减少
	淋巴回流障碍
	其他：外伤性脂肪栓塞、肺挫伤急性放射性反应、循环毒素（四氧嘧啶、蛇毒）、循环的血管活性物（组胺、激肽、前列腺素羟色胺）

Ⅲ	混合性肺水肿
	吸毒或注射毒品过量
	急性呼吸窘迫综合征（ARDS）

四、病理和病理生理

肺表面苍白，含水量增多，切面有大量液体渗出。显微镜下观察，可将其分为间质期、肺泡壁期和肺泡期。

间质期是肺水肿的最早表现，液体局限在肺泡外血管和传导气道周围的疏松结缔组织中，支气管、血管周围腔隙和叶间隔增宽，淋巴管扩张。液体进一步潴留时，进入肺泡壁期。液体蓄积在厚的肺泡毛细血管膜一侧，肺泡壁进行性增厚。发展到肺泡期时，充满液体的肺泡壁会丧失其环形结构，出现褶皱。无论是微血管内压力增高还是通透性增加引起的肺水肿，肺泡腔内液体中蛋白与肺间质内相同时，提示表面活性物质破坏，而且上皮丧失了滤网能力。

肺水肿可影响肺顺应性、弥散功能、通气/血流比值和呼吸类型。其程度与病理改变有关，间质期最轻，肺泡期最重。肺含水量增加和肺表面活性物质破坏，可降低肺顺应性，增加呼吸功。间质和肺泡壁液体潴留可加宽弥散距离。肺泡内部分或全部充满液体可引起弥散面积减少和通气/血流比值降低，产生肺泡动脉血氧分压差增加和低氧血症。区域性肺顺应性差异易使吸入气体进入顺应性好的肺泡，加重通气/血流比值失调。同时由于肺间质积液刺激J感受器，呼吸浅速，进一步增加每分钟无效腔通气量，减少呼吸效率，增加呼吸功耗。当呼吸肌疲劳不能代偿性增加通气和保证肺泡通气量后，即出现CO_2潴留和呼吸性酸中毒。

此外，肺水肿间质期即可表现出对血流动力学的影响。间质静水压升高可压迫附近微血管，增加肺循环阻力，升高肺动脉压力。低氧和酸中毒还可直接收缩肺血管，进一步恶化血流动力学，加重右心负荷，引起心功能不全。

五、临床表现

高压性肺水肿体检时可发现心脏病体征，临床表现依病程而变化。在肺水肿间质期，患者可主诉咳嗽、胸闷、呼吸困难，但因为增加的水肿液体大多局限在间质腔内，只表现轻度呼吸浅速，听不到啰音。因弥散功能受影响或通气/血流比值失调而出现动脉血氧分压降低。待肺水肿液体渗入到肺泡后，患者可主诉咳白色或血性泡沫痰，出现严重的呼吸困难和端坐呼吸，体检时可听到两肺满布湿啰音。血气分析指示低氧血症加重，甚至出现CO_2潴留和混合性酸中毒。

常压性和混合性肺水肿的临床表现可因病因而异，而且同一病因引起肺水肿的临床表现也可依不同的患者而变化。吸入有毒气体后患者可表现为咳嗽、胸闷、气急，听诊可发现肺内干啰音或哮鸣音。吸入胃内容物后主要表现为气短、咳嗽。通常为干咳，如果经抢救患者得以存活，度过急性肺水肿期，可咳出脓性黏痰，痰培养可鉴定出不同种类的需氧菌和厌氧菌。淹溺后，由于肺泡内的水分吸收需要一定时间，可表现咳嗽、肺内湿啰音，血气分析提示严重的持续性低氧血症，部分病例表现为代谢性酸中毒，呼吸性酸中毒少见。高原肺水肿的症状发生在到达高原的12 h至3 d，主要为咳嗽、呼吸困难、乏力和咯血，常合并胸骨后不适。体检可发现发绀和心动过速，吸氧或回到海平面后迅速改善。对于吸毒或注射毒品患者来讲，最严重的并发症之一即是肺水肿。过量应用海洛因后，肺水肿的发生率为48%～75%，也有报道应用美沙酮、右丙氧芬、氯氮䓬和乙氯维诺可诱发肺水肿。患者送到医院时通常已昏迷，鼻腔和口腔喷出粉红色泡沫状水肿液，发生严重的低氧血症、高碳酸血症、呼吸合并代谢性酸中毒、ARDS（见急性呼吸窘迫综合征）。

六、影像学改变

典型间质期肺水肿的 X 线表现主要为肺血管纹理模糊、增多,肺门阴影不清,肺透光度降低,肺小叶间隔增宽。两下肺肋膈角区可见 Kerley B 线,偶见 Kerley A 线。肺泡水肿主要为腺泡状致密阴影,弥漫分布或局限于一侧或一叶的不规则相互融合的模糊阴影,或呈肺门向外扩展逐渐变淡的蝴蝶状阴影,有时可伴少量胸腔积液,但肺含量增加 30% 以上才可出现上述表现。CT 和磁共振成像术可定量甚至区分肺充血和肺间质水肿,尤其是体位变化前后的对比检查更有意义。

七、诊断和鉴别诊断

根据病史、症状、体检和 X 线表现常可对肺水肿做出明确诊断,但需要肺含水量增多超过 30% 时才可出现明显的 X 线变化,必要时可应用 CT 和磁共振成像术帮助早期诊断和鉴别诊断。热传导稀释法和血浆胶体渗透压 – 肺毛细血管楔压梯度测定可计算肺血管外含水量及判断有无肺水肿,但均需留置肺动脉导管,为创伤性检查。用 ^{99m}Tc- 人血球蛋白微囊或 ^{131}In- 运铁蛋白进行肺灌注扫描时,如果通透性增加可聚集在肺间质中,通透性增加性肺水肿尤其明显。此外,高压性肺水肿与常压性肺水肿在处理上有所不同,二者应加以鉴别(表 10-2)。

表 10-2 高压性肺水肿与常压性肺水肿鉴别

项目	高血压肺水肿	常压性肺水肿
病史	有心脏病史	无心脏病史,但有其他基础疾患病史
体征	有心脏病体征	无心脏异常体征
发热和白细胞升高	较少	相对较多
X 线表现	自肺门向周围蝴蝶状浸润,肺上野血管影增深	肺门不大,两肺周围弥漫性小斑片阴影
水肿液性质	蛋白含量低	蛋白含量高
水肿液胶体渗透压 / 血浆胶体渗透压	< 0.6	> 0.7
肺毛细血管楔压	出现充血性心衰时 PCWP > 2.4 kPa	≤ 1.6 kPa
肺动脉舒张压 – 肺毛细血管楔压差	< 0.6 kPa	> 0.6 kPa
利尿剂治疗效果	心影迅速缩小	心影无变化,且肺部阴影不能在 1~2 天内消散

八、治疗

(一)高压性肺水肿治疗

1. 病因治疗

输液速度过快者应立即停止或减慢速度。尿毒症患者可用透析治疗。感染诱发者应立即应用恰当抗生素。毒气吸入者应立即脱离现场,给予解毒剂。麻醉剂过量摄入者应立即洗胃及给予对抗药。

2. 氧疗

肺水肿患者通常需要吸入较高浓度氧气才能改善低氧血症,最好用面罩给氧。湿化器内置 75%~95% 酒精或 10% 硅酮有助于消除泡沫。

3. 吗啡

每剂 5~10 mg 皮下或静脉注射可减轻焦虑,并通过中枢性交感神经抑制作用降低周围血管阻力,使血液从肺循环转移到体循环,并可舒张呼吸道平滑肌,改善通气。对心源性肺水肿效果最好,但禁用于休克、呼吸抑制和慢性阻塞性肺疾病合并肺水肿者。

4. 利尿

静脉注射呋塞米(速尿)40~100 mg 或布美他尼(丁尿胺)1 mg,可迅速利尿、减少循环血量和升高血浆胶体渗透压,减少微血管滤过液体量。此外,静脉注射呋塞米还可扩张静脉,减少静脉回流,在利尿作用发挥前即可产生减轻肺水肿的作用。但不宜用于血容量不足者。

5. 血管舒张剂

血管舒张剂是治疗急性高压性肺水肿的有效药物，通过扩张静脉，促进血液向外周再分配，进而降低肺内促进液体滤出的驱动压。此外，还可扩张动脉、降低系统阻力（心脏后负荷），增加心排出量，其效果可在几分钟内出现。对肺水肿有效的血管舒张剂分别是静脉舒张剂、动脉舒张剂和混合性舒张剂。静脉舒张剂代表为硝酸甘油，以 10～15μg/min 的速度静脉给药，每 3～5 min 增加 5～10μg 的剂量直到平均动脉压下降（通常 > 2.7 kPa）、肺血管压力达到一定的标准、头痛难以忍受或心绞痛减轻。混合性舒张剂代表为硝普钠，通常以 10μg/min 的速度静脉给药，每 3～5 min 增加 5～10μg 的剂量直到达到理想效果。动脉舒张压不应小于 8.0 kPa（60 mmHg），收缩压峰值应该高于 12.0 kPa（90 mmHg），多数患者在 50～100μg/min 剂量时可以获得理想的效果。

6. 强心剂

强心剂主要适用于快速心房纤颤或扑动诱发的肺水肿。2 周内未用过洋地黄类药物者，可用毒毛花苷 K 0.25 mg 或毛花苷 C 0.4～0.8 mg 溶于葡萄糖内缓慢静注，也可选用氨力农静滴。

7. β_2 受体激动剂

已有研究表明雾化吸入长效、短效 β_2 受体激动剂，如特布他林或沙美特罗可能有助于预防肺水肿或加速肺水肿的吸收和消散，但其疗效还有待于进一步验证。

8. 肾上腺糖皮质激素

对肺水肿的治疗价值存在分歧。一些研究表明，它能减轻炎症反应和微血管通透性，促进表面活性物质合成，增强心肌收缩力，降低外周血管阻力和稳定溶酶体膜，可应用于高原肺水肿、中毒性肺水肿和心肌炎合并肺水肿。通常用地塞米松 20～40 mg/d 或氢化可的松 400～800 mg/d 静脉注射，连续 2～3 d，但不适合长期应用。

9. 减少肺循环血量

患者坐位，双腿下垂或四肢轮流扎缚静脉止血带，每 20 min 轮番放松一肢体 5 min，可减少静脉回心血量；适用于输液超负荷或心源性肺水肿，禁用于休克和贫血患者。

10. 机械通气

出现低氧血症和（或）CO_2 潴留时，可经面罩或人工气道给予机械通气，辅以 0.294～0.981 kPa（3～10 cmH_2O）呼气末正压，可迅速改善气体交换和通气功能。但无法用于低血压和休克患者。

（二）常压性肺水肿和混合性肺水肿治疗

参见急性呼吸窘迫综合征等有关章节。

参考文献

[1] 毕丽岩. 呼吸内科学高级医师进阶[M]. 北京：中国协和医科大学出版社，2016.
[2] 韩颖萍. 实用呼吸病临床手册[M]. 北京：中国中医药出版社，2016.
[3] 郭佑民，陈起航，王玮，等. 呼吸系统影像学（第2版）[M]. 上海：上海科学技术出版社，2016.
[4] 赵洪文，高占成，代冰，等. 呼吸系统症状与全身性疾病[M]. 北京：人民卫生出版社，2015.
[5] 白冲，李强. 呼吸内镜培训教程[M]. 上海：世界图书上海出版公司，2015.
[6] 白春学，蔡柏蔷，宋元林，等. 现代呼吸病学[M]. 上海：复旦大学出版社，2014.
[7] 杨岚，沈华浩. 呼吸系统疾病[M]. 北京：人民卫生出版社，2015.
[8] 陈金辉. 睡眠呼吸暂停低通气综合征临床诊治手册[M]. 北京：人民军医出版社，2015.
[9] 吴丛山. 呼吸系统疾病的检验诊断与临床[M]. 上海：上海交通大学出版社，2015.
[10] 万欢英，高蓓莉，项轶，等. 呼吸内镜基本操作与临床应用[M]. 北京：人民卫生出版社，2015.
[11] 何权瀛. 常见呼吸疾病诊疗指南专家共识解读[M]. 北京：人民卫生出版社，2015.
[12] 何权瀛. 呼吸内科[M]. 北京：中国医药科技出版社，2014.
[13] 何权瀛. 基层常见呼吸疾病诊疗常规[M]. 北京：人民军医出版社，2015.
[14] 王昌惠，范理宏. 呼吸介入诊疗新进展[M]. 上海：上海科学技术出版社，2015.
[15] 胡建林，杨和平. 呼吸疾病鉴别诊断与治疗学[M]. 北京：人民军医出版社，2015.
[16] 黄茂. 呼吸内科临床处方手册[M]. 南京：江苏科学技术出版社，2015.
[17] 黄志俭，陈轶强. 呼吸与各系统疾病相关急危重症诊治通要[M]. 厦门：厦门大学出版社，2014.
[18] 李龙. 呼吸科住院医师临床手册[M]. 兰州：兰州大学出版社，2013.
[19] 王爱梅，李晓明. 血液、循环和呼吸系统[M]. 北京：科学出版社，2015.
[20] 李志奎. 呼吸内科[M]. 西安：第四军医大学出版社，2014.
[21] 朱惠丽，贝政平. 呼吸系统疾病诊疗标准[M]. 上海：上海科学普及出版社，2014.
[22] 孟昭泉. 呼吸系统疾病防治手册[M]. 北京：金盾出版社，2014.
[23] 钟小宁，柳广南. 呼吸系统疑难病例解析[M]. 北京：科学出版社，2013.
[24] 赵建平，陈安民，徐永健，等. 呼吸疾病诊疗指南（第3版）[M]. 北京：科学出版社，2013.
[25] 肖毅. 呼吸内科疑难病例析评协和医生临床思维例释[M]. 北京：中国协和医科大学出版社，2013.
[26] 朱毅. 最新呼吸科疾病诊疗指南荟萃[M]. 南京：东南大学出版社，2013.